普通高等教育"十二五""十一五""十五"国家级规划教材

新世纪（第二版）全国高等中医药院校规划教材

新世纪全国高等中医药优秀教材

中医儿科学

（供中医、针灸推拿专业用）

主　编　汪受传（南京中医药大学）

副主编　俞景茂（浙江中医药大学）

　　　　马　融（天津中医药大学）

　　　　丁　樱（河南中医学院）

主　审　张奇文（山东省卫生厅）

U0308168

中国中医药出版社

·北京·

图书在版编目（CIP）数据

中医儿科学/汪受传主编．—北京：中国中医药出版社，2017.3 （2019.10重印)

全国中医药行业高等教育经典老课本

ISBN 978 - 7 - 5132 - 4046 - 8

Ⅰ.①中…　Ⅱ.①汪…　Ⅲ.①中医儿科学 - 中医学院 - 教材　Ⅳ.①R272

中国版本图书馆 CIP 数据核字（2017）第 048433 号

中国中医药出版社出版

北京经济技术开发区科创十三街 31 号院二区 8 号楼
邮政编码　100013
传真　010 64405750
保定市西城胶印有限公司印刷
各地新华书店经销

开本 850×1168　1/16　印张 18　字数 410 千字
2017 年 3 月第 1 版　2019 年 10 月第 3 次印刷
书　号　ISBN 978 - 7 - 5132 - 4046 - 8

定价　**54.00 元**
网址　www. cptcm. com

如有印装质量问题请与本社出版部调换　（010–64405510）
社长热线　010 64405720
购书热线　010 64065415　010 64065413
微信服务号　zgzyycbs

书店网址　**csln. net/qksd/**
官方微博　**http：//e. weibo. com/cptcm**
淘宝天猫网址　**http：//zgzyycbs. tmall. com**

全国高等中医药教材建设
专家指导委员会

李佃贵（河北医科大学副校长　教授）

吴咸中（天津中西医结合医院主任医师　中国工程院院士）

吴勉华（南京中医药大学校长　教授）

张伯礼（天津中医药大学校长　教授　中国工程院院士）

肖培根（中国医学科学院研究员　中国工程院院士）

肖鲁伟（浙江中医药大学校长　教授）

陈可冀（中国中医科学院研究员　中国科学院院士）

周仲瑛（南京中医药大学　教授）

周　然（山西中医学院院长　教授）

周铭心（新疆医科大学副校长　教授）

洪　净（国家中医药管理局科技教育司副司长）

郑守曾（北京中医药大学校长　教授）

范昕建（成都中医药大学校长　教授）

胡之璧（上海中医药大学教授　中国工程院院士）

贺兴东（世界中医药学会联合会　副秘书长）

徐志伟（广州中医药大学校长　教授）

唐俊琦（陕西中医学院院长　教授）

曹洪欣（中国中医科学院院长　教授）

梁光义（贵阳中医学院院长　教授）

焦树德（中日友好医院　主任医师）

彭　勃（河南中医学院院长　教授）

程莘农（中国中医科学院研究员　中国工程院院士）

谢建群（上海中医药大学常务副校长　教授）

路志正（中国中医科学院　研究员）

颜德馨（上海铁路医院　主任医师）

秘　书　长　王　键（安徽中医学院院长　教授）

洪　净（国家中医药管理局科教司副司长）

办公室主任　王国辰（中国中医药出版社社长）

办公室副主任　范吉平（中国中医药出版社副社长）

出版说明

"新世纪全国高等中医药院校规划教材"是全国中医药行业规划教材，由"政府指导，学会主办，院校联办，出版社协办"，即教育部、国家中医药管理局宏观指导，全国中医药高等教育学会和全国高等中医药教材建设研究会主办，全国26所高等中医药院校各学科专家联合编写，中国中医药出版社协助管理和出版。本套教材包含中医学、针灸推拿学和中药学三个专业共46门教材。2002年相继出版后，在全国各高等中医药院校广泛使用，得到广大师生的好评。

"新世纪全国高等中医药院校规划教材"出版后，国家中医药管理局、全国中医药高等教育学会、全国高等中医药教材建设研究会高度重视，多次组织有关专家对教材进行评议。2005年，在广泛征求、收集全国各高等中医药院校有关领导、专家，尤其是一线任课教师的意见和建议基础上，对"新世纪全国高等中医药院校规划教材"进行了全面的修订。"新世纪（第二版）全国高等中医药院校规划教材"（以下简称"新二版"教材）语言更加精炼、规范，内容准确，结构合理，教学适应性更强，成为本学科的精品教材，多数教材至今已重印数十次，有16门教材被评为"'十二五'普通高等教育本科国家级规划教材"。

当今教材市场"百花齐放""百家争鸣"，新版教材每年层出不穷，但仍有许多师生选用"新二版"教材。其中有出于对老主编、老专家的敬仰和信任，当时的编者，尤其是主编，如今已经是中医学术界的泰斗；也有些读者认为"新二版"教材的理论更为经典；还有部分读者对"绿皮书"有怀旧情结，等等。为更好地服务广大读者，经国家中医药管理局教材建设工作委员会、中国中医药出版社研究决定，选取"新二版"中重印率较高的25门教材，组成"全国中医药行业高等教育经典老课本"丛书，在不改动教材内容及版式的情况下，采用更优质的纸张和印刷工艺，以飨读者，并向曾经为本套教材建设贡献力量的专家、编者们致敬，向忠诚的读者们致敬。

热忱希望广大师生对这套丛书提出宝贵意见，以使之更臻完善。

国家中医药管理局教材建设工作委员会

中国中医药出版社

2017 年 2 月

再版前言

"新世纪全国高等中医药院校规划教材"是全国唯一的行业规划教材。由"政府指导，学会主办，院校联办，出版社协办"。即：教育部、国家中医药管理局宏观指导；全国中医药高等教育学会及全国高等中医药教材建设研究会主办，具体制定编写原则、编写要求、主编遴选和组织编写等工作；全国26所高等中医药院校学科专家联合编写；中国中医药出版社协助编写管理工作和出版。目前新世纪第一版中医学、针灸推拿学和中药学三个专业54门教材，已相继出版3~4年，并在全国各高等中医药院校广泛使用，得到广大师生的好评。其中34门教材遴选为教育部"普通高等教育'十五'国家级规划教材"，41门教材遴选为教育部"普通高等教育'十一五'国家级规划教材"（有32门教材连续遴选为"十五"、"十一五"国家级规划教材）。2004年本套教材还被国家中医药管理局中医师资格认证中心指定为执业中医师、执业中医助理医师和中医药行业专业技术资格考试的指导用书；2006年国家中医、中西医结合执业医师、执业助理医师资格考试和中医药行业专业技术资格考试大纲，均依据"新世纪全国高等中医药院校规划教材"予以修改。

新世纪规划教材第一版出版后，国家中医药管理局高度重视，先后两次组织国内有关专家对本套教材进行了全面、认真的评议。专家们的总体评价是："本次规划教材，体现了继承与发扬、传统与现代、理论与实践的结合，学科定位准确，理论阐述系统，概念表述规范，结构设计合理，印刷装帧格调健康，风格鲜明，教材的科学性、继承性、先进性、启发性及教学适应性较之以往教材都有不同程度的提高。"同时也指出了存在的问题和不足。全国中医药高等教育学会、全国高等中医药教材建设研究会也投入了大量的时间和精力，深入教学第一线，分别召开以学校为单位的座谈会17次，以学科为单位的研讨会15次，并采用函评等形式，广泛征求、收集全国各高等中医药院校有关领导、专家，尤其是一线任课教师的意见和建议，为本套教材的进一步修订提高做了大量工作，这在中医药教育和教材建设史上是前所未有的。这些工作为本套教材的修订打下了坚实的基础。

2005年10月，新世纪规划教材第二版的修订工作全面启动。修订原则是：①有错必纠。凡第一版中遗留的错误，包括错别字、使用不当的标点符号、不规范的计量单位和不规范的名词术语、未被公认的学术观点等，要求必须纠正。②精益求精。凡表述欠准确的观点、表达欠畅的文字和与本科教育培养目的不相适应的内容，予以修改、精练、删除。③精编瘦身。针对课时有限，教材却越编越厚的反应，要求精简内容、精练文字、缩编瘦身。尤其是超课时较多的教材必须"忍痛割爱"。④根据学科发展需要，增加相应内容。⑤吸收更多院校的学科专家参加修订，使新二版教材更具代表性，学术覆盖面更广，能够全面反应全国高等中医药教学的水平。总之，希冀通过修订，使教材语言更加精炼、规范，内容准确，结构合理，教学适应性更强，成为本学科的精品教材。

根据以上原则，各门学科的主编和编委们以极大的热情和认真负责的态度投入到紧张的修订工作中。他们挤出宝贵的时间，不辞辛劳，精益求精，确保了46门教材的修订按时按质完成，使整套教材内容得到进一步完善，质量有了新的提高。

　　教材建设是一项长期而艰巨的系统工程，此次修订只是这项宏伟工程的一部分，它同样要接受教学实践的检验，接受专家、师生的评判。为此，恳请各院校学科专家、一线教师和学生一如既往关心、关注新世纪第二版教材，及时提出宝贵意见，从中再发现问题与不足，以便进一步修改完善或第三版修订提高。

全国中医药高等教育学会

全国高等中医药教材建设研究会

2006 年 10 月

新二版修订说明

　　《新世纪全国高等中医药院校教材·中医儿科学》(第一版)作为普通高等教育"十五"国家级规划教材,自2002年8月出版以来,在全国中医药院校广泛使用,得到好评,已经产生了良好的社会效益。随着时间的推移,中医儿科学术发展和教学经验积累,我们对中医高等教育教学改革的要求也不断有新的领悟。基于以上情况,我们在全国高等中医药教材建设研究会组织下,以原有编委会为基础,组织中医儿科专家共同修订完成了这本《普通高等教育"十一五"国家级规划教材·新世纪全国高等中医药院校规划教材·中医儿科学》(第二版)。

　　本次修订,是在第一版的基础上进行的。通过修订,既要体现中医儿科学理论和实践体系的系统性,又要充分发挥临床学科教材注重实际应用的特点,努力将中医学体系内的中医儿科学基础和临证知识有机结合起来。要求做到:完整反映中医儿科学知识体系,准确反映中医儿科学认识儿科疾病的思维方法,全面反映中医儿科学处理疾病的各种方法。通过对教材的修订,不仅要教给学生基本的理论知识,还要突出中医儿科临床诊疗的思路与方法,使学生通过学习,能够全面掌握中医儿科理论及临床知识的实际应用,有利于学生实践能力、思维能力、创新能力的培养,有利于调动学生的学习积极性,激发学生的学习兴趣,为培养适应"十一五"新时期的中医临床人才服务。

　　本次修订再版的主要指导思想在于提高学生的综合素质,不仅要教给学生系统的中医儿科学知识,更要引导和教给他们自主学习提高、主动探求知识、提高临床动手能力的方法。新二版教材强调弄清中医儿科学认识和处理儿科疾病的思维方式,学会应用这些中医学理论与方法去分析和处理儿科的有关问题,注重对中医临证医学整体观点、辨证论治等特色与优势的掌握与运用,同时适当增加了临床必须的相关西医学知识。教材增添了一些新的内容,使学生能够吸取本学科先进知识。原有教材的学术内容则有适当删减,以克服教材越编越厚的弊病。对教材中的所有论述都认真推敲,使概念、术语科学准确,阐述、说理合理恰当,体例、文字规范统一。

　　教材修订再版的目的是提高,编委会同道努力做到这一点。希望使用这一教材的师生不断将意见和建议反馈给我们,以便在今后的修订中不断提高本教材的质量,更好地为教好中医儿科学服务。

南京中医药大学　汪受传

2007年3月

目　录

总　论

各　论

附　录

总　论

第一章　儿科学基础

第一节　中医儿科学发展简史

中医儿科学是以中医学理论体系为指导，用中国传统的治疗方法为手段，研究从胎儿至青少年这一时期的生长发育、生理病理、喂养保健，以及各类疾病预防和治疗的一门临床医学学科。

中医儿科学荟萃了中华民族数千年来小儿养育和疾病防治的丰富经验。历代医家为了中华民族的繁衍昌盛，为了新一代的健康成长，作出了卓越的贡献。随着中医学的发展，中医儿科学逐步形成了自己的理论和实践体系，并不断充实发展。中医儿科学的发展历史，可以划分为四个主要阶段。

一、中医儿科学的萌芽期（远古 ～ 南北朝）

我国儿科医学起源很早，在出土的 4000 年前商代殷墟甲骨文中就记载了 20 余种病名，其中涉及儿科的有"龋"（龋齿）、"蛊"（寄生虫病），直接记载小儿疾病的有"贞子疾首"，是指商王武丁妹妃之子头部生病。远在春秋战国时期已有小儿医，《史记·扁鹊仓公列传》记载："扁鹊……入咸阳，闻秦人爱小儿，即为小儿医。"《五十二病方》这部现存最早的医学专著里，有"婴儿病痫"、"婴儿瘛"的记述。《黄帝内经》论述了小儿生长发育、体质特点、先天因素致病，以及泄泻、喘鸣等病证的诊断及预后。张仲景《伤寒杂病论》以六经辨证论治外感病、以脏腑辨证论治杂病，对后世儿科学辨证论治体系的形成产生了重要的影响。这一时期西汉名医淳于意（仓公）曾以下气汤治疗小儿气鬲病，并记录了儿科最早的医案。《隋书·经籍志》记载南北朝医药书中专门列出了儿科、产科等医事分科，同时也出现了儿科医学著作，如王末钞的《小儿用药本草》2 卷、徐叔响的《疗少小百病杂方》37 卷等。

二、中医儿科学的形成期（隋朝 ～ 宋朝）

隋唐时期，在太医署内由医博士教授医学，其中专设少小科，学制 5 年，培养了专业人才，促进了儿科专业的发展。

隋代巢元方主持编撰《诸病源候论》，其中论小儿杂病诸候 6 卷。详论儿科病因证候 255 候；将外感病分为伤寒、时气两大类，内伤病以脏腑辨证为主；提出了"不可暖衣，……宜时见风日，……常当节适乳哺"等正确的小儿养育观。

唐代孙思邈《备急千金要方》《千金翼方》将妇人、小儿方列于卷首，从初生将护至伤寒杂病分九门专论小儿，载方 380 首，是儿科学的重要历史文献。

相传至今的最早儿科专著《颅囟经》，流行于唐末宋初，现存版本是从明代《永乐大典》中辑出，共 2 卷。书中提出婴幼儿体属"纯阳"的观点；阐述小儿脉法、囟门诊察法；论述了惊、痫、疳、痢、火丹等疾病的证治；内服药多采用丸散剂，共载 56 方，其中外治方达 28 首，广泛用于小儿内外五官诸科疾病。

北宋钱乙，字仲阳，是中医儿科学术发展史上一位有杰出贡献的医家。他的学术建树由其弟子阎季忠收集整理，编写成《小儿药证直诀》3 卷，上卷论脉证治法，中卷列医案 23 则，下卷为方剂。该书刊于公元 1119 年，比西方最早的儿科著作要早 350 年。书中将小儿生理病理特点概括为"脏腑柔弱、易虚易实、易寒易热"，对儿科临床有直接指导意义。其在四诊中尤重望诊，对"面上证"、"目内证"、痘疹类出疹性疾病的鉴别诊断记述详细而实用。辨证方面他首创儿科五脏辨证体系，提出心主惊、肝主风、脾主困、肺主喘、肾主虚的辨证纲领，成为中医儿科辨证学中最重要的方法。论治法，从五脏补虚泻实出发，又注意柔润清养、运补兼施、攻不伤正。他善于化裁古方（如六味地黄丸）、研制新方（如异功散、泻白散、导赤散、七味白术散等），创 134 方，其中丸剂 70 方，散剂 45 方，膏剂 6 方，汤剂 6 方，外用 7 方，许多方剂至今为临床各科所习用。钱乙对中医儿科学体系的形成作出了突出贡献，因而被誉为"儿科之圣"。《四库全书·目录提要》有"小儿经方，千古罕见，自乙始别为专门，而其书亦为幼科之鼻祖，后人得其绪论，往往有回生之功"之说，实非过誉。

北宋时期，各地天花、麻疹等时行疾病流行，山东名医董汲擅用寒凉法治疗，撰写成《小儿斑疹备急方论》，书中记录了用白虎汤及青黛、大黄等药物的治疗经验，是为天花、麻疹类专著之始。南宋刘昉等编著《幼幼新书》40 卷，627 门，许多散失的宋以前儿科著作被收录其中而得以流传，其中脾胃病占 1/4，民间歌诀 90 余首，方剂 2000 余首，是当时世界上最完备的儿科学专著，有较高的学术及文献价值。同时期还有《小儿卫生总微论方》20 卷问世，从初生到年长儿童，各类疾病广泛收录论述，如认为脐风的病因是断脐不慎所致，和成人破伤风为同一病源，提出了烧灼法断脐的预防方法。

南宋陈文中编著《小儿痘疹方论》《小儿病源方论》，他力倡固养小儿元阳，以擅用温补扶正见长，对痘疹类时行疾病因阳气虚寒而产生的逆证，用温补托毒救急。陈文中主温补与钱乙、董汲主寒凉两种学术思想的争鸣，促进了中医儿科学的发展，为儿科疾病辨证论治提供了全面的理论依据和丰富的治疗方法，形成了中医儿科学系统、完整的学术体系。

三、中医儿科学的发展期（元朝 ～ 中华人民共和国成立前）

中国医药学在金元时代曾掀起了一个百家争鸣的发展高潮，当时名医辈出，学术方面各有所长，也促进了中医儿科学的发展。

金元四大家各有特长，刘完素在《宣明论方·小儿科论》中说："大概小儿病者纯阳，热多冷少也。"并用辛苦寒凉治疗小儿热性病，如将凉膈散灵活应用于儿科临床。张从正治热性病善用攻下。李杲重视调理脾胃，强调升降补泻。朱丹溪倡导小儿"阳常有余，阴常不足"、注重养阴，认为六味地黄丸立意极好，同时认为"凡一岁以下有病者，多是胎毒，并宜解毒为急"。

元代名医曾世荣从医60年，编著《活幼心书》3卷、《活幼口议》20卷。详论初生诸疾，是中医新生儿学较早的集中论述，以调元散、补肾地黄丸治疗胎怯。并对多种儿科疾病的证候分类及治法作了精练、翔实而具有指导意义的论述，如将急惊风归纳为四证八候，提出镇惊、截风、退热、化痰等治法，立琥珀抱龙丸、镇惊丸等疗惊方，沿用至今。还将小儿病因病机、诊治等编成七言四句歌诀，并加以注解，以便初学者理解和记诵，对儿科学知识的普及应用起到了促进作用。

明代儿科医家鲁伯嗣著《婴童百问》，将儿科病证100种列为100条，每条专论一病证，详述病源、证候及疗法，博采众说而又有己见，附方800余首。

明代薛铠、薛己父子精于儿科，著《保婴撮要》20卷，论儿科病证221种，列医案1540则。除小儿内科疾病外，还论及小儿外科、皮肤科、骨伤科、眼科、耳鼻咽喉科、口齿科、肛肠科等病证70余种，脏腑、经络辨证用药，内治、外治、手术兼备，对中医小儿外科学的形成做出了重大贡献。

明代儿科世医万全，著作颇丰，仅儿科就有《育婴家秘》4卷、《幼科发挥》2卷、《痘疹心法》23卷、《片玉心书》5卷、《片玉痘疹》13卷等。他就儿童养育的不同阶段，倡导"育婴四法"，即"预养以培其元，胎养以保其真，蓐养以防其变，鞠养以慎其疾"，形成了中医儿童保健学的系统观点。他在朱丹溪提倡养阴的思想基础上，系统提出了阳常有余、阴常不足，肝常有余、脾常不足，心常有余、肺常不足、肾常不足，即"三有余，四不足"的小儿生理病理学说。治疗方面提出"首重保护胃气"；"五脏有病，或泄或补，慎勿犯胃气"。他的处方用药精练而切合病情，并将推拿疗法用于儿科。这些学术观点和临床经验，丰富了中医儿科学的学术内容。

王肯堂《证治准绳·幼科》综述诸家论说，结合阐明己见，内容广博，辨析透彻，条理清晰，博而不杂，详略分明。张介宾《景岳全书》有"小儿则"等儿科8卷，重视母乳与婴儿之间的关系，"大抵保婴之法……既病则审治婴儿，亦必兼治其母为善"。学术上多承钱乙、陈文中、薛氏父子之论，辨证重在表里寒热虚实，倡导小儿"阳非有余"，"阴常不足"，治疗上认为"脏气清灵，随拨随应"，用药注重甘温扶阳。

清代儿科医家夏禹铸著《幼科铁镜》，认为"有诸内而形诸外"，可从望面色、审苗窍来辨别脏腑的寒热虚实；运用"灯火十三燋"治疗脐风、惊风等证有其独到之处，重视推拿疗法在儿科的应用。《医宗金鉴·幼科心法要诀》由清代朝廷组织编写，立论精当，条理分明，既适用于临床，又适用于教学。清雍正年间陈梦雷编辑《医部全录·儿科》上、下两册，共100卷，收录历代儿科医学文献120余种，内容宏富。谢玉琼《麻科活人全书》是一部麻疹专著，详细阐述了麻疹各期及合并症的辨证和治疗。王清任《医林改错》记载了小儿尸体解剖学资料，提出"灵机记性不在心在脑"的观点，阐发了活血化瘀法在儿科紫癜风、疳证、小儿痞块等病证中的应用。

陈复正是清代儿科名家，著《幼幼集成》。对指纹诊法颇有见地，将虎口脉纹辨证概括为"浮沉分表里、红紫辨寒热、淡滞定虚实"，"风轻、气重、命危"，至今为临床所采用。他漫游四方，搜集了不少单方验方和外治法。书中内容既不单纯地引经据典，亦不人云亦云，切合临床实用。

吴瑭不仅是温病大家，也是一位儿科专家。他撰《温病条辨·解儿难》，提出了"小儿稚阳未充，稚阴未长者也"的生理特点；易于感触，易于传变的病理特点；稍呆则滞，稍重则伤的用药特点；六气为病，三焦分证，治病求本等观点。对儿科外感、内伤疾病辨证论治具有指导意义。

明清时期，由于天花、麻疹等时行疾病流行，当时儿科医家十分重视痘疹的防治。仅1368～1840年这400多年间的儿科专著，查考的200余种、600余卷中，痘疹专书即占了120余种、320余卷。这一时期，应用人痘接种预防天花已广泛传播，如《博集稀痘方论》（1577年）载有稀痘方、《三冈识略》（1653年）载有痘衣法。《痘疹金镜赋集解》（1727年）记载，明隆庆年间（1567～1572年）宁国府太平县的人痘接种法已盛行各地。后来，我国的人痘接种法流传到俄罗斯、朝鲜、日本、土耳其及欧非各国，较英国琴纳氏发明牛痘接种（1796年）早200多年，成为世界免疫学发展的先驱。

清朝后期，随着西医学传入我国，儿科界也开始有人提出宜中西医合参。何炳元《新纂儿科诊断学》中除传统中医内容外，引入检诊一项，用于检查口腔、温度、阴器等的变化。民国时期儿科疾病流行，许多医家勤求古训，融会新知，如近代儿科名医徐小圃擅用温阳药回阳救逆，救治了许多时行病危重变证患儿，由此而闻名遐迩，至今被广泛学习应用。

四、中医儿科学的新时期（中华人民共和国成立后）

1949年中华人民共和国成立后，政府十分重视儿童健康，在发展我国传统医学的政策支持下，在现代科学技术突飞猛进的学术氛围中，中医儿科学也进入了快速发展的新时期。

20世纪50年代开始了现代中医中等及高等教育，70年代开始中医儿科学硕士生教育，80年代开始中医儿科学博士生教育，90年代又开始进行在职医师的继续教育，不仅培养了大批中医儿科人才，而且使中医儿科队伍素质不断提高，成为学科发展的有力保证。

这一时期，编写了不同层次的中医儿科学教材、教学参考资料、各种类型题库，整理出版了历代儿科名著，挖掘了一大批对临床具有理论指导和实践应用价值的可贵资料，出版了大批中医儿科学术著作。王伯岳、江育仁主编的《中医儿科学》，是20世纪下半叶出版的第一部现代大型学术专著，系统论述了中医儿科学基础理论和临床常见病的辨证论治。张奇文主编的《儿科医籍辑要丛书》共6册，全面整理了历代中医著作，选辑其中对现代儿科临床有指导意义的内容作了归类点注。江育仁、张奇文主编的《实用中医儿科学》，是一部紧密结合临床、具有实用价值的学术著作。汪受传主编的《中医药学高级丛书·中医儿科学》，全面反映了现代中医儿科临床进展，介绍了中医儿科学科研方法，适用于中医儿科学临床、科研和研究生教学。这些现代中医儿科学术著作，不仅比较系统、完整地反映中医儿科学的进展，而且适合现代医疗、科研、教学的实际需要，推动了学科学术进步。

现代中医儿科基础理论研究的学术争鸣活跃，在许多问题上认识渐趋一致。在儿科诊法方面，对色诊定量、舌诊微观化、闻诊声音分析、脉图分析等进行了研究，尝试把利用血液化学、超声影像等现代技术方法取得的微观辨证资料与四诊宏观辨证资料相结合，丰富了传统四诊内容，发展了儿科辨证学。在预防医学方面，对胎黄、胎怯的预防取得了有创新意义的成果；对反复呼吸道感染、哮喘、肾病的防治进行了深入研究；通过中药保健药品、食品，外用药物的开发应用，对增强体质，保护易感儿，降低发病率，发挥了积极作用。在临证医学方面，科研成果不断涌现，诊疗水平日益提高，如对流行性乙型脑炎、哮喘、肺炎喘嗽、厌食、泄泻、癫痫、胎黄等疾病的研究不断深入，对病毒性心肌炎、注意力缺陷多动症、维生素 D 缺乏性佝偻病、肾病综合征、新生儿硬肿症等疾病的中西医结合治疗研究取得了可喜的成果。研制推广了大批中成药，如雷公藤制剂等，并产生了一批中药注射剂，如双黄连、清开灵、穿琥宁、醒脑静、参麦注射液等，成为小儿急重症常用药。

表 1-1 历代中医儿科重要著作简表

书 名	年代	作 者	书 名	年代	作 者
颅囟经	约唐末宋初	佚名	幼科指南	1661	周震
小儿斑疹备急方论	1093	董汲	幼科铁镜	1695	夏禹铸
小儿药证直诀	1119	钱乙(阎季忠编集)	种痘新书	1741	张琰
幼幼新书	1150	刘昉	医宗金鉴·幼科心法	1742	吴谦等
小儿卫生总微论方	约1150	佚名	麻科活人全书	1748	谢玉琼
小儿痘疹方论	1241	陈文中	幼幼集成	1750	陈飞霞
小儿病源方论	1254	陈文中	幼科要略	1764	叶天士
活幼心书	1294	曾世荣	幼科释谜	1773	沈金鳌
全幼心鉴	1468	寇平	温病条辨·解儿难	1811	吴瑭
婴童百问	1506	鲁伯嗣	医原·儿科论	1861	石寿棠
保婴撮要	1555	薛铠、薛己	保赤汇编	1879	金玉相
博集稀痘方论	1577	郭子章	保赤新书	1936	恽铁樵
育婴家秘	1579	万全	中医儿科学	1984	王伯岳、江育仁等
幼科发挥	1579	万全	儿科医籍辑要丛书	1990	张奇文等
小儿按摩经	1604	四明陈氏	实用中医儿科学	1995	江育仁、张奇文等
证治准绳·幼科	1607	王肯堂	中医药学高级丛书·中医儿科学	1998	汪受传等
景岳全书·小儿则	1624	张介宾			
幼科折衷	1641	秦昌遇			

1983 年 9 月成立了中国中医药学会儿科专业委员会，各省、市、自治区相继建立了中医儿科专业委员会，对于促进全国中医儿科界的团结和学术交流、推动中医儿科学发展，起到了积极的作用。

综上所述，中医儿科学的形成和发展已有数千年的历史，目前正在向着学科现代化的方向前进。实现这一战略目标，科学研究是其必由之路，人才培养是其基础工程。可以相信，经过长期的努力，中医儿科学的现代化，将会随着整个中医学的现代化而逐步实现。

第二节　小儿年龄分期

儿童生命活动的开始，起于胚胎。新生命产生之后，始终处在生长发育的动态过程中。不同年龄的小儿，其形体、生理、病理方面各有其不同特点，对养育、保健、疾病防治等都有着不同的要求。古代医家对小儿年龄的分期，最早在《灵枢·卫气失常》就提出"十八已上为少，六岁已上为小"，现代将18岁以内均作为儿科就诊范围。为了儿科临床工作的方便，又将整个小儿时期划分为7个阶段，以便于更好地指导儿童养育和疾病防治。

一、胎儿期

从男女生殖之精相合而受孕，直至分娩断脐，属于胎儿期。胎龄从孕妇末次月经的第1天算起为40周，280天，以4周为一个妊娠月，即"怀胎十月"。

胎儿在孕育期间，与其母借助胎盘脐带相连，完全依靠母体气血供养，在胞宫内生长发育。这一时期既受到父母体质强弱、遗传因素的影响，又受孕母之营养、心理、精神状况、疾病用药等因素的影响。在整个孕期内，尤其在妊娠早期12周的胚胎期，从受精卵细胞至基本形成胎儿，最易受到各种病理因素，如感染、药物、劳累、物理、营养缺乏，以及不良心理因素等伤害，造成流产、死胎或先天畸形。妊娠中期15周，胎儿各器官迅速增长，功能也渐成熟。妊娠晚期13周，胎儿以肌肉发育和脂肪积累为主，体重增长快。后两个阶段若胎儿受到伤害，易发生早产。因此，做好妇女孕期保健，不仅是为了保护孕妇，更是为了保护未曾出生而易受伤害的胎儿，保障胎儿健康孕育成长。古代医家为此提倡护胎、养胎、胎教，提出了许多切实可行的措施，这些论述至今对于做好胎儿期保健仍具有指导意义。

目前国内将胎龄满28周至出生后7足天，定为围生期。这一时期小儿死亡率最高，因而应特别强调围生期的保健。围生期保健包括胎儿及新生儿的生长发育观察和疾病防治，孕母产妇的生理卫生和适当处理，分娩时胎儿监测技术，高危新生儿的集中监护和治疗，某些先天性疾病的筛查和及早治疗等，形成了"围生期医学"。

二、新生儿期

从出生后脐带结扎开始，至生后满28天，称为新生儿期。

新生儿脱离母体而独立生存，需要在短时期内适应新的内外环境变化。肺系开始呼吸，脾胃开始受盛化物、输布精微和排泄糟粕，心主神明、肝主疏泄、肾主生长的功能开始发挥。但是，此期小儿体质特别稚嫩，五脏六腑皆成而未全、全而未壮，极易受到损伤，应当高度重视新生儿保健，才能降低其发病率和死亡率。

三、婴儿期

出生28天后至1周岁为婴儿期。

婴儿期已初步适应了外界环境，生长发育迅速。1周岁与初生时相比，小儿体重增至3

倍，身长增至 1.5 倍，头围增大 1/3 左右，脏腑功能也在不断发育完善。这一时期处于乳类喂养并逐渐添加辅食的阶段，机体发育快，营养需求高。但是，婴儿脾胃运化力弱，肺卫娇嫩未固，受之于母体的免疫能力逐渐消失，自身免疫力尚未健全，容易发生肺系疾病、脾系疾病及各种传染病。必须加强这一时期疾病的预防和保健工作。

四、幼儿期

1～3 周岁为幼儿期。

这一时期小儿体格增长较婴儿期减慢，但是，学会了走路，接触周围事物的机会增多，智力发育迅速，语言、思维和感知、运动的能力增强。同时，因为断乳后食物品种转换，容易发生各种脾系疾病；活动增加，接触面扩大，传染病发病率增高；幼儿识别危险、自我保护能力差，易发生意外事故。要有针对性地做好幼儿期保健工作。

五、学龄前期

3～7 周岁为学龄前期，也称幼童期。

学龄前期的小儿体格发育稳步增长，智力发育渐趋完善。这一时期已确立了不少抽象的概念，如数字、时间等，能跳跃、登楼梯、唱歌、画图，开始认字并用较复杂的语言表达自己的思维和感情，且好奇、多问，是小儿性格特点形成的关键时期。因此，要加强思想品德教育，根据该年龄段儿童的智能发育特点开展早期教育。学龄前期儿童容易发生溺水、烫伤、坠床、错服药物以致中毒等，应注意防护。学龄前期发病率较前下降，但也要注意加强该年龄期好发疾病的防治。

六、学龄期

7 周岁后至青春期来临（一般为女 12 岁，男 13 岁）称学龄期。

学龄期儿童体格发育仍稳步增长，乳牙脱落，换上恒牙，脑的形态发育已基本与成人相同，智能发育更成熟，自控、理解分析、综合等能力均进一步增强，已能适应学校、社会的环境。要因势利导，使他们入学之后在德智体三个方面都得到发展。这一时期儿童的发病率进一步下降，但仍具有该年龄期的发病特点，保健和预防工作应由家长与学校配合做好。

七、青春期

青春期受地区、气候、种族等影响，有一定差异，一般女孩自 11～12 岁到 17～18 岁，男孩自 13～14 岁到 18～20 岁。近几十年来，小儿进入青春期的平均年龄有提早的趋势。

青春期是从儿童向成人过渡的时期，其生理特点是肾气盛、天癸至、阴阳和。形体增长出现第二次高峰，精神发育由不稳定趋向成熟，易于产生相应的疾病。儿科医生应继续做好该期好发疾病的防治工作，保障青春期的身心健康。

第三节　小儿生长发育

小儿从成胎、初生到青春期，一直处于不断生长发育的过程中。生长发育是小儿不同于成人的重要特点。一般以"生长"表示形体的增长、"发育"表示各种功能的进步，生长主要反映为量的变化、发育主要反映为质的变化，生长和发育两者密切相关，"形"与"神"同步发展，因此，生长发育通常相提并论。掌握小儿生长发育规律，对于指导儿童保健、做好儿科疾病防治具有重要意义。

一、体格生长

关于小儿体格生长，有各项生理常数。这些生理常数，是通过大规模实际测量的数据加以统计得出的，可再用于临床，来衡量和判断儿童生长发育水平，并为某些疾病诊断和临床治疗用药提供依据。为了实际应用的便利，又按小儿体格生长的规律，列出一些计算公式，临床可以此来推算出各年龄组儿童的生理常数。

（一）体重

体重是小儿机体量的总和。测量体重，应在清晨空腹、排空大小便、仅穿单衣的状况下进行。

小儿体重的增长不是匀速的，在青春期之前，年龄愈小，增长速率愈高。出生时体重约为3kg，出生后的前半年平均每月增长约0.7kg，后半年平均每月增长约0.5kg，1周岁以后平均每年增加约2kg。临床可用以下公式推算小儿体重：

< 6个月　　　体重（kg）$=3+0.7×$月龄

$7～12$个月　　体重（kg）$=7+0.5×$（月龄-6）

1岁以上　　　体重（kg）$=8+2×$年龄

体重可以反映小儿体格生长状况和衡量小儿营养情况，并且是临床用药量的主要依据。体重增长过快常见于肥胖症，体重低于正常均值的85％者为营养不良。

（二）身高（长）

身高是指从头顶至足底的垂直长度。一般3岁以下小儿立位测量不易准确，应仰卧位以量床测量，称身长。立位与仰卧位测量值约相差1～2cm。测量身高时，应脱去鞋袜，摘帽，取立正姿势，枕、背、臀、足跟均紧贴测量尺。

出生时身长约为50cm。生后第一年身长增长最快，约25cm，其中前3个月约增长12cm。第二年身长增长速度减慢，约10cm。2周岁后至青春期身高（长）增长平稳，每年约7cm。进入青春期，身高增长出现第二个高峰，其增长速率约为学龄期的2倍，持续2～3年。临床可用以下公式推算2岁后至12岁儿童的身高：

身高（cm）$=70+7×$年龄

身高增长与种族、遗传、体质、营养、运动、疾病等因素有关，身高的显著异常是疾病的表现，如身高低于正常均值的 70%，应考虑侏儒症、克汀病、营养不良等。

此外，还有上部量和下部量的测定。从头顶至耻骨联合上缘的长度为上部量，从耻骨联合上缘至足底的长度为下部量。上部量与脊柱增长关系密切，下部量与下肢长骨的生长关系密切。12 岁前上部量大于下部量，12 岁以后下部量大于上部量。

（三）囟门

囟门有前囟、后囟之分。前囟是额骨和顶骨之间的菱形间隙，后囟是顶骨和枕骨之间的三角形间隙。前囟的大小是指囟门对边中点间的连线距离。

前囟应在小儿出生后的 12~18 个月闭合。后囟在部分小儿出生时就已闭合，未闭合者应在生后 2~4 个月内闭合。

囟门反映小儿颅骨间隙闭合情况，对某些疾病具有一定诊断意义。囟门早闭且头围明显小于正常者，为头小畸形；囟门迟闭及头围大于正常者，常见于解颅（脑积水）、佝偻病等。囟门凹陷多见于阴伤液竭之失水；囟门凸出多见于热炽气营之脑炎、脑膜炎等。

（四）头围

自双眉弓上缘处，经过枕骨结节，绕头一周的长度为头围。

足月儿出生时头围为 33~34cm，出生后前 3 个月和后 9 个月各增长 6cm，1 周岁时约为 46cm，2 周岁时约为 48cm，5 周岁时约增长至 50cm，15 岁时接近成人，为 54~58cm。

头围的大小与脑的发育有关。头围小者提示脑发育不良，头围增长过速则常提示为解颅。

（五）胸围

胸围的大小与肺和胸廓的发育有关。测量胸围时，3 岁以下小儿可取立位或卧位，3 岁以上取立位。被测者应处于安静状态，两手自然下垂或平放（卧位时），两眼平视；测量者立于被测者右前侧，用软尺由乳头向背后绕肩胛角下缘 1 周，取呼气和吸气时的平均值。测量时软尺应松紧适中，前后左右对称。

胸围在新生儿时约 32cm；1 岁时约 44cm，接近头围；2 岁后胸围渐大于头围。一般营养不良或缺少锻炼的小儿胸廓发育差，胸围超过头围的时间较晚；反之，营养状况良好的小儿，胸围超过头围的时间较早。

（六）牙齿

人一生有两副牙齿，即乳牙（20 颗）和恒牙（32 颗）。出生后 4~10 个月乳牙开始萌出，出牙顺序是先下颌后上颌，自前向后依次萌出，唯尖牙例外。乳牙在 2~2.5 岁出齐。出牙时间推迟或出牙顺序混乱，常见于佝偻病、呆小病、营养不良等。6 岁左右开始萌出第 1 颗恒牙，自 7~8 岁开始，乳牙按萌出先后逐个脱落，代之以恒牙，最后一颗恒牙（第三磨牙）一般在 20~30 岁时出齐，也有终生不出者。

2 岁以内乳牙颗数可用公式推算：乳牙数 ＝ 月龄 － 4（或 6）

（七）呼吸、脉搏

呼吸、脉搏的检测应在小儿安静时进行。对小儿呼吸频率的检测可观察其腹部的起伏状况，也可用少量棉花纤维放置于小儿的鼻孔边缘，观察棉花纤维的摆动次数；对小儿脉搏的检测可通过寸口脉诊查完成。各年龄组小儿呼吸、脉搏的正常值见表1-2。

表1-2　　各年龄组小儿呼吸、脉搏次数（次/分）

年龄	呼吸（次）	脉搏（次）	呼吸：脉搏
新生儿	45～40	140～120	1：3
≤1岁	40～30	130～110	1：（3～4）
1⁺～3岁	30～25	120～100	1：（3～4）
3⁺～7岁	25～20	100～80	1：4
7⁺～14岁	20～18	90～70	1：4

（八）血压

测量血压时应根据不同年龄选择不同宽度的袖带，袖带宽度应为上臂长度的2/3，袖带过宽测得的血压值较实际血压值为低，过窄测得的血压值较实际血压值为高。小儿年龄愈小血压愈低。

不同年龄小儿血压正常值可用公式推算：（注：kPa＝mmHg÷7.5）

收缩压（mmHg）＝80＋2×年龄

舒张压＝收缩压×2/3

二、智能发育

智能发育与体格生长一样，是反映小儿发育正常与否的重要指征。智能发育指神经心理发育，包括感知、运动、语言、性格等方面。智能发育除与先天遗传因素有关外，还与后天所处环境及受到的教育等密切相关。

（一）感知发育

1. 视感知的发育　新生儿视觉在15～20cm距离处最清晰，可短暂地注视和反射地跟随近距离内缓慢移动的物体；3个月时头眼协调好；6个月时能转动身体协调视觉；9个月时出现视深度感觉，能看到小物体；1岁半时能区别各种形状；2岁时能区别垂直线与横线，目光跟踪落地的物体；5岁时可区别各种颜色；6岁时视深度已充分发育。

2. 听感知的发育　新生儿出生3～7天听觉已相当良好；3个月时可将头转向声源；4个月时听到悦耳声音会微笑；5个月时对母亲语声有反应；8个月时能区别语声的意义；9个月时能寻找来自不同方向的声源；1岁时听懂自己的名字；2岁时听懂简单的吩咐；4岁时听觉发育已完善。

（二）运动发育

小儿运动发育有赖于视感知的参与，与神经、肌肉的发育有密切的联系。发育顺序是由上到下、由粗到细、由不协调到协调进展的。新生儿仅有反射性活动（如吮吸、吞咽等）和不自主的活动；1个月小儿睡醒后常作伸欠动作；2个月时扶坐或侧卧时能勉强抬头；4个月时可用手撑起上半身；6个月时能独坐片刻；8个月会爬；10个月可扶走；12个月能独走；18 个月可跑步和倒退行走；24 个月时可双足并跳；36 个月会骑三轮车。

手指精细运动的发育过程为：新生儿时双手握拳；3～4 个月时可自行玩手，并企图抓东西；5 个月时眼与手的动作取得协调，能有意识地抓取面前的物品；5～7 个月时出现换手与捏、敲等探索性的动作；9～10 个月时可用拇指、食指拾东西；12～15 个月时学会用匙，乱涂画；18 个月时能摆放 2～3 块方积木；2 岁时会粗略地翻书页；3 岁时会穿简单的衣服。

（三）语言发育

语言是表达思维、意识的一种方式。小儿语言发育要经过发音、理解与表达三个阶段。新生儿已会哭叫；2 个月能发出和谐喉音；3 个月发出咿呀之声；4 个月能发出笑声；7～8 个月会发复音，如"妈妈"、"爸爸"等；1 岁时能说出简单的生活用语，如吃、走、拿等；1 岁半时能用语言表达自己的要求；2 岁后能简单地交谈；5 岁后能用完整的语言表达自己的意思。

（四）性格发育

性格是指人在对事、对人的态度和行为方式上所表现出来的心理特点，如英勇、刚强、懦弱、粗暴等。

从人的个体性格发展过程来看，小儿性格的形成、变化是在社会生活和教育条件的影响下，经过不断的量变和质变而发展起来的。小儿的性格表现在新生儿期就有相应的反映，比如每当母亲将小儿抱在怀里时，小儿会有积极的探寻母乳的表现；在出生后的第二个月，就能对照顾他的人发出特有的"天真快乐反应"，注视照顾人的脸，手脚乱动，甚至表现出微笑的样子。这种最初的性格表现是多变而不稳定的，个体特征也是不鲜明的。随着小儿不断的成长发育，小儿性格的个体特征逐渐鲜明稳定。

由于每个人的生活环境、心理特征不同，因而表现在对人、对事的兴趣、能力、适应程度等方面的性格特点也各不相同。小儿性格特征的形成和建立，是随着小儿的生长发育逐步完成的。

婴儿时期由于一切生理需要必须依赖于成人的照顾，因而随之建立的是以相依情感为突出表现的性格。2～3 个月的小儿以笑、停止啼哭、伸手、眼神或发出声音等表示见到父母的愉快；3～4 个月会对外界感到高兴的事情表现出大笑；7～8 个月会对不熟悉的人表现出认生；9～12 个月会对外界不同的事情作出许多不同的面部表情反映；18 个月的小儿逐渐建立了自我控制能力，在成人附近可以较长时间独自玩耍。

幼儿时期由于已经能够行走，并且具备了一定的语言表达能力，性格的相依性较前减弱。但由于幼儿的行为能力和语言表达能力都非常有限，仍对成人有很大的依赖性，因此常表现为相依情感与自主情感或行为交替出现的性格特征。小儿在 2 岁左右就表现出对父母的依赖性减弱，不再认生，较前易与父母分开；3 岁后可与小朋友做游戏，能表现出自尊心、害羞等。

三、变蒸学说

变蒸是古代医家阐述婴幼儿生长发育规律的一种学说，始见于西晋王叔和的《脉经》。

变者，变其情智，发其聪明；蒸者，蒸其血脉，长其百骸。婴幼儿处于人一生中生长发育的旺盛阶段，其形体、神智都在较快地不断地变化，蒸蒸日上，故称变蒸。

小儿变蒸有一定的规律性，《诸病源候论》等医籍指出：小儿自出生起，32 日为一变，两变（64 日）为一小蒸，十变五小蒸，历时 320 日，小蒸完毕。小蒸以后是大蒸，前两个大蒸各为 64 日，第三个大蒸为 128 日，合计 576 日，变蒸完毕。小儿在变蒸过程中，不仅其形体不断地成长，其脏腑功能也不断地成熟完善，因而形成了小儿形与神之间的协调发展。

变蒸学说总结出婴幼儿生长发育具有这样一些规律：小儿生长发育在婴幼儿时期最快；婴幼儿生长发育是一个连续不断的变化过程；每经过一定的时间周期，显示出显著的生长发育变化；在小儿周期性生长发育显著变化中，形、神是相应发育、同步发展的；变蒸周期是逐步延长的，显示婴幼儿生长发育随着年龄增长而逐步减慢；一定年龄（576 日）后，不再有变蒸，小儿生长发育趋于平缓。

变蒸学说揭示的婴幼儿生长发育规律是符合实际的，对于我们认识小儿的生长发育特点、研究当代儿童的生长发育规律有重要的借鉴价值。但是，也曾有些古代医籍提出，变蒸时小儿会出现发热、呕吐等症状，属于正常表现，不需治疗，这种说法则应当扬弃。

第四节　生理及病因病理特点

小儿自出生到成人，始终处于不断的生长发育过程中，年龄越小生长发育越快。小儿无论是在形体、生理方面，还是在病因、病理及其他方面，都与成人有着显著的不同，因此，不能简单地将小儿看成是成人的缩影。有关小儿的生理、病因、病理特点，历代医家论述颇多，归纳起来有：生理方面主要表现为脏腑娇嫩，形气未充；生机蓬勃，发育迅速。病因方面主要表现为外感、食伤、先天因素居多。病理方面主要表现为发病容易，传变迅速；脏气清灵，易趋康复。掌握这些特点，对于指导儿童保健和疾病防治，有着重要的意义。

一、生理特点

（一）脏腑娇嫩，形气未充

脏腑，指五脏六腑；娇，指娇弱，不耐攻伐；嫩，指柔嫩；形，指形体结构、四肢百骸、精血津液等；气，指各种生理功能；充，指充实旺盛。脏腑娇嫩，形气未充，是概括地说明小儿处于生长发育时期，其机体脏腑的形态未曾成熟、各种生理功能未曾健全。脏腑柔弱，对病邪侵袭、药物攻伐的抵抗和耐受能力都较低。如小儿与成人相比易于感受风寒或风热邪气，出现发热、鼻塞流涕、咳嗽等症；又如小儿使用攻伐之品，与成人相比用量小、禁忌多。小儿形、气均未充盛，人体的各种生命现象还不能完全表达，如小儿的语言能力、行为能力都较成人为差，生殖能力至青春期才能逐步具备等。

肾气的生发是推动小儿生长发育、脏腑功能成熟完善的根本动力。《素问·上古天真论》说："女子七岁，肾气盛，齿更发长；二七而天癸至，任脉通，太冲脉盛，月事以时下，故有子;……丈夫八岁,肾气实,发长齿更;二八,肾气盛,天癸至,精气溢泻,阴阳和,故能有子。"小儿的脏腑功能处于"娇嫩"、"未充"的阶段,这种脏腑功能的"娇嫩"与"未充",需要在肾气的生发、推动下,随着小儿年龄的不断增长,至女子"二七"(14岁左右)、男子"二八"(16岁左右)才能逐渐成熟和完善起来。肾气包括寓于肾中的元阴元阳,禀赋于先天并赖于后天水谷精微之气的不断充养,因而其自身就必须在小儿成长过程中逐渐得到充盛。

小儿的脏腑娇嫩,虽是指小儿五脏六腑的形与气皆属不足,但其中又以肺、脾、肾三脏不足更为突出。这一方面是由于小儿出生后肺、脾、肾三脏皆成而未全、全而未壮所致;另一方面更是因为小儿不仅与成人一样,需要维持正常的生理活动,而且处于生长发育阶段,必须满足这一特殊的需求。所以,小儿对肾气生发、脾气运化、肺气宣发的功能状况要求更高。因此,相对于小儿的生长发育需求,经常会出现肾、脾、肺气之不足,表现出肺脏娇嫩、脾常不足、肾常虚的特点。

形气未充,又常常表现为五脏六腑的功能状况不够稳定、未臻完善。如肺主气、司呼吸,小儿肺脏娇嫩,表现为呼吸不匀、息数较促,或容易感冒、咳喘;脾主运化,小儿脾常不足,表现为运化力弱,摄入的食物要软而易消化,饮食有常、有节,否则易出现食积、吐泻;肾藏精、主水,小儿肾常虚,表现肾精未充,青春期前的女孩无"月事以时下"、男孩无"精气溢泻",婴幼儿二便不能自控或自控能力较弱等。不仅如此,小儿心、肝二脏同样未曾充盛,功能未健。心主血脉、主神明,小儿心气未充、心神怯弱未定,表现为脉数,易受惊吓,思维及行为的约束能力较差;肝主疏泄、主风,小儿肝气未实、经筋刚柔未济,表现为好动,易发惊惕、抽风等症。

清代医家吴鞠通运用阴阳理论,将小儿的生理特点概括为"稚阳未充,稚阴未长"。这里的"阴",指机体的精、血、津液及脏腑、筋骨、脑髓、血脉、肌肤等有形之质;"阳"指脏腑的各种生理功能;"稚"指幼嫩而未臻成熟。稚阴稚阳包括了机体柔嫩、气血未盛、脾胃薄弱、肾气未充、腠理疏松、神气怯弱、筋骨未坚等特点。吴鞠通的稚阴稚阳理论,从阴阳学说方面进一步阐明了小儿时期的机体,无论是在形体方面还是在生理功能方面,都处于相对不足的状态,都需要随着年龄的不断增长而不断生长发育,才能逐步趋向完善和成熟。

(二)生机蓬勃,发育迅速

小儿的机体无论是在形态结构方面,还是在生理功能方面,都在不断地、迅速地发育成长。如小儿的身长、胸围、头围随着年龄的增加而增长,小儿的思维、语言、动作能力随着年龄的增加而迅速地提高。小儿的年龄越小,这种蓬勃的生机就越明显。

我国现存最早的儿科专著《颅囟经·脉法》中说"凡孩子3岁以下,呼为纯阳",将小儿这种蓬勃生机、迅速发育的生理特点概括为"纯阳"。这里的"纯"指小儿先天所禀的元阴元阳未曾耗散,"阳"指小儿的生命活力,犹如旭日之初生,草木之方萌,蒸蒸日上,欣欣向荣。对于小儿为"纯阳"之体的理解,历代医家不尽一致。《宣明方论·小儿门》说:"大概小儿病者纯阳,热多冷少也。"《医学正传·小儿科》说:"夫小儿八岁以前曰纯阳,盖其真水未旺,心火已炎。"《幼科要略·总论》说:"襁褓小儿,体属纯阳,所患热病最多。"上述医家多从小儿病理角度对"纯阳"进行了阐述。但是,从《颅囟经·脉法》原文,结合小儿的生长发育过程来看，则应从小儿生理方面去认识，理解为生机蓬勃、发育迅速。若将小儿"纯阳"之体理解为病理上的阳亢阴亏或有阳无阴则是不恰当的。

二、病因特点

引起小儿发病的病因与成人多数相同，但由于小儿具有自身的生理特点，因而小儿对不同病因为病的情况和易感程度与成人有明显的差别。小儿病因以外感、食伤和先天因素居多，情志、意外和其他因素也值得注意。在小儿自身的群体中，不同年龄对不同病因的易感程度也不同，如年龄越小对六淫邪气的易感程度越高，年龄越小因乳食而伤的情况越多等。

（一）外感因素

外感六淫邪气与疫疠之气，均易于伤害小儿而致病。

六淫邪气是风、寒、暑、湿、燥、火六种外感病邪的统称。风、寒、暑、湿、燥、火在正常情况下称为"六气"，是自然界六种不同的气候变化。若"六气"发生太过或不及的改变，非其时而有其气，便成为导致人体患病的原因，称为"六淫"。由于小儿为稚阴稚阳之体，脏腑娇嫩，又寒温不知自调，因而与成人相比，小儿更易被"六淫"邪气所伤。

小儿"肺脏娇嫩"，卫外功能较成人为弱，最易被风热、风寒邪气所伤，产生各种肺系疾病；小儿脏腑娇嫩，又易被燥邪、暑邪所伤，形成肺胃阴津不足、气阴两伤等病证；小儿为纯阳之体，六气易从火化，小儿伤于外邪以热性病证为多。

疫疠是一类具有强烈传染性的病邪，其引发的疾病有起病急骤、病情较重、症状相似、易于流行等特点。小儿之体为"稚阴稚阳"，形气未充，御邪能力较弱，是疫疠邪气所伤的易感群体，容易形成疫病的发生与流行。

（二）乳食因素

小儿"脾常不足"，且饮食不知自调，易于为乳食所伤。

小儿乳食贵在有序、有时、有节。由于家长喂养不当，初生缺乳，或未能按期添加辅食，或任意纵儿所好，饮食营养不均衡，皆能使小儿脾气不充，运化失健，产生脾胃病证。又常因小儿幼稚，不能自控、自调饮食，易于造成挑食、偏食，过食寒凉者伤阳，过食辛热者伤阴，过食肥甘厚腻者伤脾等；小儿易见饥饱不均，乳食食入量偏少可导致气血生化不足，乳食食入量过多又可导致食伤脾胃。

饮食不洁也是小儿发病的一个常见原因。小儿缺乏卫生知识，易于误食一些被污染的食物，引发肠胃疾病，如吐泻、腹痛、寄生虫病等。

（三）先天因素

先天因素即胎产因素，是指小儿出生之前已作用于胎儿的致病因素。遗传病因是小儿先天因素中的主要病因，父母的基因缺陷可导致小儿先天畸形、生理缺陷或代谢异常等。妇女受孕以后，不注意养胎护胎，也是导致小儿出现先天性疾病的常见原因，如妊娠妇女饮食失节、情志不调、劳逸失度、感受外邪、房事不节等，都可能损伤胎儿而为病。诚如《格致余论·慈幼论》所说："儿之在胎，与母同体，得热则俱热，得寒则俱寒，病则俱病，安则俱安。"

（四）情志因素

小儿对外周环境认识的角度不同于成人，因而导致小儿为病的情志因素与成人有着一定的区别。小儿心怯神弱，最常见的情志所伤是惊恐。当小儿乍见异物或骤闻异声时，容易导致惊伤心神，出现夜啼、心悸、惊惕、抽风等病证；长时间的所欲不遂，缺少关爱，容易导致忧思，思虑损伤心脾，出现厌食、呕吐、腹痛、孤独忧郁等病证；家长对子女的过于溺爱，使儿童心理承受能力差，或者学习负担过重，家长期望值过高，都易于产生精神行为障碍类疾病。

（五）意外因素

小儿没有或者缺少生活自理能力，没有或者缺乏对周围环境安全或危险状况的判断能力，因而容易受到意外伤害，如误触沸水明火的烫伤、跌打仆损的外伤、误食毒物的中毒、不慎吸入异物的窒息等。

（六）其他因素

现代临床上，环境及食品污染或农药、激素类超标等已成为社会普遍关心的致病因素。放射性物质损伤，包括对胎儿和儿童的伤害，引起了广泛的重视。医源性损害，包括治疗、护理不当及院内感染等，有增多的趋势，需要特别引起儿科工作者的注意。

三、病理特点

（一）发病容易，传变迅速

小儿脏腑娇嫩，形气未充，为"稚阴稚阳"之体，年龄越小，脏腑娇嫩的表现就越突出。正是由于小儿机体的这种不够成熟、不够完善的生理特点，形成了小儿的御邪能力较弱，抗病能力不强，容易被外邪所伤，出现病情多变而迅速传变的特点。

小儿发病容易，突出表现在肺、脾、肾系疾病及传染病等方面。

肺为娇脏，主皮毛，又小儿肺脏娇嫩、卫表未固，故易为邪气所感。肺主宣发，主一身之表，小儿之肺气宣发功能尚不健全，腠理开阖、固表抗邪的功能较弱；肺主呼吸，主一身之气，小儿之肺气肃降功能尚不完善，"治节"一身之气的功能未健；小儿冷暖不知自调，或因家长护养失宜，使小儿易于感受外邪。因此，六淫外邪，不论是从口鼻而入，还是从皮毛而受，均易先犯于肺，引发感冒、咳嗽、肺炎喘嗽、哮喘等肺系疾病，使肺系疾病成为儿科发病率最高的一类疾病。

小儿"脾常不足"，其脾胃之体成而未全、脾胃之气全而未壮，因而易于因家长喂养不当、小儿饮食失节，出现受纳、腐熟、精微化生转输等方面的异常。小儿之体处于快速的生长发育阶段，脾为后天之本，气血生化之源，需为小儿迅速长养提供物质基础。小儿脾胃的功能状态与小儿快速生长发育的需求常常不相适应，故而由于乳食失节、食物不洁、脾运失健等因素导致的呕吐、泄泻、腹痛、积滞、厌食等脾系疾病较为常见，其发病率在儿科仅次于肺系疾病而居第二位。

小儿"肾常虚"，是针对小儿"气血未充，肾气未固"而言。肾藏精，主骨，为先天之本。肾的这种功能对身形尚未长大、多种生理功能尚未成熟的小儿更为重要，它直接关系到小儿骨、脑、发、耳、齿的功能及形态，关乎生长发育和性功能成熟。因而临床多能见到肾精失充、骨骼改变的疾病，如小儿五迟、五软、解颅、遗尿、水肿等。

小儿形气未充，御邪抗邪的能力较弱，易于感受各种时邪疫毒。邪从鼻入，肺卫受袭，形成麻疹、流行性腮腺炎、水痘等传染病；邪从口入，脾胃受邪，导致痢疾、霍乱、肝炎等传染病。传染病一旦发生，又易于在儿童中相互染易，造成流行。

小儿病理特点的另一方面表现为"心常有余"、"肝常有余"，这是指儿科临床上既易见心惊，又易见肝风的病证。小儿生理上心神怯弱、肝气未盛，病理上易感外邪、各种外邪均易从火化，因此，易见火热伤心生惊、伤肝引动肝风的证候。

小儿为病传变迅速的病理特点，主要表现在寒热虚实的迅速转化较成人突出，也即易虚易实、易寒易热。

虚实是指小儿机体正气的强弱与导致疾病的邪气盛衰状况。小儿患病，病之初常见邪气呈盛势的实证，但由于其正气易伤而虚，可迅速出现正气被损的虚证或虚实相兼之证。如小儿不慎感受外邪而患感冒，可以迅速发展成为肺炎喘嗽，皆属实证；若此时邪热炽盛，正气不支，可以产生正虚邪陷、心阳虚衰的虚证，或夹有气滞血瘀的虚实夹杂证。又如小儿泄泻，起病多由乳食不节或湿热邪气所致，可见腹痛腹胀、发热吐泻、舌苔厚腻等，属实热之证；若失治误治，或邪毒枭张，正不敌邪，则易迅速出现气阴两伤或阴竭阳脱之变证。

寒热是指两种不同性质的证候属性。由于小儿"稚阴未长"，故易见阴伤阳亢，表现为热证；又由于小儿"稚阳未充"，故易见阳气虚衰，表现为寒证。小儿的易寒易热常常与易实易虚交错出现，形成寒证、热证迅速转化或兼夹。如小儿风寒外束的寒实证，易转化为外寒内热，甚至邪热入里的实热证；也易于转变成阳气虚衰的虚寒证，或阴伤内热的虚热证等。

（二）脏气清灵，易趋康复

与成人相比，小儿的机体生机蓬勃，脏腑之气清灵，随拨随应，对各种治疗反应灵敏；并且小儿宿疾较少，病情相对单纯。因而，小儿为病虽具有发病容易、传变迅速的特点，但一般说来，病情好转的速度较成人为快、疾病治愈的可能性也较成人为大。例如：小儿感冒、咳嗽、泄泻等病证多数发病快好转也快，小儿哮喘、癫痫、阴水等病证虽病情缠绵，但其预后较成人相对为好。正如张景岳在《景岳全书·小儿则》中所说："其脏气清灵，随拨随应，但能确得其本而撮取之，则一药可愈，非若男妇损伤、积痼痴顽者之比。"对于儿科的轻病浅证固然要有信心，即使是重病顽证、危急病症也不要气馁，要充分应用各种治疗手段，调动小儿机体自身的抗病康复功能，去争取最佳的治疗效果。

第五节　儿科诊法概要

小儿疾病的诊断方法，与临床其他各科一样，均用望、闻、问、切四种不同的检查手段进行诊断和辨证。因乳婴儿不会说话，较大儿童虽已会说话，也不能正确叙述自己的病情，所以古称儿科为"哑科"。加上就诊时常啼哭吵闹，影响气息脉象，造成诊断上的困难。钱乙认为小儿"脉难以消息求，证不可言语取"（《小儿斑疹备急方论·后序》），所以，历代儿科医家对于小儿诊法，既主张四诊合参，又特别重视望诊。诚如《幼科铁镜·望形色审苗窍从外知内》所说："而小儿科，则惟以望为主，问继之，闻则次。"

一、望诊

小儿肌肤柔嫩，反应灵敏。凡外感六淫，内伤乳食，以及脏腑自身功能失调，或气血阴阳的偏盛偏衰，易从面、唇、舌等苗窍各部形诸于外，其反映病情的真实性较成人更为明显，不易受到病儿主观因素的影响。通过望诊可以观察病儿的全身和局部情况，从而获得与疾病有关的症状和体征。

望诊内容可分为总体望诊（望神色、望形态）和分部望诊（审苗窍、辨斑疹、察二便、察指纹）两个方面。

（一）望神色

神指小儿的精神状态，色指面部气色。望神色就是望小儿的精神与气色。通过对小儿目光、神态、表情、反应等方面的综合观察，了解五脏精气盛衰和病情轻重及预后。凡精神振作、二目有神、表情活泼、面色红润、呼吸调匀、反应敏捷均为气血调和，神气充沛的表现，是健康或病情轻浅之象；反之，若精神萎顿、二目无神、表情呆滞、面色晦暗、呼吸不匀、反应迟钝均为体弱有病之表现，或病情较重之象。

面部望诊是小儿望神色中的重要组成部分。《灵枢·邪气脏腑病形》说："十二经脉，三百六十五络，其血气皆上于面而走空窍。"望面色可以了解脏腑气血的盛衰及邪气之所在。常用的面部望诊方法有五色主病和五部配五脏，其中五色主病是望神察色诊病的主要方法。

1. 五色主病 又称五色诊，即按面色红、青、黄、白、黑五种不同颜色的偏向表现来诊察疾病。

面呈白色，多为寒证、虚证。若面白浮肿为阳虚水泛，常见于阴水；面色惨白、四肢厥冷多为滑泄吐利，阳气暴脱，可见于脱证；面白少华、唇色淡白多为血虚。

面呈红色，多为热证。若面红耳赤、咽痛、脉浮为风热外感；午后颧红潮热、口唇红赤为阴虚内热，虚火上炎；若两颧艳红如妆、面白肢厥、冷汗淋漓为虚阳上越，是阳气欲脱的危重证候。新生儿面色嫩红，或小儿面色白里透红，为正常肤色。

面呈黄色，多为脾虚证或有湿浊。若面色萎黄、形体消瘦为脾胃功能失调，常见于疳证；面黄无华、脐周阵痛、夜间磨牙多为肠寄生虫；面目色黄而鲜明，为湿热内蕴之阳黄；面目黄而晦暗，为寒湿阻滞之阴黄；出生后不久出现的黄疸为胎黄，有生理性与病理性之分。

面呈青色，多为寒证、痛证、瘀证、惊痫。若面色白中带青、表情愁苦皱眉，多为里寒腹痛；面青而晦暗、神昏抽搐常见于惊风和癫痫发作之时；面青唇紫、呼吸急促为肺气闭塞，气血瘀阻。大凡小儿面呈青色，病情一般较重，应多加观察。

面呈黑色，多为寒证、痛证、瘀证、水饮证。若面色青黑、手足逆冷多为阴寒里证；面色黑而晦暗，兼有腹痛呕吐，可为药物或食物中毒；面色青黑晦暗为肾气衰竭，不论新病久病，皆属危重。若小儿肤色黑红润泽，体壮无病，是先天肾气充沛的表现。

2. 五部配五脏　根据小儿面部不同部位出现的各种色泽变化，结合所属脏腑来推断病变的部位与性质，就是五部配五脏的望诊方法。五部指左腮、右腮、额上、鼻部、颏部。五部与五脏的关系及主病，最早见于《小儿药证直诀·面上证》："左腮为肝，右腮为肺，额上为心，鼻为脾，颏为肾。"可供临床参考。

（二）望形态

形指形体，态指动态。望形态就是观察病儿形体的强弱胖瘦和动静姿态。形体望诊，包括头囟、躯体、四肢、肌肤、毛发等。

1. 望形体　凡发育正常、筋骨强健、肌丰肤润、毛发黑泽、姿态活泼者，是胎禀充足，营养良好，属健康表现；若生长迟缓、筋骨软弱、肌瘦形瘠、皮肤干枯、毛发萎黄、囟门逾期不合、姿态呆滞者，为胎禀不足，营养不良，多属有病。

如头方发稀，囟门宽大，当闭不闭，可见于五迟证；前囟及眼窝凹陷，皮肤干燥，可见于婴幼儿泄泻阴伤液脱；胸廓高耸形如鸡胸，可见于佝偻病、哮喘病；肌肉松弛，皮色萎黄，多见于厌食、偏食、反复感冒；腹部膨大，肢体瘦弱，发稀，额上有青筋显现，多属疳积；毛发枯黄，或发竖稀疏，或容易脱落，均为气血虚亏的表现。

2. 望动态　通过动态观察，可以分析不同姿态显示的疾病。如小儿喜伏卧者，为乳食内积；喜蜷卧者，多为腹痛；颈项强直，手指开合，四肢拘急抽搐，角弓反张，是为惊风；若翻滚不安，呼叫哭吵，两手捧腹，多为盘肠气痛所致；端坐喘促，痰鸣哮吼，多为哮喘；咳逆鼻煽，胁肋凹陷如坑，呼吸急促，多为肺炎喘嗽。

（三）审苗窍

苗窍是指口、舌、目、鼻、耳及前后二阴。苗窍与脏腑关系密切。舌为心之苗，肝开窍于目，肺开窍于鼻，脾开窍于口，肾开窍于耳及前后二阴。脏腑有病，能在苗窍上有所反映，审察苗窍可以测知脏腑病情。

1. 察舌　主要观察舌体、舌质和舌苔三个方面。正常小儿舌体柔软、淡红润泽、伸缩自如，舌面有干湿适中的薄苔。小儿舌质较成人红嫩。新生儿舌红无苔和哺乳婴儿的乳白苔，均属正常舌象。食后或服药后对舌苔有一定影响，应予注意。若心火上炎则舌红，甚则生疮；心血瘀阻，则舌质紫黯或有瘀斑；心阳不足，则舌质淡白胖嫩；心阴不足，则舌质红绛瘦瘪。临床上望舌，要注意观察舌体、舌质、舌苔三方面的变化，并进行综合分析。

（1）舌体　舌体胖嫩，舌边齿痕显著，多为脾肾阳虚，或有水饮痰湿内停；舌体肿大，色泽青紫，可见于气血瘀滞；舌体强硬，多为热盛伤津；急性热病中出现舌体短缩，舌干绛者，则为热甚津伤，经脉失养而挛缩；舌体肿大，板硬麻木，转动不灵，甚则肿塞满口，称为木舌，由心脾积热，火热循经上行所致；舌下红肿突起，形如小舌，称为重舌，属心脾火炽，上冲舌本所致；舌体不能伸出唇外，转动伸缩不灵，语音不清，称为连舌，因舌系带过短所致；舌伸出唇外，来回拌动，掉转不灵，称为弄舌，多为大病之后，心气不足，或属惊风先兆；舌吐唇外，缓缓收回，称吐舌，常为心经有热所致；吐舌不收，心气将绝；时时用舌舔口唇，以致口唇四周色红，或有脱屑、作痒，称舔舌，多因脾经伏热所致。

（2）舌质　正常舌质淡红。若舌质淡白为气血虚亏；舌质绛红，舌有红刺，为温热病邪入营入血；舌质红少苔，甚则无苔而干，为阴虚火旺；舌质紫黯或紫红，为气血瘀滞；舌起粗大红刺，状如草莓者，常见于猩红热。

（3）舌苔　苔白为寒，苔黄为热，苔白腻为寒湿内滞，或有寒痰食积。苔黄腻为湿热内蕴，或乳食内停；热性病见剥苔，多为阴伤津亏所致；舌苔花剥，状如地图，时隐时现，经久不愈，多为胃之气阴不足所致。若舌苔厚腻垢浊不化，状如霉酱，伴便秘腹胀者，为宿食内积，中焦气机阻滞。当出现异常苔色时，要询问是否吃过某种食物或药品，注意是否系染苔。如吃橄榄、乌梅、铁剂等可使苔色染黑；服青黛可使苔色染青；喝牛奶、豆浆可使苔色染白；吃橘子、蛋黄可使苔色染黄；吃有色糖果可染成糖果色等均不可误认为是病苔。

2. 察目　黑睛等圆，目珠灵活，目光有神，开阖自如，是肝肾气血充沛之象。若眼睑浮肿，多为水肿之象。眼睑开阖无力，是元气虚惫；寐时眼睑张开而不闭，是脾虚气弱之露睛；上眼睑下垂不能提起，是气血两虚之睑废。两目呆滞，转动迟钝，是肾精不足，或为惊风之先兆；两目直视，瞪目不活，是肝风内动。白睛黄染，多为黄疸。目赤肿痛，是风热上攻。目眶凹陷，啼哭无泪，是阴津大伤。瞳孔缩小或不等或散大，对光无反应，病情危殆。

3. 察鼻　主要观察鼻内分泌物和鼻形的变化。鼻塞流清涕，为风寒感冒；鼻流黄浊涕，为风热客肺；长期鼻流浊涕，气味腥臭，为肺经郁热；鼻孔干燥，为肺经燥热伤阴；鼻衄鲜红，为肺热迫血妄行；鼻翼煽动，伴气急喘促，为肺气郁闭。

4. 察口　主要观察口唇、口腔、齿龈、咽喉的颜色、润燥及外形变化。唇色淡白为气血不足；唇色淡青为风寒束表；唇色红赤为热；唇色红紫为瘀热互结。唇色樱红，为暴泻伤阴；唇白而肿，是为唇风；面颊潮红，唯口唇周围苍白，是猩红热征象。

口腔黏膜色淡白为虚为寒，色红为实为热。口腔破溃糜烂，为心脾积热之口疮；口内白屑成片，为鹅口疮。两颊黏膜有针尖大小的白色小点，周围红晕，为麻疹黏膜斑。上下白齿间腮腺管口红肿如粟粒，按摩肿胀腮部无脓水流出者为痄腮（流行性腮腺炎），有脓水流出者为发颐（化脓性腮腺炎）。

齿为骨之余，龈为胃之络。牙齿萌出延迟，为肾气不足；齿衄龈痛，为胃火上炎；牙龈红肿，为胃热熏蒸。新生儿牙龈上有白色斑块斑点，称为马牙。

咽喉为肺胃之门户，是呼吸与饮食通道。咽红、恶寒、发热是外感之象；咽红、乳蛾肿痛为外感风热或肺胃之火上炎；乳蛾溢脓，是热壅肉腐；乳蛾大而不红，是为肥大，多为瘀热未尽，或气虚不敛。咽痛微红，有灰白色假膜，不易拭去，为白喉之症。

5. 察耳　小儿耳壳丰厚，颜色红润，是先天肾气充沛的表现；耳壳薄软，耳舟不清，是先天肾气未充的证候。耳内疼痛流脓，为肝胆火盛之证。以耳垂为中心的腮部漫肿疼痛，是痄腮（流行性腮腺炎）之表现。

6. 察二阴　男孩阴囊不紧不松是肾气充沛的表现。若阴囊松弛，多为体虚或发热；阴囊中睾丸肿大透亮不红，为水疝；阴囊中有物下坠，时大时小，上下可移，为小肠下坠之狐疝；阴囊水肿，常见于阳虚阴水。女孩前阴部潮红灼热，常见于湿热下注，亦须注意是否有蛲虫病。

小儿肛门潮湿红痛，多属尿布皮炎。肛门脱出为中气下陷之脱肛；肛门裂开出血，多因大便秘结，热迫大肠，肛门撑裂所致。

（四）辨斑疹

一般说来，皮肤之发斑，形态大小不一，不高出皮面，压之不退色；皮肤之出疹，高出皮面，抚之碍手，压之退色。斑与疹在儿科多见于外感时行疾病，如麻疹、幼儿急疹、风疹、猩红热、水痘等；也见于杂病，如紫癜等。

斑色红艳，抚之不碍手，压之不退色，多为热毒炽盛，病在营血；斑色紫暗，面色苍白，肢冷脉细，为气不摄血，血溢脉外。

疹细小状如麻粒，潮热3～4天出疹，口腔颊黏膜出现麻疹黏膜斑者为麻疹；皮疹细小，呈浅红色，身热不甚，常见于风疹；肤红如锦，稠布疹点，身热，舌绛如草莓，常见于猩红热；丘疹、疱疹、结痂并见，疱疹内有水液色清，见于水痘。斑丘疹大小不一，如云出没，瘙痒难忍，常见于荨麻疹。

（五）察二便

新生儿出生后3～4天内，大便呈黏稠糊状，褐色，无臭气，日行2～3次，是为胎粪。单纯母乳喂养之婴儿大便呈卵黄色，稠而不成形，稍有酸臭气，日行3次左右。牛乳、羊乳为主喂养者，大便色淡黄，质较干硬，有臭气，日行1～2次。当小儿饮食过渡到与成人接近时，大便亦与成人相似。

大便燥结，为内有实热或阴虚内热；大便稀薄，夹有白色凝块，为内伤乳食；大便稀薄、色黄秽臭，为肠腑湿热；下利清谷，洞泄不止，为脾肾阳虚；大便赤白黏冻，为湿热积滞，常见于痢疾；婴幼儿大便呈果酱色，伴阵发性哭闹，常为肠套叠；大便色泽灰白不黄，多系胆道阻滞。

小便清澈量多为寒；小便色黄量少为热；尿色深黄为湿热内蕴；黄褐如浓茶，多为湿热黄疸。尿色红如洗肉水或镜检红细胞增多者为尿血，大体鲜红色为血热妄行、淡红色为气不摄血、红褐色为瘀热内结、暗红色为阴虚内热。

（六）察指纹

小儿指纹是指食指桡侧的浅表静脉。婴幼儿皮肤薄嫩，络脉易于显露，故儿科对于3岁以下小儿常以察指纹作为望诊内容之一。

指纹分三关。自虎口向指端，第1节为风关，第2节为气关，第3节为命关（见图1-1）。看指纹时要将小儿抱于光亮处，医生用左手食指、拇指固定患儿食指，用右手拇指在小儿食指桡侧命关向风关轻轻推几次，使指纹显露。

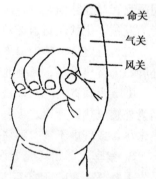

图 1-1　指纹三关图

正常小儿的指纹大多淡紫隐隐而不显于风关以上。若发生疾病，尤其是危重病证，指纹的浮沉、色泽、部位等可随之发生变化。因而，察指纹对疾病的诊断辨证有一定的参考价值。

指纹的辨证纲要，可以归纳为"浮沉分表里，红紫辨寒热，淡滞定虚实，三关测轻重"。

"浮"指指纹浮现，显露于外，主病邪在表；"沉"指指纹沉伏，深而不显，主病邪在里。纹色鲜红浮露，多为外感风寒；纹色紫红，多为邪热郁滞；纹色淡红，多为内有虚寒；纹色青紫，多为瘀热内结；纹色深紫，多为瘀滞络闭，病情深重。指纹色淡，推之流畅，主气血亏虚；指纹色紫，推之滞涩，复盈缓慢，主实邪内滞，如瘀热、痰湿、积滞等。纹在风关，示病邪初入，病情轻浅；纹达气关，示病邪入里，病情较重；纹进命关，示病邪深入，病情加重；纹达指尖，称透关射甲，若非一向如此，则示病情重危。

察指纹时，应结合患儿无病时的指纹状况，以及患病后的证候表现，全面分析。当指纹与病证不符时，当"舍纹从证"。病情轻者指纹的变化一般不著，故也可"舍纹从证"，或"舍纹从脉"，不必拘泥。

二、闻诊

闻诊是用听觉和嗅觉来辅助诊查疾病的方法。儿科听声音主要包括小儿的啼哭、呼吸、咳嗽、语言等声音的高亢低微；嗅气味包括小儿口中之气味及大小便、痰液、汗液、呕吐物等的气味。

（一）听声音

1. 啼哭声　啼哭是婴儿的语言，是新生儿的一种本能。新生儿乃至婴幼儿常以啼哭表达要求和痛苦。若喂养不当，护理不善也会引起啼哭。此类啼哭主要表现为啼哭声调一致，哭声洪亮而长，有泪状，哺乳、饮水或更换潮湿尿布、衣着后，抱起亲昵走动，顺其心意后，啼哭即停。若因饥饿引起的啼哭多绵长无力，口作吮乳之状。腹痛引起的啼哭声音尖锐，忽缓忽急，时作时止；肠套叠引起的啼哭声音尖锐阵作，伴呕吐及果酱样或血样大便；夜卧啼哭，睡眠不安，白天如常者为夜啼。一般说来，小儿啼哭以洪亮为实证；哭声微细而弱为虚证；哭声清亮和顺为正常或病轻，哭声尖锐或细弱无力为病重。

2. 呼吸声　正常小儿的呼吸均匀调和。若乳儿呼吸稍促，用口呼吸者，常因鼻塞所致；若呼吸气粗有力，多为外感实证，肺蕴痰热；若呼吸急促，喉间哮鸣者，为痰壅气道，是为哮喘；呼吸急迫，甚则鼻煽，咳嗽频作者，是为肺气闭郁；呼吸窘迫，面青不咳或呛咳，常为异物堵塞气道；呼吸微弱及吸气如哭泣样，为肺气欲绝之状。

3. 咳嗽声　咳嗽是肺系疾病的主症之一，从咳嗽声和痰鸣声可辨别其表里寒热。如干咳无痰或痰少黏稠，多为燥邪犯肺，或肺阴受损；咳声清高，鼻塞声重，多为外感；咳嗽频频，痰稠难咯，喉中痰鸣，多为肺蕴痰热，或肺气闭塞。咳声嘶哑如犬吠状者，常见于白喉、急喉风。连声咳嗽，夜咳为主，咳而呕吐，伴鸡鸣样回声者为顿嗽（百日咳）。

4. 语言声　小儿语言以清晰响亮为佳。语声低弱，为气虚的表现；呻吟不休，多为身体不适；突然语声嘶哑，多为外感；高声尖叫，多为剧痛所致；谵语妄言，声高有力，兼神识不清，为热闭心包；语声謇涩，多为温病高热伤津，或痰湿蒙闭心包。

（二）嗅气味

嗅气味包括病儿口中之气味及大小便、呕吐物等的气味。注意排除因食用某些食物后引起的特殊气味。

1. 口中气味　口气秽臭，多为肺胃积热，伤食积滞，浊气上蒸；口气血腥，多见于齿龈、肺胃出血；口气腐臭，兼吐脓痰带血，多属肺痈。

2. 大小便气味　大便酸腐，多因伤食；臭味不著，完谷不化，多为脾肾虚寒。小便气味臊臭，多因湿热下注；小便清长如水，多属脾肾阳虚。

3. 呕吐物气味　吐物酸腐，多因食滞化热；吐物臭秽如粪，多因肠结气阻，秽粪上逆。

三、问诊

问诊是收集病情病史的一个重要方面。由于婴幼儿不会说话，较大儿童也难以用语言正确表达自己的病情，因此，除年长儿可由自己陈述外，儿科问诊主要靠询问家长或保育员。小儿问诊的内容除与成人相同者外，要注意问年龄、问个人史，要结合儿科病的发病特点询问。

（一）问年龄

询问年龄对诊断疾病具有重要意义，儿科某些疾病与年龄有密切关系，儿童用药的剂量也应按年龄的大小而定。

问年龄要询问实足年龄，新生儿应问明出生天数；2岁以内的小儿应问明实足月龄；2岁以上的小儿，应问明实足岁数及月数。

1周内新生儿易患脐风、胎黄、脐湿、脐疮等；新生儿和乳婴儿易患鹅口疮、脐突、夜啼；婴幼儿易患泄泻；6个月以后的小儿易患麻疹，1岁左右的婴幼儿易患幼儿急疹等传染病；学龄前小儿易患水痘、百日咳等传染病；12岁以后疾病谱已基本上接近成人。

（二）问病情

包括询问疾病的症状及持续时间、病程中的病情变化、发病的原因等。着重询问以下内容：

1. 问寒热　主要问寒热的微甚进退，发作时辰与持续时间，温度高低，最好用体温计测量。为了辨别寒热性质，也需结合观察、触摸、询问等。如通过患儿头额、胸腹、四肢、手足心等部位的触摸，或哺乳时的感觉、呼吸时鼻气温度等来测知小儿是否发热；通过观察其姿态，如依偎母怀、蜷缩而卧、喜暖避冷，测知有无畏寒存在。

小儿恶寒、发热、无汗，多为外感风寒；发热有汗，多为外感风热；寒热往来，多为邪郁少阳；但热不寒为里热，但寒不热为里寒；大热、大汗、口渴不已为阳明热盛；发热持续、热势枭张、面黄苔厚为湿热蕴滞；夏季高热，持续不退，伴有无汗、口渴、多尿，秋凉后自平，常为夏季热。午后或傍晚低热，伴盗汗者，为阴虚燥热。夜间发热，腹壁手足心热，胸满不食者，多为内伤乳食。

2. 问出汗　小儿肌肤嫩薄，腠理疏松，清阳发越，易于出汗。常见入睡之时，头额汗出，若汗出不多，又无他症者，不属病态。若因天气炎热、室温过高、穿衣盖被过多、快速进热食、剧烈运动后汗出过多，也属正常生理现象。问汗主要询问汗出的多少、部位、时间等。若在白天汗出较多，稍动尤甚，不发热者，为气虚卫外不固的自汗；入睡则汗出溱溱，醒后汗止，为阴虚或气阴两虚的盗汗。热病中汗出热不解者，为表邪入里；若口渴、烦躁、脉大、大汗者，为里热实证；若大汗淋漓，伴呼吸喘促、肢冷脉伏者，为阳气将绝，元气欲脱之危象。

3. 问头身 较大儿童能诉说头痛、头晕及身体其他部位的疼痛和不适。头痛而兼发热恶寒为外感风寒；头痛呕吐、高热抽搐，为邪热入营，属急惊风；头晕而兼发热多因外感；头晕而兼面白乏力，多为气血不足；肢体酸痛而兼发热，多为外感，或邪阻经络。关节疼痛，屈伸不利，常见于痹证。肢体瘫痪不用、强直屈伸不利为硬瘫，多为风痰入络，血瘀气滞；痿软屈伸不能为软瘫，多因肝肾专职虚，筋骨失养。

4. 问二便 患儿大小便的数量、性状、颜色及排便时的感觉，有些可从望诊中获悉，有些可通过问诊了解。若大便溏薄不化，或先干后溏、次数较多，或食后欲便者，多为脾虚运化失职；若便泻日久、形瘦脱肛者，多为中气下陷；若便时哭闹不安，多为腹痛；小便刺痛、点滴不尽，或见尿血鲜红，或排出砂石者，为湿热熬结成砂，灼伤血络；小便清长、夜间遗尿量多色清者，为肾气不足，下元虚冷。

5. 问饮食 不思饮食，或所食不多，兼见面白神疲，为脾胃虚弱；若腹部胀满，纳呆恶食，或兼呕恶，为乳食积滞；能食而消瘦，或嗜食异物，多为疳证、虫证。热病时渴饮为津伤；渴而不欲饮，或饮而不多，多为湿热内蕴。

6. 问睡眠 小儿睡眠总以安静为佳。年龄越小，睡眠时间越长。睡眠不宁、辗转反侧、喜俯卧者，多为气血失和，胃弱疳积；睡中龂齿，或因虫积，或因胃气失和；夜寐不宁、肛门瘙痒者，多为蛲虫；入夜心怀恐惧而难寐，多为心经失养，心神不宁；睡中惊惕、梦中呓语者，多为肝旺扰神，或胃不和而寐不安。睡中露睛，多为久病脾虚；睡中磨牙，多为胃气不和，肝火内盛；寐不安宁、多汗惊惕者，常见于佝偻病脾虚肝旺证。

（三）问个人史

包括胎产史、喂养史、生长发育史、预防接种史等。

1. 胎产史 要问清胎次、产次，是否足月，顺产或难产，有否流产以及接生方式、出生地点、出生情况、孕期母亲的营养和健康状况等。

2. 喂养史 包括喂养方式和辅助食品添加情况，是否已经断奶和断奶的情况。对年长儿还应询问饮食习惯，现在的食物种类和食欲等。

3. 生长发育史 包括体格生长和智能发育，如坐、立、行、语、齿等出现的时间；囟门闭合的时间；体重、身长增长情况；对已入学小儿还应了解学习成绩，推测智力情况。

4. 预防接种史 包括卡介苗，麻疹减毒活疫苗，脊髓灰质炎减毒活疫苗，白喉类毒素、百日咳菌苗、破伤风类毒素混合制剂，乙型脑炎疫苗，流行性脑膜炎菌苗，以及甲型肝炎减毒活疫苗、乙型肝炎血清疫苗、伤寒副伤寒甲乙三联死菌苗等的预防接种情况。记录接种年龄和反应等。

（四）其他方面

问诊中尚须注意问清主要痛苦、发病时间及经过、病因及治疗情况，即主诉与现病史；以往曾患何种疾病、治疗效果，即既往史；家庭人员健康状况，即家族史等。

四、切诊

切诊包括脉诊和按诊两个方面，是诊断儿科疾病的重要手段。

（一）脉诊

小儿脉诊与成人有所不同。因小儿寸口部位较短，对较小儿童采用一指定三关的方法。即医者用食指或拇指同时按压寸、关、尺三部，再根据指力轻、中、重的不同，取浮、中、沉，来体会小儿脉象的变化。较大儿童可采用成人三指定寸关尺三部的切脉方法，视患儿寸关尺脉位的长短以调节三指的距离。医者先调息呼吸，然后集中思想切脉。切脉时间应在1分钟以上，最好在小孩安静或入睡时进行。

小儿脉象较成人软而稍数，年龄越小，脉搏越快。注意因恐惧、活动、啼哭等影响脉象。一般认为，以成人一息6～7至为常度，5至以下为迟，7至以上为数。

小儿脉象，主要分浮、沉、迟、数、有力、无力等六种。同时，应注意结、代、细、弦、滑、不整脉等病脉。

浮为病在表，沉为病在里；迟为寒，数为热；有力为实，无力为虚。结脉为心气伤；代脉为脏气损；细脉为阴虚；弦脉为肝旺或为痛为惊；滑脉为痰食中阻。脉律不整，时缓时数，为心之气血失和。《小儿药证直诀·小儿脉法》说："脉乱不治，气不和弦急，伤食沉缓，虚惊促急，风浮，冷沉细。"可供临床参考。

（二）按诊

1. 按头囟　按察小儿头囟的大小、凹凸、闭合的情况，头颅的坚硬程度等。囟门隆凸，按之紧张，为囟填，多为风火痰热上攻，肝火上亢，热盛生风；囟门凹陷，为囟陷，常因阴津大伤，若兼头颅骨软者为气阴虚弱，精亏骨弱；颅骨按之不坚而有弹性感多为维生素 D 缺乏性佝偻病。颅骨开解、头缝增宽、头大颌缩、囟门宽大者为解颅，多属先天肾气不足，或后天髓热壅遏所致。

2. 按颈腋　正常小儿在颈项、腋下部位可触及少数绿豆大小之臖核（淋巴结），活动自如，不痛，不为病态。若臖核增大，按之疼痛，或肿大灼热，为痰热毒结；若仅见增大，按之不痛，质坚成串，则为瘰疬。

3. 按胸腹　左侧前胸心尖搏动处古称"虚里"，是宗气会聚之所。若搏动太强，节律不匀，为宗气内虚外泄；若搏动过速，伴喘促，是宗气不继之证。胸廓高耸如鸡之胸，后凸如龟之背是为骨疳；肋骨串珠亦为虚羸之证。按察腹部，右上腹胁肋下触及痞块，或按之疼痛，为肝肿大；左上腹胁肋下触及有痞块，为脾肿大，多为气滞血瘀之证。剑突下疼痛多属胃脘痛；脐周按之疼痛，可触及团块，推之可散者，多为虫证。大凡腹痛喜按，为虚为寒；腹痛拒按，为实为热；腹部胀满，叩之如鼓者为气胀；叩之音浊，随体位移动，按之有液体波动之感，多有腹水；右下腹按之疼痛，兼发热，右下肢拘急者多属肠痈。

4. 按四肢　四肢肌肉结实者体壮，松弛软弱者脾气虚弱。高热时四肢厥冷为热深厥甚；平时肢末不温为阳气虚弱；手足心发热多为阴虚内热。

5. 按皮肤　肤冷汗多为阳气不足；肤热无汗为热闭于内；肤热汗出，为热蒸于外；皮肤干燥失去弹性，为吐泻阴液耗脱之证。肌肤肿胀，按之随手而起，属阳水水肿；肌肤肿胀，按之凹陷难起，属阴水水肿。

第六节 儿科治法概要

儿科疾病的治疗大法基本与成人一致，但由于小儿在生理、病因、病理、病种上与成人有所不同，故在治疗方法、用药剂量、给药途径的运用上也有其特点。中药汤剂内服因吸收快，加减运用灵活，便于喂服而最为常用。中药成药易贮存携带，服用方便。外治疗法使用简便，易为患儿接受，用于辅治或主治，都有良好的效果，同时也避免了小儿服药难的问题。这些治法已成为儿科的重要研究课题。此外，推拿、艾灸、针刺等治疗手段，均可根据病证特点及患儿的个体情况加以选择应用。

一、内治法

内治法是使药物直接进入体内的治疗方法，是儿科最基本的治疗方法。具体应用时要注意掌握以下几个方面。

（一）用药原则

1. 治疗要及时、正确和审慎 由于小儿生理病理上具有脏腑娇嫩，形气未充，发病容易，变化迅速的特点，因此要掌握有利时机，及时采取有效措施，争取主动，力求及时控制病情的发展变化。例如，小儿感冒初起只有发热咳嗽之表证，若治不恰当，邪气内侵，可演变为肺炎喘嗽；泄泻日久，或暴泻急迫，容易出现伤阴伤阳之变证。因此，当病邪在表，且有外解之机时，应因势利导，引邪外达，从表而解，不可凉遏而使表邪留恋，不可发汗太过耗损卫阳，也不可骤然固涩而闭邪留寇。《温病条辨·解儿难》中指出："其用药也，稍呆则滞，稍重则伤，稍不对证，则莫知其乡，捉风捕影，转救转剧，转去转远。"指出了儿科用药的难点和注意点。

2. 处方轻巧灵活 小儿脏气清灵，随拨随应，在治疗时，处方也就应轻巧灵活。要根据病儿的体质特点、病情轻重及脏腑功能，灵活运用，不宜呆滞，不可重浊，不得妄加攻伐。用药时应注意寒勿伤阳、热勿伤阴、补不碍邪、泻不伤正。对于大苦、大寒、大辛、大热、峻下、毒烈之品，均当慎用，即便有是证而用是药，也应中病即止，或衰其大半而止，不可过剂，以免耗伤小儿正气。

3. 注意顾护脾胃 小儿的生长发育，全靠后天脾胃化生精微之气以充养；疾病的恢复赖脾胃健运生化；先天不足的小儿也要靠后天来调补。儿科医师应十分重视小儿脾胃的特点，处处顾及脾胃之气，切勿使之损伤。患病后注重调理脾胃是儿科的重要治则。

4. 重视先证而治 由于小儿发病容易，传变迅速，虚实寒热的变化较成人为快，故应见微知著，先证而治，挫病势于萌芽之时，挽病机于欲成未成之际。尤其是外感热病，病情发展迅速，而医者在诊察之后，病家需取药煎煮，直到汤药喝下发挥药效，需一段时间，在这一段时间内，病情很可能已经变化。因而，医者应把握这种变化，揭示病情的演变规律，提前一步,在相应的证候出现之前预先落实治疗措施,先发制病,药先于证,先证而治,顿挫病势,防止传变,达到治病防变的目的。即使是治疗内伤杂病时,采用虚则补之、实则泻之、寒者热之、热者寒之已成定理,但补虚致滞、泻实伤正、寒祛热生、热清寒至之变也不可不知。故用补益的同时,应注意兼以消导,免生中满;在用攻下剂时注意扶正,免耗正气;在用温热药时注意病情热化而稍佐以寒凉;在用寒凉药时应防止中寒内生而适当伍以温热,此皆属先证而治之例。

5. 不可乱投补益 补益之剂对体质虚弱的小儿有增强机体功能,助长发育的作用。但是,由于药物每多偏性,有偏性即有偏胜,故虽补剂也不可乱用。正如朱丹溪所说:"虽参芪之辈,为性亦偏。"小儿生机蓬勃,只要乳哺得当,护养适宜,自能正常生长发育。健康小儿不必靠药物来补益,长期补益可能导致性早熟。或者小儿偶受外邪,或痰湿食滞,未能觉察,若继续服用补益之剂,则是闭门留寇,邪留不去,为害不浅。故补益之剂切不可滥用。

6. 掌握用药剂量 小儿用药剂量常随年龄大小、个体差异、病情轻重、方剂组合、药味多少、医师的经验而异。由于小儿服药时常有浪费,所以中药的用量相对较大,尤其是益气健脾、养阴补血、消食和中一类药性平和之剂更是如此。但对一些辛热有毒、苦寒攻伐和药性猛烈的药物,如麻黄、附子、细辛、乌头、大黄、芒硝等,应用时则需要注意毋使过剂。为方便计算,可采用下列比例用药:新生儿用成人量的1/6,乳婴儿用成人量的1/3,幼儿用成人量的1/2,学龄儿童用成人量的2/3或接近成人用量。一般病例可按上述比例拟定药物剂量,但若病情急重则不受此限制。如治疗流行性乙型脑炎所用清热解毒药中,生石膏、板蓝根等的用量也有超过成人一般剂量的。此外,尚可按处方中药味的多少、方剂配伍要求决定其剂量。

(二)给药方法

目前常用的内治给药方法有以下几种。

1. 口服给药法 汤剂及各种内服中成药均可口服。汤剂的煎煮,药汁不宜太多,年龄越小药汁的量越要少些,并可采取少量多次喂服的方法,不必限制于1日2次服。对抗拒服药的小孩,可固定小儿头部,用小匙将药汁送至舌后部,将小匙竖起,使之自然吞入。切勿捏鼻灌服,以防呛入气管。另外,可在药汁内稍加食糖矫味,使之便于服下。丸剂、片剂可研成细末,加糖水服;颗粒及浸膏可用温开水溶解稀释后喂服。对幼童,服药时最好还是做好说服教育工作,争取患儿主动配合治疗。

2. 鼻饲给药法 对于昏迷或吞咽困难的患儿,可采取鼻饲给药的方法,取消毒鼻饲管轻轻由鼻腔插入食管至胃中,用针筒吸取药液,徐徐注入鼻饲管内。

3. 蒸气及气雾吸入法 用蒸气吸入器械或气雾吸入器,使水蒸气或气雾由病儿口鼻吸入,常用于治疗肺炎喘嗽、哮喘、感冒、咳嗽等。使用中药作气雾吸入,注意不可直接用汤剂、口服液类药剂,只能用注射液类药剂,如穿琥宁注射液等。吸入时可将蒸气对准口鼻,或将管口含于口中,通常每次吸入20分钟左右。

4. 吹鼻法 用药末吹入鼻腔内取嚏,或将药液滴入鼻腔内,可治疗窍闭神昏高热等病证。

5. 直肠给药法 取导尿管作常规消毒后，轻轻插入肛门直肠中，用针筒吸入药液缓缓注入直肠；或将药液倒入点滴瓶中，接上输液管，使药液徐徐滴入直肠中，从直肠吸收以治疗疾病。此法在一定程度上避免了小儿服药难的问题，而且对于外感发热、肠胃疾病、水毒内闭等有较好的疗效。

6. 注射给药法 将供肌内注射、静脉滴注的中药制剂，按要求给予肌内注射、静脉注射或静脉点滴。如用清开灵注射液加在10％葡萄糖注射液中，静脉点滴，以治疗外感发热。

（三）常用内治法

在辨清证候、审明病因、分析病机之后，应针对性地采取一定的治疗方法，其中"汗、吐、下、和、温、清、补、消"是最基本的治法。程钟龄《医学心悟·医门八法》说："论病之原，以内伤、外感四字括之；论病之情，则以寒、热、虚、实、表、里、阴、阳八字统之；而论治病之方，则又以汗、和、下、消、吐、清、温、补八法尽之。"

按照八法原则，根据儿科临床特点，可组合成以下多种治法。

1. 疏风解表法 主要适用于外邪侵袭肌表所致的表证。由于外邪郁闭肌表，开阖失司，出现发热、恶风、汗出或无汗等症。可用疏散风邪的药物，使郁于肌表的邪气从汗而解。风寒外感可用疏风散寒的方药，如麻黄汤、荆防败毒散、葱豉汤等；风热外感可用辛凉解表的方药，如银翘散、桑菊饮等。

2. 止咳平喘法 主要适用于邪郁肺经，痰阻肺络所致的咳喘。寒痰内伏可用温肺散寒、化痰平喘的方药，如小青龙汤、射干麻黄汤等；热痰内蕴可用清热化痰，宣肺平喘的方药，如定喘汤、麻杏石甘汤等；咳喘久病，每易由肺及肾，出现肾虚的证候，此时在止咳平喘的方剂中，可加入温肾纳气的药物，如参蛤散等。

3. 清热解毒法 主要适用于邪热炽盛的实热证，如温热病、湿热病、斑疹、痢疾、疮疡等。其中又可分为甘凉清热、苦寒清热、苦泄降热、咸寒清热等，应按邪热之在表、在里，属气、属血，入脏、入腑等，分别选方用药。病邪由表入里而表邪未尽解者，可用栀子豉汤、葛根黄芩黄连汤等清热透邪；证属阳明里热者，可用白虎汤清热生津；湿热化火或湿热留恋，可用白头翁汤、茵陈蒿汤、甘露消毒丹等清热化湿；温热之邪入于营血，发为神昏、斑疹，可用清营汤、犀角地黄汤、神犀丹等清热凉血；出现丹毒、疔疮痈疡等热毒实证者，可用五味消毒饮、黄连解毒汤等解毒消痈；肝胆火旺时，可用龙胆泻肝汤等清肝泻火。

4. 凉血止血法 主要适用于诸种出血的证候，如鼻衄、齿衄、尿血、便血、紫癜等。常用方剂如犀角地黄汤、玉女煎、小蓟饮子、槐花散等，单味参三七、白及、仙鹤草，以及成药云南白药等，也有较好的止血作用。小儿血证常由血热妄行、血不循经引起，用清热凉血法治疗居多；但是，气不摄血、脾不统血、阴虚火旺等其他原因引起的出血，临床也不少见，可用补气、健脾、养阴等法治疗。

5. 安蛔驱虫法 主要适用于小儿肠道虫证，如蛔虫、蛲虫等。其中尤以蛔虫病变化多端，可合并蛔厥（胆道蛔虫症）、虫瘕（蛔虫性肠梗阻）等，发生这些情况时，一般先安蛔缓痛为主，方用乌梅丸等，待病势缓和后，再予驱虫。常用驱蛔方剂，有追虫丸、下虫丸等。驱蛔虫有效中药有使君子、苦楝皮等；驱姜片虫有槟榔等；驱蛲虫有大黄与使君子同用，配合百部煎剂灌肠等法。

6. 消食导滞法　主要适用于小儿饮食不节，乳食内滞之证，如积滞、伤食泻、疳证等。小儿脾胃薄弱，若饮食不节，恣食无度，则脾胃运化无权。轻则呕吐泄泻、厌食腹痛；重则为积为疳，影响生长发育。常用方药如保和丸、消乳丸、鸡内金粉、枳实导滞丸等。在消食导滞药物中，麦芽擅消乳积，山楂能消肉食积，神曲善化谷食积，莱菔子擅消麦面之积。

7. 镇惊开窍法　主要适用于小儿惊风、癫痫等病证。小儿暴受惊恐，神志不安，可用朱砂安神丸、磁朱丸等安神镇惊；热极生风，项强抽搐，可用羚角钩藤汤等镇惊息风；热入营血而神昏、惊厥，可用安宫牛黄丸、至宝丹、紫雪等镇惊开窍，清热解毒；痰浊上蒙，惊风抽搐，可用苏合香丸等豁痰开窍；感受时邪秽浊之气而吐泻昏厥，可用行军散、玉枢丹等辟秽开窍。

8. 利水消肿法　主要适用于水湿停聚，小便短少而水肿的患儿。若为湿邪内蕴，脾失健运，水湿泛于肌肤者，则为阳水；若脾肾阳虚，不能化气行水，水湿内聚为肿，则为阴水。常用方剂，阳水可用麻黄连翘赤小豆汤、四苓散、五皮饮、越婢加术汤等；阴水可用防己黄芪汤、实脾饮、真武汤等。此外，车前子、荠菜花、玉米须等也有较好的消肿利尿作用。

9. 健脾益气法　主要适用于脾胃虚弱，气血不足的小儿，如泄泻、疳证及病后体虚等。常用七味白术散、参苓白术散、异功散、四君子汤、补中益气汤等。单味怀山药粉调服，有良好的健脾止泻作用。气虚与脾虚关系密切，治气虚时多从健脾着手，健脾时多借助益气，故两者常配合运用。

10. 培元补肾法　主要适用于小儿胎禀不足、肾气虚弱及肾不纳气之证，如解颅、五迟、五软、遗尿、哮喘等。常用方剂如六味地黄丸、金匮肾气丸、调元散、参蛤散等。

11. 活血化瘀法　主要适用于各种血瘀之证。如肺炎喘嗽、哮喘见口唇青紫，肌肤有瘀斑瘀点，以及腹痛如针刺、痛有定处、按之有痞块等。常用桃红四物汤、血府逐瘀汤、少腹逐瘀汤、桃仁承气汤等。基于"气为血之帅，气行则血行"的原则，活血化瘀方中常辅以行气的药物。

12. 回阳救逆法　主要适用于小儿元阳虚衰欲脱之危重证候。临床可见面色苍白、神疲肢厥、冷汗淋漓、气息奄奄、脉微欲绝等，此时必须用峻补阳气的方药加以救治。常用方剂如四逆汤、参附龙牡救逆汤等。

二、外治法

（一）外治法的优点

小儿大多不愿服药，害怕打针，特别是婴幼儿内治给药尤为困难。而小儿肌肤柔嫩，脏气清灵，外治之法，作用迅速，能在无损伤的治疗中取得疗效。因此，这是家长寄予希望和医务人员努力寻求的一种治疗方法，故自古有"良医不废外治"之说。临床实践证明，采用各种外治法治疗小儿常见病、多发病，易为小儿所接受，应用得当，也有较好的疗效，可以单用或与内治法配合应用。

外治诸法，其理与内治诸法相通，也需视病情之寒热虚实辨证论治。外治法通常按经络腧穴选择施治部位。《理瀹骈文·略言》说："外治之理，即内治之理；外治之药，亦即内治之药，所异者法耳。"可见外治与内治的取效机理是一致的。

（二）外治法的种类

目前儿科临床上的外治法，主要使用一些药物进行敷、贴、熏、洗、吹、点、灌、嗅等。这些方法，药简效捷，是未来医学的发展方向之一。

1. 熏洗法 是利用中药的药液及蒸气熏蒸、擦洗人体外表的一种治法。如夏日高热无汗，可用香薷煎汤熏洗，发汗退热；麻疹发疹初期，为助透疹，用生麻黄、浮萍、芫荽子、西河柳煎汤后，加黄酒擦洗头部和四肢，并将药液放在室内煮沸，使空气湿润，体表亦能接触药气。

2. 涂敷法 是将新鲜的中草药捣烂，或用药物研末加入水或醋调匀后，涂敷于体表的一种外治法。如用鲜马齿苋、青黛、紫金锭等，任选一种，调敷于腮部，治疗流行性腮腺炎；用吴茱萸粉涂敷于足底涌泉穴，治疗滞颐等。

3. 罨包法 是将药物置于皮肤局部，并加以包扎的一种外治法。如用皮硝包扎于脐部，以消食积；用五倍子粉加食醋调罨包脐内，治疗盗汗等。

4. 热熨法 是将药炒热后，用布包裹以熨肌表的一种外治法。如炒热食盐熨腹部，治疗腹痛；用生葱、食盐炒热，熨脐周围及少腹，治疗癃闭等。

5. 敷贴法 是将药物制成软膏、药饼，或研粉撒于普通膏药上，敷贴于局部的一种外治法。如用丁香、肉桂等药粉，撒于普通膏药上贴于脐部，治疗寒证泄泻。再如在夏季三伏天，用延胡索、白芥子、甘遂、细辛研末，以生姜汁调成药饼，中心放少许丁香末，敷于肺俞、膏肓、百劳穴上，治疗哮喘等。

6. 擦拭法 是用药液或药末擦拭局部的一种外治法。如冰硼散擦拭口腔，或用淡盐水、或银花甘草水拭洗口腔，治疗鹅口疮、口疮等。

7. 药袋疗法 选用山柰、苍术、白芷、砂仁、丁香、肉桂、甘松、豆蔻、沉香、檀香等芳香药物，根据病情，选药配合成方，研成粉末，制成香袋、肚兜、香枕等。经常佩戴使用，具有辟秽解毒、增进食欲、温脾理气、防病治病等作用。

三、其他治法

一般说来，推拿疗法、针灸疗法、灯火燋法、拔罐疗法、割治疗法等治法，也属于外治法，但与前面所述之外治疗法法有所不同，故另行介绍。

（一）推拿疗法

推拿疗法有促进气血循行、经络通畅、神气安定、脏腑调和的作用，能达到驱邪治病的目的。儿科临床常用于5岁以下小儿泄泻、腹痛、厌食、痿证、斜颈等疾病。年龄幼小儿童，治疗效果尤佳。其手法应轻快柔和，取穴和操作方法与成人有所不同。常用推、拿、揉、掐等手法，常用手部的六腑、天河水、三关，掌部的大肠、脾土、板门，背部的大椎、七节、龟尾，腹部的脐中、丹田等穴。

捏脊疗法是儿科常用的一种推拿方法，此法通过对督脉和膀胱经的按摩，调和阴阳，疏理经络，行气活血，恢复脏腑功能以防治疾病。具体操作方法：患儿俯卧，医者两手半握拳，两食指抵于背脊之上，再以两手拇指伸向食指前方，合力夹住肌肉提起，而后食指向前，拇指向后退，作翻卷动作，两手同时向前移动，自长强穴起，一直捏至大椎穴止，如此反复3～5次，捏到第3次后，每捏3把，将皮肤提起1次。每日1次，6日为1疗程。对有脊背皮肤感染、紫癜等疾病的患儿禁用此法。

（二）针灸疗法

针灸疗法包括针法与灸法。儿科针灸疗法常用于治疗遗尿、哮喘、泄泻、痢疾、痹证等疾病。小儿针灸所用的经穴基本与成人相同。但是，由于小儿接受针刺的依从性较差，故一般采用浅刺、速刺的针法，又常用腕踝针、耳针、激光穴位照射治疗；小儿灸治常用艾条间接灸法，与皮肤有适当距离，以皮肤微热微红为宜。

刺四缝疗法是儿科针法中常用的一种。四缝是经外奇穴，它的位置在食指、中指、无名指及小指间中节横纹中点，是手三阴经所经过之处。针刺四缝可以清热、除烦、通畅百脉、调和脏腑等，常用于治疗疳证和厌食。具体操作方法：皮肤局部消毒后，用三棱针刺约1分深，刺后用手挤出黄白色黏液或血珠少许。

（三）灯火燋法

本法古称"神火"。操作时用灯芯蘸麻油，燃火，烧灼所选的穴位或部位，手法必须迅速，一触及皮肤随即离去。古人用治脐风、惊痫、风痰闭阻、卒死等。《幼科铁镜》中取囟门、眉心、人中、承浆、两手拇指少商、脐心、脐轮等共十三燋，治疗脐风。现代用灯火燋角孙穴治疗流行性腮腺炎有效。但是，对邪已入里的实热证，久病体弱、久热消渴、阴虚火旺等证，均不宜采用此法。

（四）拔罐疗法

拔罐疗法有促进气血流畅、营卫运行、祛风散寒、舒筋止痛等作用，常用于肺炎喘嗽、哮喘、腹痛、遗尿等病证。儿科拔罐采用口径较小的竹罐或玻璃罐，留罐时间较短。取罐时注意先以食指按压罐边皮肤，使空气进入罐内，火罐自行脱落，不可垂直用力硬拔。若是高热惊风、水肿、出血、严重消瘦、皮肤过敏、皮肤感染的小儿，不可使用此法。

（五）割治疗法

本法有调和气血，促进脾胃运化的作用，常用以治疗疳证和哮喘等病证。割治部位常取两手掌大鱼际处。具体操作方法：将两手掌大鱼际部位消毒后，用大拇指揿住刀口旁约1cm处，用0.4cm宽的平口手术刀直戳割治部位，创口约长0.5cm，然后挤出赤豆大黄白色脂状物，并迅速剪去，使皮肤复原，再用消毒纱布覆盖其上，若有出血则稍加压迫，然后用绷带包扎。5日后即可解除包扎。在包扎期间，注意防止感染。

第二章
儿童保健

第一节 胎儿期保健

男女媾精，阴阳相合，受精怀孕，新的生命就产生了。胎儿期保健，我国古代称之为"养胎护胎"、"胎养胎教"，历来认为这是儿童保健的第一步。先天之本，是一生的根基，胎儿保健，对于后天体质强弱、智力高下、疾病预后，有着深远的影响。胎儿期间，母体与胎儿息息相关，正如《格致余论·慈幼论》所说："儿之在胎，与母同体，得热则俱热，得寒则俱寒，病则俱病，安则俱安。"所以，胎儿的强弱，禀受于父母，胎儿期保健，必须依靠胎前及妊娠期孕妇的保健来实现。我国汉代《大戴礼记·保傅》关于"文王胎教"的记载，表明早在商周时期已有做好胎养胎教能使小儿健康聪慧长寿的实例；《素问·奇病论》对"胎病"的记载，说明当时已认识到不注意孕期护养可形成小儿先天性疾病。所以，胎儿的强弱，禀受于父母，孕母的体质、精神、营养、起居、疾病、用药、环境等，均会影响胎儿的生长发育。

胎儿保健，首先要从择偶婚配开始。近亲之间，血缘相近，不可通婚，否则会使后代体弱而且患遗传性疾病的机会增多。男女双方应在适当的年龄结婚生育，男子三八，女子三七，肾气平均，发育完全成熟，所以，男子 24～32 岁、女子 21～28 岁，才是婚育的合适年龄。结婚之前，应作婚前检查，查明有无不宜婚育，可能影响后代健康的疾病。男女身体健康，阴阳和谐的情况下婚配受孕，才能为胎儿健康打下良好的基础。

养胎护胎包括以下主要内容：

一、饮食调养

胎儿的生长发育，全赖母体的气血供养。孕妇脾胃仓廪化源充盛，才能气血充足，涵养胎儿。孕妇的饮食，应当富于营养，清淡可口，易于消化，进食按时、定量。胎儿正常生长发育所必需的最重要的营养素是蛋白质、矿物质和维生素，必须保证供给。禁忌过食大冷、大热、甘肥黏腻、辛辣炙煿等食物，以免酿生胎寒、胎热、胎肥等病证。

对于不同孕期的饮食安排，北齐徐之才提出，在妊娠的第 1～2 个月，要"饮食精熟，酸美受御，宜食大麦，无食腥辛之味。"就是说，妊娠早期要有全面的营养，按孕妇的口味调配饮食，不要吃可能加重妊娠反应的刺激性食品。4 个月以后，要"食稻麦，羹牛羊，调五味，食甘美。"妊娠中期胎儿迅速增长，必须多进富含各种营养成分的丰富食品。妊娠后期是胎儿生长的高峰期、脑发育的关键期，同样需要营养丰富，但也不能营养过度，以免胎儿过肥。

饮食调养还包括嗜好有节。孕妇应戒去烟酒。酒对男性精子和女性卵子都有伤害，可使受精卵发育障碍，造成流产、先天性畸形或智力低下等。孕妇吸烟过多，也会伤胎而造成流产、早产，或胎怯、智力低下、先天性心脏病等畸形。

二、寒温调摄

妇女怀孕之后，气血聚以养胎，卫气不足，卫外不固，多汗而易于为虚邪贼风所感。怀胎十月，要经历 3～4 个不同的季节，气候变化很大，孕妇要比常人更加注意寒温的调摄，顺应气温的变化，天凉则添衣，天热则减衣，天寒宜取暖，天暑宜降温，出门避大风，雨雪勿外出，减少气候骤变对人体的伤害。同时，也要注意居室内空气流通，保持空气新鲜，勿去空气污浊、环境污染的场所，避免为其所害。

三、防感外邪

孕妇在调摄寒温的同时，更要注意防止感受外邪。我国隋代《诸病源候论·妇人妊娠病诸候》列举妊娠时气"重者伤胎也"，妊娠温病"热搏于胎，皆损胎也"，妊娠热病"多致堕胎也"等，已经明确提出妊娠期间感受外邪会损伤胎儿，或造成流产、早产等。现代研究表明，各种感染性疾病，尤其是病毒感染，包括风疹病毒、流感病毒、巨细胞病毒、单纯疱疹病毒、水痘病毒、肝炎病毒等，都可能导致先天性畸形、流产或早产。妊娠早期胚胎形成，器官分化，最易受到损害。例如，孕妇妊娠早期感染风疹病毒，可造成小儿先天性白内障、先天性心脏病、耳聋、小头畸形及智力发育障碍等，称为先天性风疹综合征。

四、避免外伤

妊娠期间，孕妇要防止各种有形或无形的外伤，以保护自己和胎儿。孕妇要谨防跌扑损伤，如攀高涉险、提挈重物、摸爬滚打、跳跃颠簸等。要注意保护腹部，避免受到挤压和冲撞。进入现代社会，无形损伤的机会更是日益增多，噪声会损害胎儿的听觉，放射线能诱发基因突变，造成染色体异常，可能产生流产或胎儿发育畸形。

妊娠期间要控制房事，节欲保胎。房事不节，易于伤肾而致胎元不固，造成流产、早产，也易于因交合而酿成胎毒，使孕妇及胎儿宫内感染的机会增多。特别是妊娠后的前 3 个月和最后 1.5 个月，应当停止房事。

五、劳逸结合

生命在于运动，孕妇也必须保持经常而有适度的活动，才能使全身气血流畅，胎儿得以长养，生产顺利。古代医家早就告诫过逸对于母子的危害，《小儿病源方论·小儿胎禀》说："怀孕妇人，……饱则恣意坐卧，不劳力，不运动，所以腹中之日胎受软弱。"《万氏妇人科·胎前》说："妇人受胎之后，常宜行动往来，使血气通流，百脉和畅，自无难产。若好逸恶劳，好静恶动，贪卧养娇，则气停血滞，临产多难。"当然，孕妇也不可过劳，不能从事繁重的体力劳动和剧烈的体育运动，以免损伤胎元，引起流产或早产。

孕妇应当动静相兼，劳逸结合，在妊娠的不同时期各有注意的侧重点。一般说来，妊娠1～3个月应适当静养，谨防劳伤，以稳固其胎。4～7个月可增加一些活动量，以促进气血流行，适应此期胎儿迅速生长的需要。妊娠后期只能做较轻的工作，体力劳动者要有工间休息，不上夜班，脑力劳动者要保证每天仍有一定的活动。足月之后，又转入以静为主，安待分娩，每天只安排一定时间的散步。分娩前 2 周应停止工作。现代还编有适用于孕期不同阶段的妊娠期保健操，可以学习后坚持去做。

六、调节情志

七情为人之常情，尽皆有之，但若情志过极，便能伤人致病。孕妇情志过极不仅损害自身的健康，而且因气血逆乱，影响胎儿的正常发育。《素问·奇病论》已经提出："人生而有病颠疾者，……病名为胎病。此得之在母腹中时，其母有所大惊，气上而不下，精气并居，故令子发为颠疾也。"所以，孕妇应当精神内守，情绪稳定，喜怒哀乐适可而止，避免强烈的精神刺激，才能安养胎儿。

古代周文王之母太任怀孕时恪守胎教，坐立寝食俱有规矩，观礼听乐，精神内守而又心情愉快，使周文王出生后聪明贤能、健康长寿。历代医家总结胎教的经验提出，妇女妊娠期要保持情绪安定，心态平和，可以聆听优雅的音乐，进行健康的娱乐活动，这样，不仅可以陶冶孕妇的情操，更有利于胎儿的孕育成长。现代研究表明，胎儿具有听觉、感知和反应的能力，胎儿可以对音乐产生反应。现代已经推广胎教音乐的实际应用。

七、谨慎用药

关于孕妇用药，有病固然应当治疗用药，但又要注意适可而止，如《素问·六元正纪大论》所说："黄帝问曰：妇人重身，毒之何如？岐伯曰：有故无殒，亦无殒也。帝曰：愿闻其故何谓也？岐伯曰：大积大聚，其可犯也，衰其大半而止，过者死。"我国历来主张对孕妇用药应当十分审慎，无病不可妄投药物，有病也要谨慎用药，中病即止。古人提出的妊娠禁忌中药主要分为以下三类：①毒性药类，如乌头、附子、南星、野葛、水银、轻粉、铅粉、砒石、硫黄、雄黄、斑蝥、蜈蚣等；②破血药类，如水蛭、虻虫、干漆、麝香、瞿麦等；③攻逐药类，如巴豆、牵牛子、大戟、芫花、皂荚、藜芦、冬葵子等。这些药物用于孕妇，可能引起中毒，损伤胎儿，造成胚胎早期死亡或致残、致畸等。

现代各种化学合成药物的大量应用，尤其是多种抗生素如四环素类、链霉素、卡那霉素，激素如黄体酮、甲基睾丸素、己烯雌酚、可的松，激素拮抗剂如丙基硫氧嘧啶、他巴唑，抗肿瘤药如氨甲喋呤、环磷酰胺、苯丁酸氮芥，抗惊厥药如盐酸氯丙嗪、苯妥英钠、丙咪嗪等，都可能损伤胎儿。20 世纪 60 年代，欧洲曾发生过"反应停"造成数以万计海豹肢体畸形胎儿出生的悲剧，这样的事件大大提高了人们对孕妇要谨慎用药的重视。

第二节　新生儿期保健

小儿初生，乍离母腹，如嫩草之芽，气血未充，脏腑柔弱，胃气始生，全赖悉心调护，若稍有疏忽，易致患病，甚至夭折。新生儿的发病率和死亡率均为一生最高峰，因而，新生儿期保健值得高度重视。

新生儿有几种特殊生理状态，不可误认为病态。新生儿上腭中线和齿龈部位有散在黄白色、碎米大小隆起颗粒，称为"马牙"，会于数周或数月自行消失，不需挑刮。女婴生后3～5天乳房隆起如蚕豆到鸽蛋大小，可在2～3周后消退，不应处理或挤压。女婴生后5～7天阴道有少量流血，持续1～3天自止者，是为假月经，一般不必处理。新生儿两侧颊部各有一个脂肪垫隆起，称为"螳螂子"，有助吮乳，不能挑割。还有新生儿生理性黄疸等，均属于新生儿的特殊生理状态。

一、拭口洁眼

小儿出腹，必须立即做好体表皮肤黏膜的清洁护理。应用消毒纱布探入口内，轻轻拭去小儿口中秽浊污物，包括羊水、污血及胎粪等，以免小儿啼声一发咽入腹内。同时，要轻轻拭去眼睛、耳朵中的污物。新生儿皮肤上的胎脂有一定的保护作用，不要马上拭去。但皮肤皱折处及二阴前后应当用纱布蘸消毒植物油轻轻擦拭，去除多余的污垢。

二、断脐护脐

胎儿在腹，脐带是母体与胎儿气血经络相通的纽带。婴儿降生，啼声一发，口鼻气通，百脉流畅，小儿开始独立生存。婴儿出生后随即需要断脐。我国古代已认识到，新生儿断脐护脐不可不慎，若处理不洁会因感染邪风而患脐风。新生儿娩出1～2分钟，就要将脐带结扎后剪断，处理时必须无菌操作，脐带残端要用干法无菌处理，然后用无菌敷料覆盖。若在特殊情况下未能保证无菌处理，则应在24小时内重新消毒、处理脐带残端，以防止感染及脐风。

断脐后还需护脐。脐部要保持清洁、干燥，让脐带残端在数天后自然脱落。在此期间，要注意勿让脐部为污水、尿液及其他脏物所侵，沐浴时勿浸湿脐部，避免脐部污染，预防脐风、脐湿、脐疮等疾病。

三、祛除胎毒

胎毒，指胎中禀受之毒，主要指热毒。胎毒重者，出生时常表现为面目红赤、多啼声响、大便秘结等，易于发生丹毒、痈疖、湿疹、胎黄、胎热、口疮等病证，或造成以后好发热性疾病的体质。

自古以来，我国有给初生儿祛除胎毒的传统方法，给新生儿服用少量具有清热解毒作用的药液，可以减少发病。常用的方法有：

1. **银花甘草法** 金银花 6g，甘草 2g。煎汤。用此药液拭口，并以少量喂服。
2. **豆豉法** 淡豆豉 10g。浓煎取汁。频频饮服。尤适用于脾胃薄弱者。
3. **黄连法** 黄连 2g。用水浸泡令汁出。滴汁入儿口中。黄连性寒，胎禀气弱者勿用。
4. **大黄法** 生大黄 3g。沸水适量浸泡或略煮，取汁滴儿口中。胎粪通下后停服，脾虚气弱者勿用。

四、洗浴衣着

初生之后，一般当时用消毒纱布拭去体表的血迹，次日给小儿洗澡。洗澡水要用开水，待温度降至比小儿体温略高时使用，也可在浴汤中加入 1 枚猪胆之汁以助解毒。洗浴时将小儿托于左手前臂，右手持纱布，蘸水后轻轻擦拭小儿体表。不要将小儿没入水中，以免浸湿脐部。洗毕后可在体表涂以少量消毒花生油或鱼肝油。第 3 天再给小儿洗浴，称为"三朝浴儿"，浴毕将全身拭干，皮肤皱折潮湿处扑以松花粉或滑石粉。洗浴时注意动作轻柔，防止冒受风寒。

小儿刚出生，必须注意保暖，尤其是对胎怯儿或寒冷季节更需做好，可以采用暖气、热水袋、辐射式保暖床、暖箱等保暖方法。新生儿衣着要适宜，衣服应柔软、宽松，容易穿换，不用钮扣、松紧带。临产前应将给婴儿准备的衣服取出吹晒，藏衣服的箱子里不可放樟脑丸。我国传统上夏季只给新生儿围一只布肚兜，既凉爽又护腹。天冷时将婴儿包入褓褓，包扎松紧要适宜，过松易被蹬开，过紧则妨碍活动。尿布也要柔软而且吸水性强，尿布外不可加用塑料或橡皮布包裹。

五、生后开乳

产妇分娩之后，应将小儿置于母亲身边，给予爱抚。生后应早期让小儿吸吮乳房，鼓励母亲按需哺乳。一般足月新生儿吸吮能力较强，吞咽功能基本完善。《万氏家藏育婴秘诀·鞠养以慎其疾四》说："小儿在腹中，赖血以养之，及其生也，赖乳以养之。"早期开乳有利于促进母乳分泌，对哺乳成功可起重要作用，可以使新生儿早期获得乳汁滋养。开始 2～3 天乳汁分泌不多，但也可满足婴儿的需要，若婴儿有明显的饥饿表现或体重减轻过多，可在哺乳后补授适量糖水或配方乳，但切不可以糖水或牛奶取代母乳。为了保证母乳喂养成功，必须坚持哺乳，代乳法不利于泌乳的建立。只有在无法由母亲喂养的情况下才用购置的配方乳喂养。

第三节 婴儿期保健

度过新生儿期，婴儿的适应能力已大为增强。婴儿期生长发育特别快，脾胃常显不足，合理喂养显得特别重要。婴儿期保健，要做好喂养、护养和预防接种等工作。

一、喂养方法

婴儿喂养方法分为母乳喂养、人工喂养和混合喂养三种。

（一）母乳喂养

生后 6 个月之内以母乳为主要食品者，称为母乳喂养。母乳喂养最适合婴儿需要，《万氏家藏育婴秘诀·鞠养以慎其疾四》说："乳为血化美如饴。"应大力提倡母乳喂养，宣传母乳喂养的优点。母乳营养丰富，最适合婴儿的生理需要；母乳易为婴儿消化吸收；母乳含优质蛋白质、必需氨基酸及乳糖较多，有利于婴儿脑的发育；母乳具有增进婴儿免疫力的作用；母乳喂哺最为简便而又经济；母乳喂养利于增进母子感情，又便于观察小儿变化，随时照料护理；产后哺乳可刺激子宫收缩早日恢复，推迟月经来潮不易怀孕，哺乳的妇女也较少发生乳腺癌、卵巢癌等。

《备急千金要方·初生出腹第二》说："凡乳母乳儿，……如是十返五返，视儿饥饱节度，知一日中几乳而足，以为常。"母乳喂养的方法，应由乳母细心观察婴儿的个体需要，以按需喂养为原则。一般说来，第 1～2 个月不需定时喂哺，可按婴儿需要随时喂。此后按照小儿睡眠规律可每 2～3 小时喂 1 次，逐渐延长到 3～4 小时 1 次，夜间逐渐停 1 次，一昼夜共 6～7 次。4～5 个月后可减至 5 次。每次哺乳 15～20 分钟。根据各个婴儿的不同情况，适当延长或缩短每次哺乳时间，以饱为度。每次哺乳前要用温开水拭净乳头，乳母取坐位，将小儿抱于怀中，让婴儿吸空一侧乳房后再吸另一侧。哺乳完毕后将小儿轻轻抱直，头靠母肩，轻拍其背，使吸乳时吞入胃中的空气排出，可减少溢乳。

母亲患传染病、重症心脏病或肾脏病，或身体过于虚弱者，不宜哺乳。乳头皲裂、感染时可暂停哺乳，但要吸出乳汁，以免病后无乳。

断奶时间视母婴情况而定。一般可在小儿 10～12 个月时断奶，若母乳量多者也可适当延期。断奶应逐渐减少以至停止哺乳，不可骤断。若正值夏季或小儿患病之时，应推迟断奶。

（二）混合喂养

因母乳不足而且无法改善，需添喂牛乳、羊乳及或其他代乳品时，称为混合喂养，或称部分母乳喂养。混合喂养的方法有两种：补授法与代授法。

1. 补授法　每日母乳喂养的次数照常，每次先哺母乳，将乳房吸空，然后再补充一定量代乳品，直到婴儿吃饱。这种喂养方法可因经常吸吮刺激而维持母乳的分泌，因而较代授法为优。

2. 代授法　一日内有一至数次完全用乳品或代乳品代替母乳，称为代授法。使用代授法时，每日母乳哺喂次数最好不少于 3 次，维持夜间喂乳，否则母乳会很快减少。

（三）人工喂养

母亲因各种原因不能喂哺婴儿时，选用牛乳、羊乳及配方奶粉，或别的代乳品喂养婴儿，称为人工喂养。

1. 乳制品　根据当地习惯和条件选用动物乳，其中牛奶最为常用，配方奶粉应用也越来越广。

牛奶所含营养成分与人奶有差别，所含蛋白质较多，但以酪蛋白为主，在胃内形成凝块较大，不易消化。含乳糖较少，故喂食时最好加 $5\%\sim8\%$ 的糖。婴儿每日约需加糖牛奶 110ml/kg，需水每日 150ml/kg。例如 3 个月婴儿，体重 5kg，每日需喂鲜牛奶 550ml，内加蔗糖 44g，另需加喂温开水、果汁 200ml。一般小儿全日鲜牛奶喂哺量以不超过 800ml 为宜，能量供给不足时可增补辅助食品。小于 5 个月的婴儿喂牛奶宜适当加水稀释，2 个月以内加 1/2 水，3~4 个月加 1/3 水。需要注意的是，人工喂养的数量也要按小儿食欲的好坏、体重的增减以及粪便的性状而增减。

全脂奶粉是由鲜牛奶灭菌、浓缩、喷雾、干燥制成。按重量 1∶8（30g 奶粉加 240g 水），或按体积 1∶4（1 匙奶粉加 4 匙水）加开水调制成乳汁，其成分与鲜牛奶相似。

鲜羊奶成分近似于牛奶，使用方法可参照牛奶。

配方奶粉是目前常用的乳制品，以牛奶为基础改造制成。配方奶粉降低了酪蛋白、无机盐含量，添加了乳清蛋白、不饱和脂肪酸、乳糖，强化了微量营养素如核苷酸、维生素 A 和 D、β 胡萝卜素、微量元素铁和锌等。使用时应按年龄选用。调配时奶粉与水的重量比为 1∶7，即用盛 4.4g 奶粉的专用小勺取一勺奶粉加 30ml 温开水配成。婴儿配方奶粉用量为 20g/（kg·d）。

2. 代乳品 大豆类代乳品营养价值较谷类代乳品为好，制备时应补足所缺成分，可用作 3~4 个月以上婴儿的代乳品。3 个月以下婴儿因不易消化，最好不用豆类代乳品。

豆浆：用 500g 大豆制成豆浆约 3000ml。每 1000ml 豆浆加食盐 1g，乳酸钙 2g，淀粉 20g，蔗糖 60g，煮沸 20 分钟，待温喂用。开始喂哺时可加 1 倍水稀释，如无消化不良可逐渐减少水分。豆制代乳品如 5410 代乳粉等也适合婴儿使用。

米、面制品如乳儿糕、糕干粉等，大多含碳水化合物高，而蛋白质、脂肪过少，所含必需氨基酸也不完善，一般只宜作为辅助食品。使用时要加入一定量豆粉、蛋粉、鱼蛋白粉或奶粉及植物油，以增加其营养价值。

（四）添加辅食

无论母乳喂养、人工喂养或混合喂养的婴儿，都应按时于一定月龄添加辅助食品。添加辅助食品的原则：由少到多，由稀到稠，由细到粗，由一种到多种，在婴儿健康、消化功能正常时逐步添加。添加辅食的顺序可参照下表（表 2-1）。

表 2-1　　　　　　　　　　　　添加辅食顺序

月　龄	添加的辅食
1~3 个月	鲜果汁、青菜水、鱼肝油制剂
3⁺~6 个月	米糊、乳儿糕、烂粥；蛋黄、鱼泥、豆腐、动物血；菜泥、水果泥
6⁺~9 个月	烂面、烤馒头片、饼干；碎菜、鱼、蛋、肝泥、肉末
9⁺~12 个月	稠粥、软饭、挂面、馒头、面包；碎菜、碎肉、油、豆制品等

二、婴儿护养

《灵枢·逆顺肥瘦》说："婴儿者，其肉脆、血少、气弱。"婴儿期间脏腑气血未充，生长发育迅速，护养方面除了要合理喂养之外，必须根据这一时期儿童的生理特点安排起居作息。《备急千金要方·初生出腹论》说："宜时见风日，若都不见风，则令肌肤脆软。……凡天和暖无风之时，令母将儿于日中嬉戏，数见风日，则血凝气刚，肌肉牢密，堪耐风寒。"阳光及新鲜空气是婴儿成长不可缺少的，要经常带孩子到户外活动，才能增强小儿体质，增加对疾病的抵抗力。婴儿衣着不可过暖，《诸病源候论·养小儿候》说："小儿始生，肌肤未成，不可暖衣，暖衣则令筋骨缓弱。"衣着要宽松，不可紧束而妨碍气血流通，影响发育。婴儿要有足够的睡眠，同时要掌握婴儿睡眠时间逐渐缩短的生理特点，在哺乳、戏耍等的安排上，注意使之逐步形成夜间以睡眠为主、白天以活动为主的作息习惯。婴儿期是感知觉发育的重要时期，视觉、听觉及其分辨能力迅速提高，要结合生活的实践，教育、训练他们由近及远认识生活环境，促进感知觉发展，培养他们的观察力。婴儿也要注意精神调摄，《小儿病源方论·养子十法》说："勿令忽见非常之物。小儿忽见非常之物，或见未识之人，或鸡鸣犬吠，或见牛马等兽，或嬉戏惊触，或闻大声，因而作搐者，缘心气乘虚而精神中散故也。"

三、预防接种

婴儿时期脏腑娇嫩，卫外不固，易于发生脾胃疾病、肺系疾病和传染病。要定期进行体格检查，以便早期发现生长发育异常、营养性缺铁性贫血、维生素D缺乏性佝偻病等疾病。要调节乳食，使婴儿的脾胃功能逐步增强，注意饮食卫生，降低脾胃病的发病率。婴儿时期对各种传染病都有较高的易感性，必须切实按照我国卫生部制订的全国计划免疫工作条例规定的计划免疫程序，为1岁以内的婴儿完成预防接种的基础免疫。

第四节　幼儿期保健

进入幼儿期，小儿的活动能力增强，活动范围扩大，虽然是体格生长、智力发育，但仍易于发病，需要做好保健工作。

一、饮食调养

幼儿处于以乳食为主转变为以普通饮食为主的时期。此期乳牙逐渐出齐，但咀嚼功能仍差，脾胃功能仍较薄弱，食物宜细、软、烂、碎，《小儿病源方论·养子调摄》说："养子若要无病，在乎摄养调和。吃热、吃软、吃少，则不病；吃冷、吃硬、吃多，则生病。"食物品种要多样化，以谷类为主食，每日还可给予1～2杯牛奶或豆浆，同时进鱼、肉、蛋、豆制品、蔬菜、水果等多种食物，荤素菜搭配，如《素问·藏气法时论》说："五谷为养，五果为助，五畜为益，五菜为充，气味合而服之，以补精益气。"每日3次正餐，外加1～2次点心。要培养小儿形成良好的饮食习惯，进餐按时，相对定量，不多吃零食，不挑食，不偏食，《景岳全书·小儿则》说："小儿饮食有任意偏好者，无不致病。"训练幼儿正确使用餐具和独立进餐的技能。既要保证充足的营养供给，以满足这一时期生长发育较快的需要，同时又要防止食伤致病。幼儿的饮食调养仍需由家长掌握，《万氏家藏育婴秘诀·鞠养以慎其疾四》说："小儿无知，见物即爱，岂能节之？节之者，父母也。父母不知，纵其所欲，如甜腻粑饼、瓜果生冷之类，无不与之，任其无度，以致生疾。虽曰爱之，其实害之。"

二、起居活动

幼儿1～1.5岁学会走路，2岁以后能够并且喜欢跑、跳、爬高。与此同时，手的精细动作也发展起来，初步学会用玩具做游戏。幼儿学走路时要由成人牵着走，防止跌跤，同时也要为孩子保留一定的自主活动空间，引导孩子的动作发育。

结合幼儿的年龄特点，培养其养成良好的生活习惯。每天保证睡眠时间，从14小时渐减至12小时，夜间睡觉为主，日间午睡1.5～2.5小时。1岁让孩子坐盆排尿，1.5岁不兜尿布，夜间按时唤醒小儿坐盆小便，平时注意观察小儿要解大小便时的表情，使小儿早日能够自己控制排便。2岁开始培养其睡前及晨起漱口刷牙，逐渐教孩子学会自己洗手洗脚、穿脱衣服。重视与幼儿的语言交流，通过对话、讲故事、唱歌、游戏等，促进幼儿语言发育与大运动能力的发展。关于衣着保暖，《小儿病源论方·养子十法》提出了"一要背暖，……二要肚暖，……三要足暖，……四要头凉"的原则。《小儿卫生总微论方·慎护论》说："凡儿常令薄衣。……薄衣之法，当从秋习之；若至来春稍暖，须渐减其衣，不可便行卒减。"《活幼口议·小儿常安》说："四时欲得小儿安，常要一分饥与寒。"这些都是我国古代总结出的有效育儿经验。

三、疾病预防

幼儿生活范围扩大，患病机会增加。要训练其养成良好的卫生习惯。日常生活中家长要耐心教育，纠正其不良习惯，如吮手、脏手抓食品、坐在地上玩耍等，饭前便后要洗手，腐败污染的食品不能吃，衣被经常换洗。幼儿的肺系疾病、脾系疾病发病率高，要防外感、慎起居、调饮食、讲卫生，才能减少发病。还要继续按计划免疫程序做好预防接种，以预防传染病。幼儿好奇好动，但识别危险的能力差，应注意防止异物吸入、烫伤、触电、外伤、中毒等意外事故的发生，如《育婴家秘·鞠养以慎其疾四》所说："小儿玩弄嬉戏，……勿使之弄刀剑，含铜铁，近水火。"

第五节　学龄前期保健

学龄前期儿童活动能力较强，智识已开，求知欲旺盛。虽然随着体质增强发病率明显下降，但也要根据这一时期的特点，做好保健工作，保障儿童身心健康成长。

一、体格锻炼

学龄前期小儿一般进入了幼儿园，也可能散居。要加强体格锻炼，以增强小儿体质。要有室内外活动场所，幼儿园要添置活动设备，如摇船、摇马、滑梯、跷跷板、转椅，以及各种电子活动设备，做操用的地毯、垫子，有条件的还有戏水池、小型游泳池、运动场等。安排适合该年龄特点的锻炼项目，如跳绳、跳舞、踢毽子、保健操，以及小型竞赛项目。各种活动和锻炼方法轮换安排。要保证每天有一定时间的户外活动，接受日光照射，呼吸新鲜空气。

二、早期教育

孔子曾说过："少成若天性，习惯如自然。"《颜氏家训·慕贤》注重周围环境对于儿童的影响，指出这种"无言之教"能使小儿"潜移默化，自然似之。"学龄前期儿童好学好问，家长与保育人员应因势利导，耐心地回答孩子的提问，尽可能给予解答。要按照该年龄期儿童的智能发育特点，安排适合的教育方法与内容。培养其学习习惯、想象与思维能力，使之具有良好的心理素质。幼儿园有规范的学前教育，包括课堂教学和在游戏中学习；家庭中也可通过讲故事，看学前电视节目，接触周围的人和物，到植物园、动物园游览等多种多样的形式使孩子增长知识。明代医家万全曾提出了"遇物则教之"的学习方法，《育婴家秘·鞠养以慎其疾四》说："小儿能言，必教之以正言，如鄙俚之言勿语也；能食，则教以恭敬，如亵慢之习勿作也；……言语问答，教以诚实，勿使欺妄也；宾客，教以拜揖迎送，勿使退避也；衣服、器用、五谷、六畜之类，遇物则教之，使其知之也；或教以方隅，或教以岁月时日之类。如此，则不但无疾，而知识亦早也。"值得注意的是，不能强迫孩子过早地接受正规的文化学习，违背早期教育的规律，犯拔苗助长的错误。

三、疾病预防

这一时期的儿童发病率下降，要利用孩子体质增强的时机，尽可能根治某些疾病。防病的根本措施在于加强锻炼，增强体质。同时也要调摄寒温，《格致余论·慈幼论》说："童子不衣裘帛，前哲格言俱在人耳。"就是强调不要给孩子衣着过暖，否则会降低小儿对气候变化的适应能力。这一时期仍然要调节饮食、避免意外、讲究卫生。对幼儿期患病未愈的孩子要抓紧调治，如对反复呼吸道感染儿童辨证调补，改善体质，减少发病；哮喘缓解期扶正培本，控制发作；厌食患儿调节饮食，调脾助运，增进食欲；疳证患儿食治、药治兼施，健脾开胃，促进生长发育等。

第六节　学龄期保健

进入学龄期，儿童已经入学读书，生活节律和要求都发生了较大的变化。学龄期保健的主要任务是：保障身心健康，促进儿童的全面发展。

一、全面发展

学龄期儿童处于发育成长的重要阶段，学校和家庭的共同教育是使孩子健康成长的必要条件。家长和教师要言教身教，通过自己的言行举止引导孩子，实施正确的教育方法培养孩子，既不能娇生惯养、姑息放纵，也不能操之过急、打骂逼迫，要努力让孩子沿着正确的培养目标发展，使之造就目标远大、道德高尚、有责任感、遵守纪律、团结友爱、自强自重的优良品质。

要让孩子生动、活泼并主动地学习，促进其创造性思维的发展。要减轻过重的学习负担，给孩子留下自主学习的空间和必要的活动时间。加强素质教育，培养儿童成为德、智、体、美、劳全面发展的有用人才。

二、疾病预防

学龄期儿童的发病率有所降低，但也有这一时期的好发疾病，须注意防治。近年来，小学生中屈光不正、龋齿发病增多，有必要加强眼睛、口腔保健教育，根治慢性病灶，端正坐、立、行姿势，养成餐后漱口、早晚刷牙、睡前不进食的习惯，配合眼保健操等锻炼方法，加以防治。一些免疫性疾病如哮喘、风湿热、过敏性紫癜、肾病综合征等在这一时期发病率高，要预防和及时治疗各种感染、避开污染环境、避免过敏原，减少发病。还要保证孩子有充足的营养和休息，注意情绪和行为的变化，避免思想过度紧张，减少精神行为障碍的发生。进行法制教育，学习交通规则，防范意外事故。

第七节　青春期保健

青春期是一个特殊时期。青春期肾气充盛，进入第二次生长发育高峰，生理、心理变化大，保健工作也有了专门的要求。做好青春期保健，对于顺利完成从儿童向成人过渡，并能身心健康地走向社会，有着重要的意义。

一、生理保健

青春期女孩月经来潮、男孩发生遗精，家长要教孩子学会正确处理。生长发育出现第二次高峰，要保证充足的营养、足够的休息和必要的锻炼。既要学好知识，也要提高动手能力，手脑并用，劳逸结合，全面发展。对于这一时期的好发疾病，如甲状腺肿、痛经、月经不调等，要及时检查和治疗。

二、心理保健

青春期神经内分泌调节不够稳定，常引起心理、行为、精神等方面的不稳定。同时，生理方面的不断变化可能造成不安或易于冲动，环境改变、与人接触增多也会带来适应社会的心理问题。要根据其生理、心理、精神等方面的特点，加强教育与引导。向他们普及青春期保健知识，包括性生理知识，使之认识自我，正确对待和处理青春期的生理变化；认识社会，适应社会，正确处理好人际关系，增强识别能力，抵御社会不良风气的侵害；培养良好的思想素质，学好文化知识，使自己能够顺利地融入社会，成为对国家有用的人才。

各 论

第三章 新生儿疾病

第一节 胎 怯

　　胎怯，是指新生儿体重低下，身材矮小，脏腑形气均未充实的一种病症，又称"胎弱"。临床按胎龄长短，分为早产儿和小儿胎龄儿，以低出生体重儿多见。胎怯多因先天不足，肾脾两虚而致。新生儿一时难以适应出生后的变化，并发新生儿窒息、黄疸、硬肿症、败血症等疾病的比例高，死亡率也较高，成为目前围产期死亡的主要原因之一。有关研究表明：出生时体重低于2500g的新生儿，死亡率随着出生体重的减少而急剧上升。此外，出生时的低体重不仅对体格发育有很大影响，还将影响小儿的智能发育。

【病因病机】

　　胎怯的病因与胎儿在胞宫内所受气血供养形成的生长发育情况密切相关，病变脏腑主要在肾与脾，发病机理为化源未充，濡养不足，肾脾两虚。因肾藏精，为生长发育之本，而先天之精又赖后天之精不断滋养才能得以充实，正如《胎产心法·胎不长养过期不产并枯胎论》所言："胎之能长而旺者，全赖母之脾土输气于子。凡长养万物莫不由土，故胎之生发虽主乎肾肝，而长养实关乎脾土。"故而，若胎儿禀受于其母之气血充养不足，则胎萎不长，形成先天肾脾两虚，导致胎怯的发生。

　　1. 肾精薄弱　生命的原始物质是精，胎儿先天禀受于父母之精而成肾精。父母身体强壮，肾精充足，精神愉悦，精力充沛，才能具有生育能力，形成正常胚胎。凡是影响父母健康的因素，都可以影响胚胎的形成与成长，而产生胎怯。此即《幼科发挥·胎疾》所说："夫男女之生，受气于父，成形于母。故父母强者，生子亦强；父母弱者，生子亦弱。"胎儿在母体内的生长发育，除以肾精为物质基础外，还需不断摄取来自母体的营养，若其母孕期脾胃失调，不能充分吸收水谷精微化生气血以充养胎儿先天肾精，或胎盘功能不全使胎儿禀受怯弱，均可致胎萎不长形成胎怯。

　　2. 脾肾两虚　肾藏精，是人体生命活动的物质基础，其中先天之精受之于父母，既是生命之源，又是生长发育之本。先天之精需赖后天之精不断滋养得以充实，后天之精须先天之精蒸化而吸收和转输。胎怯儿成胎之际肾精不充，胎中脾胃未能充盛而形小气弱。出生之后，肾精薄无以助脾胃之生化，脾气虚无以运乳食之精微。先后天脾肾两虚，则各脏腑无以滋生化育，其形态、功能均不成熟，五脏禀气未充，全身失于濡养。如肺气不足，则皮薄怯寒，毛发不生；心气不足，则血不华色，面无光彩；肝气不足，则筋不束骨，关节不利；脾气不足，则肌肉不生，手足如削；肾气不足，则骨节软弱，身形矮小。

总之，胎怯是多种原因所致的先天禀赋不足，小儿五脏皆虚，而病变的关键则在肾脾两脏。

【临床诊断】

1. 诊断要点

（1）有早产、多胎，孕妇体弱、疾病、胎养不周等造成先天不足的各种病因，及胎盘、脐带异常等。

（2）新生儿出生时形体瘦小，肌肉瘠薄，面色无华，精神萎软，气弱声低，吮乳无力，筋弛肢软。一般体重低于 2500g，身长少于 46cm。

2. 鉴别诊断　胎怯多数为低出生体重儿，常见于早产儿和小于胎龄儿。早产儿胎龄未满 37 周，大多数体重＜2500g，身长不足 46cm。小于胎龄儿又称足月小样儿，胎龄满 37～42 周，体重低于 2500g，身长、头围大多在正常范围内。两者主要区别在于胎龄，还可以从皮肤、头发、耳壳等外型去区别。一般早产儿皮肤薄，甚至水肿，皮肤发亮，有毳毛，胎脂多，头发乱如绒线头，耳壳软、缺乏软骨，耳舟不清，指（趾）甲软，多未达到指（趾）端；小于胎龄儿皮肤极薄、干燥、脱皮、无毳毛，胎脂少，头发细丝状清晰可数。耳软骨已发育，耳舟已形成，指（趾）甲稍软，已达到指（趾）端。

【辨证论治】

1. 辨证要点　胎怯以脏腑辨证为纲，有五脏禀受不足之别及轻重之分。其肺虚者气弱声低，皮肤薄嫩，胎毛细软；心虚者神萎面黄，唇爪淡白，虚里动疾；肝虚者筋弛肢软，目无光彩，易作瘛疭；脾虚者肌肉瘠薄，萎软无力，吮乳量少，呛乳溢乳，便下稀薄，目肤黄疸；肾虚者形体矮小，肌肤不温，耳郭软，指甲软短，骨弱肢柔，睾丸不降。

2. 治疗原则　胎怯一般按脏腑辨证分别论治，因肾脾两虚是其病机关键，所以，治疗以补肾培元为基本法则。正如《景岳全书·小儿则》所提出的：治疗本病"宜专培脾肾为主"。临证还应根据其不同证型，分别采取益肾充髓、补肾温阳、补气养血、温运脾阳等治则。亦可根据证情需要，给予肾脾并补。初生小儿脾肾薄弱，补益时当佐以助运，以防呆滞。在药物治疗的同时应加强护理，以提高疗效。胎怯患儿有合并症者，应遵从急则治其标、缓则治其本的原则。合并症较重时，先治合并症，同时要顾及小儿体质薄弱、正气亏虚的特点；合并症好转后，及时转以培元治本为主。

3. 证治分类

（1）肾精薄弱

证候　体短形瘦，头大囟张，头发稀黄，耳壳软，哭声低微，肌肤不温，指甲软短，骨弱肢柔，或有先天性缺损畸形，指纹淡。

辨证　本证为胎怯最常见的证型，多见于早产儿，以肾精薄弱，元阳未充为特征。肾主生长，主骨，开窍于耳，其华在发，故本证在形体、肢体、骨骼、耳郭等方面不足之象明显。

治法 益精充髓，补肾温阳。

方药 补肾地黄丸加减。常用紫河车、熟地黄、枸杞子、杜仲益肾充髓；鹿角胶、肉苁蓉补肾温阳；茯苓、山药健脾。

不思乳食加麦芽、谷芽、砂仁醒脾助运；兼见气虚加黄芪、党参健脾益气；肢体不温加附子、鹿茸温阳；唇甲青紫加红花、桂枝温经通络。

（2）脾肾两虚

证候 啼哭无力，多卧少动，皮肤干皱，肌肉瘠薄，四肢欠温，吮乳乏力，呛乳溢乳，哕气多哕，腹胀泄泻，甚则水肿，指纹淡。

辨证 本证多见于小于胎龄儿、双胎儿或高龄产妇所育胎儿，以脾肾两虚而脾胃虚弱证候显著为特征。脾主肌肉四肢，开窍于口，故本证的肌肉瘠薄、脾胃运化升降功能失调之象明显。

治法 健脾益肾，温运脾阳。

方药 保元汤加减。常用黄芪、人参、白术、茯苓补益脾胃；陈皮、甘草理气和中；肉桂、干姜温阳助运。

呕吐加半夏，干姜易生姜和胃降逆；泄泻加苍术、山药运脾燥湿；腹胀加木香、枳壳理气助运；喉中痰多加半夏、川贝母化痰；气息微弱加脐带、蛤蚧补肾纳气。

兼肺虚气弱声低，皮肤薄嫩，重用黄芪、白术，加黄精，少佐防风补肺固表；兼心虚神萎唇淡，虚里动疾，加当归、麦门冬、龙骨养心安神；兼肝虚筋弛肢软，易作瘛疭，加熟地黄、枸杞子、牡蛎滋肝息风。

【其他治疗】

1. 中药成药 生脉注射液，每次 5ml，加入 10% 葡萄糖注射液 50ml 中静脉滴注，1 日 1 次。用于气弱欲绝者。

2. 西医治疗

（1）常规治疗 ①保暖：采取各种方式，保证婴儿体温稳定在 36.5℃～37.5℃（肛温）。②喂养：尽量用母乳喂养，无母乳或奶量不足者，可加用牛乳或配方奶粉。③给氧：对有呼吸暂停及口唇紫绀的患儿应给予氧气吸入。④补充营养素：出生后 3 天以内肌注维生素 K_1，出生后第 3 天可给予复合维生素 B 半片和维生素 C 50mg，1 日 2 次。出生后第 10 天可给予浓鱼肝油滴剂，由每日 1 滴逐渐增加到每日 3～4 滴，或维生素 D_3 15 万～30 万 IU，肌内注射 1 次。出生后 1 个月可给予铁剂，10% 枸橼酸铁胺每日 2ml/kg。体重小于 1500g 的早产儿需补充维生素 E 2 个月，每日 30mg。不能进食的极低体重儿应经静脉输入部分或全部营养素，并注意补充足够的蛋白质、维生素及电解质。

（2）并发症治疗 ①低血糖：如血糖<1.12mmol/L（20mg/dl）或出现低血糖症状时，应立即静注 50% 葡萄糖注射液 2ml/kg，然后以每分钟 10mg（10% 葡萄糖注射液 0.1ml/kg）的速度持续点滴，使血糖稳定在 2.24mmol/L（40mg/dl）以上，维持 48 小时，以后减低浓度。大多数小儿于 2～3 天后随着奶量的增加可停输葡萄糖。②低血钙惊厥：立即静脉滴注 10% 葡萄糖酸钙 2ml/kg，用等量葡萄糖液稀释，以每分钟 1ml 的速度缓慢输入。待症状控制后，改为口服 10% 氯化钙每日 10ml，连服 1 周。③红细胞增多症：可做部分交换输血治

疗。用成人血浆或白蛋白替换患儿部分全血，以降低红细胞压积，换血量为 10～20ml/kg。④继发感染：合并吸入性肺炎或其他感染时，应用抗生素控制感染。

【预防与调护】

1. 预防

（1）孕妇年龄不宜过大或过小。有慢性心、肝、肾等疾病的妇女不可妊娠。

（2）孕妇必须注意营养，不可吸烟及饮酒。若有严重的妊娠呕吐症，应服用中药调理。

（3）孕期要保持心情愉悦，注意休息，妊娠后期不宜作重体力劳动。

（4）孕期应注意预防及积极治疗各种急性传染病和妊娠高血压综合征等。

（5）胎儿期发现胎萎不长者，可由孕母服用中药补肾培元，促进胎儿宫内发育。

2. 调护

（1）胎怯儿阳气不足，应注意保暖，根据不同情况及条件采用各种保温措施。

（2）按体重、日龄计算热量，尽量母乳喂养，喂足奶量。吞咽功能差者需静脉补充营养液，也可采用胃管喂养。

（3）保持居室空气新鲜，一切用品均应消毒后使用，接触患儿者应戴口罩、帽子，防止患儿继发感染。

（4）密切观察患儿临床表现，及时发现合并症并加以处理。

【医案选读】

陈某，男，1992 年 10 月 21 日初生。

其母妊娠 38 周生下该儿。出生时形体瘦弱，多寐少动，啼哭无力，吮乳力弱量少，时吐乳液，目珠迟滞，发细黄，毳毛多，耳郭软，甲软短，四肢欠温，舌苔薄。体重 2.45kg，身长 49cm。证属禀赋未充，脾肾两亏，从健脾补肾治之。处方：鹿角片 20g，肉苁蓉 20g，紫河车 30g，人参 5g，麦芽 30g，砂仁 5g。上药浓煎为 45ml，冷藏。每服 1.5ml，1 日 3 次，温服。

上药连服 1 月，服药期间患儿未见合并症，精神、活动渐转佳，食欲增进，形体渐丰。12 月 1 日测体重 3.8kg，身长 50cm。此后停药观察，患儿精神佳，食欲好，二便调。至 1993 年 2 月 4 日，体重 7.5kg，已达正常同龄儿童中上水平，诸症消失，一切如常。〔汪受传，等．胎怯辨证论治探析．南京中医学院学报．1994；（4）：5〕

第二节　硬　肿　症

硬肿症是新生儿时期特有的一种严重疾病，是由多种原因引起的局部甚至全身皮肤和皮下脂肪硬化及水肿，常伴有低体温及多器官功能低下的综合征。其中只硬不肿者称新生儿皮脂硬化症；由于受寒所致者亦称新生儿寒冷损伤综合征。本病与古代医籍中的"胎寒"、"五硬"相似，西医学称为新生儿硬肿症。硬肿症在寒冷的冬春季节多见，若由于早产或感染所引起，夏季亦可发病，不同季节发生的硬肿症，临床证候有所不同。硬肿症多发生在出生后 7～10 天的新生儿，以胎怯儿多见。新生儿由于受寒、早产、感染、窒息等原因都可引起发病。本病重症预后较差，病变过程中可并发肺炎和败血症，严重者常合并肺出血等而引起死亡。

【病因病机】

初生小儿本为稚阴稚阳之体，尤其是胎怯儿属先天禀赋不足，阳气虚弱者，此为本病发病的内因。初生小儿若护养保暖不当，复感寒邪，或感受他病，气血运行失常，为发病之外因。亦有部分患儿由于感受温热之邪而发病。本病的病变脏腑在脾肾，阳气虚衰、寒凝血涩是本病的主要病机。

1. 寒凝血涩　《诸病源候论·胎寒候》指出："小儿在胎时，其母将养取冷过度，冷气入胞，伤儿肠胃。"寒为阴邪，最易伤人阳气。先天禀赋不足之小儿，或先天中寒，或后天感寒，寒邪直中脏腑，伤脾肾之阳；或者生后感受他病，阳气受损，致寒邪凝滞。寒凝则气滞，气滞则血凝血瘀，产生肌肤硬肿。寒侵腠理，肺气失宣，肌肤失调，皮肤硬肿加重。

2. 阳气虚衰　由于先天禀赋不足，阳气虚弱；或寒邪直中脏腑，脾肾阳气损伤。阳气虚衰，不能温煦肌肤，营于四末，故身冷肢厥。阳虚则内寒，寒凝则气滞血瘀，致肌肤僵硬，肤色紫暗。严重者血络瘀滞血不循经而外溢。脾阳不振，水湿不化，则见水肿；阳气虚极，正气不支，直至阳气衰亡，可见气息微弱、全身冰冷、脉微欲绝之危症。

另有少数患儿因感受温热之邪，毒热蕴结，耗气伤津，阴液不足，血脉不充，血受煎熬，运行涩滞，气血流行不畅，亦可致肌肤硬肿。此即如《医林改错·膈下逐瘀汤所治之症目》所云："血受寒则凝结成块，血受热则煎熬成块。"

【临床诊断】

1. 诊断要点

（1）**病史**　时处寒冷季节，环境温度过低或有保暖不当史；严重感染史；早产儿或足月小样儿；窒息、产伤等所致的摄入不足或能量供给低下。

（2）**临床表现**　早期哺乳差，哭声低，反应低下，病情加重后体温<35℃，严重者<30℃，腋温-肛温差由正值变为负值。感染或夏季发病者不出现低体温。硬肿为对称性，依次为双下肢、臀、面颊、两上肢、背、腹、胸部等，严重时肢体僵硬，不能活动，多脏器功能损害。

（3）**实验室检查**　血白细胞总数升高或减少，中性粒细胞增高，血小板减少。由于缺氧与酸中毒，血气分析可有血 pH 降低、PaO_2 降低、$PaCO_2$ 增高。由于心肌损害，心电图可表现为 Q-T 延长、低电压、T 波低平或 S-T 段下移。有 DIC 表现者，血 DIC 指标阳性。

（4）**病情分度**　见表 3-1。

2. 鉴别诊断

（1）**新生儿水肿**　全身或局部水肿，但不硬，皮肤不红，无体温下降。全身水肿原因可有先天性心脏病、心功能不全、新生儿溶血症、低蛋白血症、肾功能障碍、维生素 B_1 或维生素 E 缺乏等。局部水肿有时因产道挤压所致。

（2）**新生儿皮下坏疽**　常有难产或产钳助产史。多发生于身体受压部位（枕、背、臀）以及受损部位。病变局部皮肤发硬，略红肿，迅速蔓延。病变中央转为软化，呈暗红色，逐渐坏死，形成溃疡，可融合成大片坏疽。

表 3-1   新生儿硬肿症诊断分度评分标准

分　度	体　温		硬肿范围	器官功能改变
	肛温（℃）	腋-肛温差		
轻　度	≥35	正值	<20%	无或轻度功能低下
中　度	<35	0 或正值	20%～50%	功能损害明显
重　度	<30	负值	>50%	功能衰竭，DIC，肺出血

注：硬肿范围估算：头颈部 20%，双上肢 18%，前胸及腹部 14%，背部及腰骶部 14%，臀部 8%，双下肢 26%。

【辨证论治】

1. 辨证要点　本病临床主要从虚、实、寒、瘀辨证。寒证全身欠温，僵卧少动，肌肤硬肿，是多数患儿共同的临床表现。其实证以外感寒邪为主，有保温不当病史，体温下降较少，硬肿范围较小；虚证以阳气虚衰为主，常见于胎怯，体温常低下，硬肿范围大。血瘀证在本病普遍存在，辨证要点为肌肤质硬色紫暗。本病轻症多属寒凝血瘀证，重症多属阳气虚衰证。

2. 治疗原则　本病治疗大法是温阳散寒，活血化瘀。根据临床证候不同，阳虚者应温补脾肾，脾肾阳气恢复则寒邪不易入侵；寒甚者宜散寒通阳，寒邪驱散则阳气通达；血瘀者宜行气活血，气行血行则瘀滞可散。治疗中可采取多种途径给药，内服、外敷兼施，同时配合使用复温疗法。

3. 证治分类

（1）寒凝血涩

证候　全身欠温，四肢发凉，反应尚可，哭声较低，肌肤硬肿，难以捏起，硬肿多局限于臀、小腿、臂、面颊等部位，色暗红，青紫，或红肿如冻伤，指纹红滞。

辨证　本证为轻症，多系体弱小儿中寒而致，先天不足，阳气薄弱，复感外寒。临床表现以全身寒冷、气滞血瘀为主，硬肿部位比较局限。

治法　温经散寒，活血通络。

方药　当归四逆汤加减。常用当归、红花、川芎、桃仁、丹参活血化瘀；白芍和血；桂枝、细辛温经散寒。

硬肿甚加郁金、鸡血藤活血行瘀；虚甚加人参、黄芪补气；寒甚加制附子、干姜温阳散寒。

（2）阳气虚衰

证候　全身冰冷，僵卧少动，反应极差，气息微弱，哭声低怯，吸吮困难，面色苍白，肌肤板硬而肿，范围波及全身，皮肤暗红，尿少或无，唇舌色淡，指纹淡红不显。

辨证　本证病情危重，多发生在早产儿、低出生体重儿。阳气虚衰，血脉瘀滞，硬肿范围大，全身症状重。可因阳气无力御邪而致发生肺炎，或因虚寒而血脉失于统摄导致肺出血。

治法　益气温阳，通经活血。

方药　参附汤加味。常用人参、黄芪补气；制附子、巴戟天温肾阳；桂枝、丹参、当归温经活血。

肾阳衰加鹿茸（0.3g，另吞服）补肾壮阳；口吐白沫，呼吸不匀加僵蚕、石菖蒲、胆南星化痰开窍；血瘀明显者加桃仁、红花、赤芍活血化瘀；小便不利加茯苓、猪苓、生姜皮利水消肿。

【其他治疗】

1. 中药成药

（1）复方丹参注射液 每次 2ml，加入 10％葡萄糖注射液 20ml 中静脉滴注。1 日 1 次，7～15 日为 1 个疗程。用于各种证型。

（2）盐酸川芎嗪注射液 每次 2～4mg/kg，加入 10％葡萄糖注射液 50ml 中，静脉滴注。1 日 1～2 次，10 日为 1 个疗程。用于各种证型。

（3）生脉注射液 每次 5ml，加入 10％葡萄糖注射液 50ml 中，静脉滴注，1 日 1 次。用于气阴亏虚证。

2. 外治疗法

（1）生葱 30g，生姜 30g，淡豆豉 30g。捣碎混匀，酒炒，热敷于局部。用于寒凝血涩证。

（2）当归 15g，红花 15g，川芎 15g，赤芍 15g，透骨草 15g，丁香 9g，川乌 7.5g，草乌 7.5g，乳香 7.5g，没药 7.5g，肉桂 6g。研末，加羊毛脂 100g，凡士林 900g，拌匀成膏。油膏均匀涂于纱布上，加温后，敷于患处，1 日 1 次。用于阳气虚衰证。

3. 针灸疗法 局部用艾条温灸。

4. 推拿疗法 万花油推拿法：万花油含红花、独活、三棱等 20 味药，功效为消肿散瘀，舒筋活络。抚法、摩法、搓法可理气和中，舒筋活血，散寒化瘀，兴奋皮肤末梢神经，扩张毛细血管，使血液向周身回流，改善皮肤温度。其中，双下肢硬肿明显用抚、摩法；整个双下肢似硬橡皮状伴有水肿用抚、搓两法。

5. 西医治疗

（1）常规治疗 ①复温：是治疗本症的重要措施之一，方法多种。轻者可放在 26℃～28℃室温中，置热水袋，使其逐渐复温。重者先置 26℃～28℃室温中，1 小时后置于 28℃暖箱中，每小时提高箱温 1℃，直至体温达 36.5℃，继续保持箱温。轻、中度患儿于 6～12 小时内、重度患儿于 12～24 小时内恢复正常体温。如入院前低体温已久，复温不宜过快。②供给足够能量和液体：在体温恢复过程中逐渐供给，吸吮困难者，鼻饲或静脉滴注葡萄糖、血浆、复方氨基酸及脂肪乳剂等。热量开始按每天 209 kJ（50 kcal）/kg，并迅速增至每天 418～502 kJ（100～120 kcal）/kg。早产儿或伴产热衰竭患儿适当增加热量。③本病常伴感染，应选择有效抗生素静脉滴入。慎用对肾脏有毒副作用的药物。

（2）对症治疗 ①循环障碍：扩容，先用 2：1 液，继用 1/3 张或 1/4 张液体。纠酸，用 5％碳酸氢钠稀释成等渗液静脉滴入。血管活性药：多巴胺、酚妥拉明或 654-2。②DIC：经实验室检查确定为 DIC 及高凝状态时，立即用肝素。并给予新鲜全血或血浆。③急性肾功能衰竭：严格控制输液量。给予速尿，无效时加用氨茶碱或多巴胺。④肺出血：一经确定，即给予气管内插管，进行正压呼吸治疗（CPAP 或 IPPV），同时积极治疗病因。⑤缺氧：及早给氧，并给予维生素 E 口服。

【预防与调护】

1. 预防

（1）做好孕妇保健，尽量避免早产，减少低出生体重儿的产生，同时防止产伤、窒息、感受寒冷。

（2）严冬季节出生的新生儿要做好保暖，调节产房内温度为20℃左右，尤其注意早产儿及小于胎龄儿的保暖工作。

（3）出生后1周内的新生儿，应经常检查皮肤及皮下脂肪的软硬情况。加强消毒隔离，防止或减少新生儿感染的发生。

2. 调护

（1）注意消毒隔离，防止交叉感染。

（2）患儿衣被、尿布应清洁柔软干燥，睡卧姿势须勤更换，严防发生并发症。

（3）应给予足够热量，促进疾病恢复，对吸吮能力差的新生儿，可用滴管喂奶，必要时鼻饲，或静脉点滴葡萄糖注射液、血浆等。

【医案选读】

案一　某男。生后2天洗澡着凉，出现下肢肌肉板硬，稍肿，手足微冷，吐乳，哭声不扬，舌苔白腻。治以祛风散寒，养血通阳。方用加减小续命汤：麻黄0.6g，防风1g，升麻1g，白芷1g，川芎2.5g，白芍3g，茯苓6g，橘皮1g，甘草1g。1日1剂，水煎服。

服药2剂，治愈。〔陈宜根. 新生儿硬肿症. 福建医药杂志.1979；（5）：56〕

案二　某男，13天。生后第6天发现两下肢发硬，用针刺及中药外洗治疗数日，症状加重。体温35℃，面颊、四肢及臂部皮肤发硬，下肢皮色青紫、不温，按之没指，哭声低微，呼吸浅弱，舌质淡白，指纹色青。证属肾阳虚衰，寒凝血滞。治宜温阳补肾，活血化瘀。处方：熟附子6g，黄芪6g，当归3g，桂枝3g，丹参3g，熟地5g，巴戟天5g，鹿茸（研末调服）0.3g，川芎1.5g。水煎服。

同时采取复温措施。服药9剂，治愈。〔郑启仲. 新生儿硬肿症治例. 浙江中医杂志.1980；15（10）：465〕

第三节　胎　黄

胎黄以婴儿出生后皮肤面目出现黄疸为特征，因与胎禀因素有关，故称"胎黄"或"胎疸"。西医学称胎黄为新生儿黄疸，包括了新生儿生理性黄疸和血清胆红素增高的一系列疾病，如溶血性黄疸、胆道畸形、胆汁淤阻、肝细胞性黄疸等。

新生儿黄疸分为生理性与病理性两大类。生理性黄疸大多在出生后2～3天出现，4～6天达高峰，10～14天消退，早产儿持续时间较长，除有轻微食欲不振外，一般无其他临床症状。若出生后24小时内即出现黄疸，3周后仍不消退，甚或持续加深，或消退后复现，均为病理性黄疸。足月儿血清总胆红素超过221μmol/L（12.9mg/dl），早产儿超过256.5μmol/L（15mg/dl）称为高胆红素血症，为病理性黄疸。足月儿间接胆红素超过307.8μmol/L（18mg/dl）可引起胆红素脑病（核黄疸），损害中枢神经系统，遗留后遗症。

【病因病机】

形成新生儿病理性黄疸的原因很多，主要为胎禀湿蕴，如湿热郁蒸、寒湿阻滞，久则气滞血瘀。胎黄的病变脏腑在肝胆、脾胃。其发病机理主要为脾胃湿热或寒湿内蕴，肝失疏泄，胆汁外溢而致发黄，日久则气滞血瘀。

1. 湿热郁蒸 由于孕母素体湿盛或内蕴湿热之毒，遗于胎儿，此即《诸病源候论·胎疸候》所言："小儿在胎，其母脏气有热，熏蒸于胎，致生下小儿体皆黄。"或因胎产之时、出生之后，婴儿感受湿热邪毒所致。热为阳邪，故黄色鲜明如橘色。热毒炽盛，黄疸可迅速加深。若湿热化火，邪陷厥阴，则会出现神昏、抽搐之险象。若正气不支，气阳虚衰，可成虚脱危证。

2. 寒湿阻滞 小儿先天禀赋不足，脾阳虚弱，湿浊内生；或出生后为湿邪所侵，湿从寒化，可致寒湿阻滞。正如《临证指南医案·疸》所言"阴黄之作，湿从寒水，脾阳不能化热，胆液为湿所阻，渍于脾，浸淫肌肉，溢于皮肤，色如熏黄。"寒为阴邪，故黄色晦暗。

3. 气滞血瘀 部分小儿禀赋不足，脉络阻滞，或湿热蕴结肝经日久，气血郁阻，可致气滞血瘀而发黄。如《张氏医通·黄疸》说："诸黄虽多湿热，然经脉久病，不无瘀血阻滞也。"此因气机不畅，肝胆失常，络脉瘀积而致，故黄色晦暗，伴肚腹胀满，右胁下结成痞块。

此外，尚有因先天缺陷，胆道不通，胆液不能疏泄，横溢肌肤而发黄者。

【临床诊断】

1. 诊断要点

（1）黄疸出现早（出生24小时内），发展快，黄色明显，也可消退后再次出现，或黄疸出现迟，持续不退，日渐加重。肝脾可见肿大，精神倦怠，不欲吮乳，大便或呈灰白色。

（2）血清胆红素显著增高。

（3）尿胆红素阳性，尿胆原试验阳性或阴性。

（4）母子血型测定，可检测因ABO或Rh血型不合引起的溶血性黄疸。

（5）肝功能可正常。

（6）肝炎综合征应做肝炎相关抗原抗体检查。

2. 鉴别诊断 胎黄要区别属于生理性黄疸还是病理性黄疸。

（1）生理性黄疸 大部分新生儿在出生后第2~3天出现黄疸，于4~6天最重。足月儿在出生后10~14天消退，早产儿可延迟至第3周才消退。在此期间，小儿一般情况良好，不伴有其他临床症状。血清总胆红素低于$221\mu mol/L$（12.9mg/dl）。

（2）病理性黄疸 黄疸出现早（出生后24小时以内）、发展快（血清总胆红素每天增加超过$85.5\mu mol/L$）、程度重（总胆红素超过$221.2\mu mol/L$）、消退迟（超过2~3周）或黄疸退而复现。黄疸伴贫血，网织红细胞增高，为溶血性黄疸。黄疸伴有中毒症状，如神萎、不哭、体温不升或有波动，多为败血症。黄疸伴有消化道症状，血清胆红素有波动，多考虑新生儿肝炎。黄疸伴肝脏进行性肿大，大便灰白，黄疸逐渐加深，多为先天性胆道闭锁。

【辨证论治】

1. 辨证要点 对于胎黄，临床上首先要辨别是生理性的、还是病理性的。然后再对病理性胎黄辨其阴阳。若病程短，肤黄色泽鲜明，舌苔黄腻者，为阳黄。若黄疸日久不退，色泽晦暗，便溏色白，舌淡苔腻者，为阴黄。若肝脾明显肿大，腹壁青筋显露，为瘀积发黄，也属阴黄一类。

若黄疸急剧加深，四肢厥冷，脉微欲绝，为胎黄虚脱证。若黄疸显著，伴有尖叫抽搐，角弓反张，为胎黄动风证。此皆属胎黄变证。

2. 治疗原则　生理性黄疸能自行消退，不需治疗。病理性黄疸的治疗，以利湿退黄为基本法则。根据阳黄与阴黄的不同，分别治以清热利湿退黄和温中化湿退黄，气滞血瘀证以化瘀消积为主。由于初生儿脾胃薄弱，故治疗过程中尚须顾护后天脾胃之气，不可过用苦寒之剂，以防苦寒败胃，克伐正气。

3. 证治分类

（1）常证

①湿热郁蒸

证候　面目皮肤发黄，色泽鲜明如橘，哭声响亮，不欲吮乳，口渴唇干，或有发热，大便秘结，小便深黄，舌质红，苔黄腻。

辨证　此为阳黄证，因湿热蕴阻脾胃，肝胆疏泄失常而为病。起病急，全身症状及舌象均表现为湿热壅盛之象是其特征。新生儿溶血性黄疸、肝细胞性黄疸多表现为此证型。本证重症易发生黄疸动风证和黄疸虚脱证之变证。

治法　清热利湿。

方药　茵陈蒿汤加味。常用茵陈蒿、栀子、大黄清热利湿退黄；佐以泽泻、车前子利水化湿；黄芩、金钱草清热解毒。

热重加虎杖、龙胆草清热泻火；湿重加猪苓、茯苓、滑石渗湿利水；呕吐加半夏、竹茹和中止呕；腹胀加厚朴、枳实行气消痞。

②寒湿阻滞

证候　面目皮肤发黄，色泽晦暗，持久不退，精神萎靡，四肢欠温，纳呆，大便溏薄色灰白，小便短少，舌质淡，苔白腻。

辨证　本证多由孕母体弱多病，气血素亏，胎儿禀赋不足而致；或因湿热熏蒸日久不愈转化而成。往往起病缓，病程长，预后较差。临床表现为阴黄，虚寒之象明显。与湿热郁蒸证的鉴别可以从黄疸的色泽及全身寒热征象来区分。

治法　温中化湿。

方药　茵陈理中汤加减。常用茵陈蒿利湿退黄；干姜、白术、甘草温中燥湿；党参益气健脾；薏苡仁、茯苓健脾渗湿。

寒盛加附片温阳；肝脾肿大，络脉瘀阻加川芎、赤芍、莪术活血化瘀；食少纳呆加神曲、砂仁行气醒脾。

③气滞血瘀

证候　面目皮肤发黄，颜色逐渐加深，晦暗无华，右胁下痞块质硬，肚腹膨胀，青筋显露，或见瘀斑、衄血，唇色暗红，舌见瘀点，苔黄。

辨证　此证病程较长，逐渐加重，属于阴黄证。除皮肤黄疸色泽晦暗无华外，还具有有形瘀积的重要病理变化和临床表现。

治法　化瘀消积。

方药　血府逐瘀汤加减。常用柴胡、郁金、枳壳疏肝理气；桃仁、当归、赤芍、丹参行气活血化瘀。

大便干结加大黄通腑；皮肤瘀斑、便血加牡丹皮、仙鹤草活血止血；腹胀加木香、香橼皮理气；胁下痞块质硬加穿山甲、水蛭活血化瘀。

（2）变证

①胎黄动风

证候　黄疸迅速加重，嗜睡，神昏，抽搐，舌质红，苔黄腻。

辨证　此证往往在阳黄基础上发生。病情危重，来势急骤，极低出生体重儿容易发生此证。临床表现主要为面目深黄，伴神昏、抽搐。

治法　平肝息风，利湿退黄。

方药　羚角钩藤汤加减。常用羚羊角粉、钩藤、天麻平肝息风；茵陈蒿、生大黄、车前子利湿退黄；石决明、川牛膝、僵蚕、栀子、黄芩清热镇惊。

②胎黄虚脱

证候　黄疸迅速加重，伴面色苍黄、浮肿、气促、神昏、四肢厥冷、胸腹欠温，舌淡苔白。

辨证　本证为黄疸危证，关键在于阳气虚衰，而不是邪气亢盛。临床表现为阳气虚衰欲脱的危候。

治法　大补元气，温阳固脱。

方药　参附汤合生脉散加减。常用人参大补元气；附子、干姜温补脾肾；五味子、麦冬敛阴；茵陈蒿、金钱草利胆退黄。

【其他治疗】

1. 中药成药

（1）茵陈五苓丸　每次 3g，煎水喂服，1 日 1～2 次。用于湿热郁蒸证。

（2）茵栀黄注射液　每次 10～20ml，加等量 10% 葡萄糖注射液，静脉滴注，1 日 1 次。用于湿热郁蒸证。

2. 外治疗法

（1）黄柏 30g。煎水去渣，水温适宜时，让患儿浸浴，反复擦洗 10 分钟，1 日 1～2 次。

（2）茵陈蒿 20g，栀子 10g，大黄 2g，生甘草 3g。煎汤 20ml，保留灌肠。每日或隔日 1 次。

3. 推拿疗法　胆红素脑病后遗症见肢体瘫痪、肌肉萎缩者，可用推拿疗法，每日或隔日 1 次。方法：在瘫痪肢体上以滚法来回滚 5～10 分钟，按揉松弛关节 3～5 分钟，局部可用搓法搓热，并在相应的脊柱部位搓滚 5～10 分钟。

4. 针灸疗法　胆红素脑病后遗症患儿可配合针刺疗法，1 日 1 次，补法为主，捻转提插后不留针。3 个月为 1 个疗程。取穴如下：①百会、风池、四神聪、通里。用于智力低下。②哑门、廉泉、涌泉、神门。用于语言障碍。③肩髃、曲池、外关、合谷。用于上肢瘫痪。④环跳、足三里、解溪、昆仑。用于下肢瘫痪。⑤手三里、支正。用于肘关节拘急。⑥合谷透后溪。用于指关节屈伸不利。⑦大椎、间使、手三里、阳陵泉。用于手足抽动。

5. 西医治疗

(1) 病因治疗 生理性黄疸一般不需治疗，若黄疸较重，可静脉补充适量葡萄糖，光照疗法，或给予肝酶诱导剂，如苯巴比妥、尼可刹米。病理性黄疸，应针对病因进行治疗。①感染性黄疸，选用有效抗生素，如羟氨苄青霉素、头孢氨噻肟、头孢三嗪等。②肝细胞性黄疸，选用保肝利胆药，如肝泰乐、消胆胺。③溶血性黄疸，采用蓝光照射、肝酶诱导剂、输血浆或白蛋白，严重时给予换血疗法。④胆道闭锁，采用手术治疗。

(2) 其他治疗 ①纠正酸中毒和补充葡萄糖，有利于胆红素运送和肝内结合。②直接胆红素增高，黄疸持续时间长者，给予补充脂溶性维生素 A、D、E、K。

【预防与调护】

1. 预防

(1) 妊娠期注意饮食卫生，忌酒和辛热之品。不可滥用药物。如孕母有肝炎病史，或曾产育病理性黄疸婴儿者，产前应测定血中抗体及其动态变化，并采取相应预防性服药措施。

(2) 注意保护新生儿脐部、臀部和皮肤，避免损伤，防止感染。

2. 调护

(1) 婴儿出生后密切观察皮肤颜色的变化，及时了解黄疸的出现时间及消退时间。

(2) 新生儿注意保暖，早期开奶。

(3) 注意观察胎黄患儿的全身证候，有无精神萎靡、嗜睡、吸吮困难、惊惕不安、两目直视、四肢强直或抽搐，以便对重症患儿及早发现和治疗。

【医案选读】

案一 林某，男，2个月。1973年7月6日初诊。

初生胎黄，目睛深黄，肤黄如金，大便色白而不畅，溺如柏汁而短少，舌苔黄腻。胃纳不佳，腹满，按之尚软。西医诊断为阻塞性黄疸。来势属重，询之孕时酒肉炙煿不节，湿热瘀蕴内伏，亟须茵陈蒿汤加味主之。处方：茵陈12g，栀子10g，大黄3g，赤苓6g，猪苓5g，泽泻6g，生甘草2g，川柏5g，条芩5g。3剂。

7月9日二诊：药后便下通畅，粪色稍黄，小便黄赤，黄疸减退，舌苔薄腻，能进乳食，续进渗利湿热。原方去大黄，加滑石（包）10g，青皮3g，陈皮3g。4剂。

7月13日三诊：湿热下渗，病情迅速好转，黄疸基本消退，小溲淡黄，大便时有白色，日二三次，腹软纳和，兹拟健脾以运余湿。处方：陈皮3g，焦白术10g，赤苓10g，茵陈蒿10g，煨木香3g，炮姜1.5g，清甘草2g，楂肉炭10g，炒米仁10g，泽泻10g。5剂。

7月18日四诊：黄疸已退，面色转润，乳食正常，小溲清长，便下色黄，日有3次。是病后脾虚，治宜调扶，以善其后。处方：上方去茵、楂、泽，加党参6g，怀山药10g。7剂。

药后病即告痊。〔董廷瑶. 幼科刍言. 第1版. 上海：上海科学技术出版社. 1982：169〕

案二 郑某，男，2个月。1979年4月1日初诊。

病史：患儿足月顺产，第1胎。生后6天双目见黄，渐及全身，以生理性黄疸调护。至22日龄黄疸未减反重，尿黄加深，大便色淡灰白。某院内科疑为新生儿肝炎综合征，外科认为先天性胆管阻塞的可能性大，建议手术治疗。患儿家长抱来我处诊治。

查体：全身黄染色晦，精神不振，舌质淡，舌苔薄。心肺未见异常。腹满，肝肋下3cm，质硬，脾未触及。脉沉数无力，指纹淡。

理化检查：血、尿常规未见异常。肝功能正常。B超提示肝脏增厚并见密集微波。

诊断为胎黄。为湿热郁蒸发黄，毒结肝胆成瘀，瘀久结成痞块。治用化瘀散结，佐以祛湿理气之法。处方：郁金5g，丹参5g，泽兰5g，瓦楞子5g，佛手5g，茵陈蒿5g，白术5g，白鲜皮5g。水煎服。

服药1周，黄疸减轻，尿色转淡，大便色黄。经治3周，黄疸消退，大小便正常，肝大未缩。改服：佛手5g，泽兰5g，三棱3g，莪术3g，丹参5g，黄芪3g，当归3g，橘叶5g。水煎服。

用药3周，黄疸未见反复，肝肋下2cm，质软。临床痊愈。〔王烈．婴童病案．第1版．长春：吉林科学技术出版社．2000：15〕

第四节 脐部疾患（脐湿、脐疮、脐血、脐突）

脐部疾患是小儿出生后断脐结扎护理不善，或先天性异常而发生的脐部病证。其中脐部湿润不干者称为脐湿；脐部红肿热痛，流出脓水者称为脐疮；血从脐中溢出者称为脐血；脐部突起者称为脐突。脐湿、脐疮、脐血的发病与接生断脐护脐不当有密切关系，脐突的发生与先天因素有关。

脐部疾患发生在新生儿期，一般预后良好。但是，脐疮处置不当亦可酿成败血症等重症；若脐血与血液系统疾病有关，则病情较重；脐突患儿多数预后良好，可治愈。

西医泛指脐湿、脐疮为新生儿脐炎，脐血称脐带出血，脐突称脐疝、脐膨出。

【病因病机】

产生脐湿、脐疮的原因主要是由于断脐后护理不当，感受外邪所致。如《太平圣惠方·卷第八十二》中所言："夫小儿脐湿者，亦由断脐之后，洗浴伤于湿气，水入脐口，致令肿湿，经久不干也。"婴儿洗浴时，脐部为水湿所侵，或为尿液浸渍，或脐带未干脱落过早，或为衣服摩擦损伤等，使湿浊浸淫皮肤，久而不干者，则为脐湿。若湿郁化热，或污秽化毒，则湿热之邪蕴郁，致营卫失和，气滞血瘀，而致脐部红、肿、热、痛，进而湿热酿毒化火，毒聚成疮，致脐部溃烂化腐，则为脐疮。

导致脐血的病因可为断脐结扎失宜所致，亦有因胎热内盛或中气不足所致。断脐时，脐带结扎过松，可致血渗于外；结扎过紧，伤及血脉，亦可致血渗于外。或因胎热内盛，迫血妄行，以致断脐不久，血从脐溢。部分患儿先天禀赋不足，中气虚弱，脾不统血，亦可致脐血不止。

引起脐突的原因有内因与外因两大类。内因是由于初生儿先天发育不全，脐孔未全闭合，留有脐环，或腹壁部分缺损，腹壁肌肉嫩薄松弛。外因为啼哭叫扰，屏气所致。啼哭叫扰过多，小肠脂膜突入脐中，成为脐突。此即《幼幼集成·胎病论》所言："脐突者，小儿多啼所致也，脐之下为气海，啼哭不止，则触动气海，气动于中，则脐突于外。"偶见肿物突起久不回纳，致外邪侵入，邪毒化热化火，可致高热、腹胀、腹痛等症。

【临床诊断】

诊断要点

1. 有脐带处理不洁、尿液及水湿浸渍脐部或脐带根痂撕伤等病史。

2. 脐带根部或脱落后的根部见发红、肿胀、渗液为脐湿；有脓性分泌物渗出，气味臭秽者为脐疮。

3. 断脐后，血从脐孔渗出为脐血。

4. 脐部呈半球状或囊状突出，虚大光亮，大小不一，以手按之，肿块可以回纳为脐突。

【辨证论治】

1. 辨证要点　脐湿、脐疮临床上应辨常证与变证。仅见脐部发红，创面肿胀，有脓水渗出，一般情况尚好为常证；若脐部红肿，有脓性或血性渗出，伴烦躁不宁，甚则昏迷抽风为变证。

对脐血一病应辨轻证、重证。轻证出血量少，患儿精神，吮乳俱佳，无明显全身不适症状；重证则出血量较多，烦躁不安或萎靡不振，拒乳，甚而同时吐血、便血。

脐突包括西医学所称的脐疝与脐膨出。脐疝是肠管自脐部凸出至皮下，形成球形软囊，易于压回。脐膨出是部分腹腔脏器通过前腹壁正中的先天性皮肤缺损，突入脐带的基部，上覆薄而透明的囊膜，是较少见的先天性畸形。

2. 治疗原则

（1）脐湿、脐疮　以祛湿生肌，清热解毒为原则。若热毒炽盛，邪陷心肝则凉血清营，息风镇惊。轻症，单用外治法便有效；重症，需用内治并配合外治法治疗。

（2）脐血　应分清原因，不能见血止血。因脐带结扎失宜所致者，应重新结扎；因胎热内蕴，迫血妄行者宜凉血止血；中气不足，气不摄血者应益气摄血。

（3）脐突　采用外治或手术疗法。

3. 证治分类

（1）脐湿

证候　脐带脱落以后，脐部创面渗出脂水，浸渍不干，或微见发红。

辨证　本病为脐部疾患的轻症，以脐部渗出脂水，浸淫不干为主要表现，无明显全身症状。

治法　收敛固涩。

方药　龙骨散。用龙骨、枯矾收敛燥湿，外用，干撒脐部。

若局部红肿热痛者，按脐疮处理。

（2）脐疮

证候　脐部红肿热痛，甚则糜烂，脓水流溢，恶寒发热，啼哭烦躁，口干欲饮，唇红舌燥。舌质红，苔黄腻，指纹紫。

辨证　本症为脐湿的进一步发展，局部红、肿、热、痛，渐为糜烂化脓，溃则脓血流溢，可伴全身症状。

治法 清热解毒，佐以外治。

方药 犀角消毒饮加减。常用金银花、水牛角、甘草清解热毒；防风、荆芥、牛蒡子疏风散邪；加黄连、连翘、蒲公英清热解毒。局部外用如意金黄散。

大便秘结，舌苔黄燥加大黄通腑泄热；脐部渗出混有血液加景天三七、紫草凉血止血；伴神昏、抽搐，加安宫牛黄丸或紫雪丹清心开窍，平肝息风。

（3）脐血

证候 断脐后，脐部有血渗出，经久不止。或见发热，面赤唇焦，舌红口干，甚则吐、衄、便血，肌肤紫斑。或见精神萎靡，手足欠温，舌淡苔薄，指纹淡。

辨证 断脐后，如脐带结扎过松，可致血溢外出，啼哭时出血加重，静止时稍止。如胎热内蕴，迫血妄行，血循脐带创口外溢，可见脐血鲜红渗泄。脾虚气不摄血，可见脐血色淡，缓渗不止。

治法 胎热内甚者清热凉血止血，气不摄血者益气摄血，结扎松脱者重新结扎脐带。

方药 胎热内盛者用茜根散。常用水牛角、生地黄、牡丹皮清热凉血；赤芍、紫草、仙鹤草活血止血。

气不摄血者用归脾汤。常用党参、黄芪、白术、甘草、山药健脾益气；大枣、当归养血补血；血余炭、藕节炭摄血止血。

尿血加大蓟、小蓟；便血加槐花、地榆；形寒肢冷加炮姜炭。

（4）脐突

证候 脐部呈半球状或囊状突起，虚大光浮，大如胡桃，以指按之，肿物可推回腹内，啼哭叫闹时，又可重复突出。一般脐部皮色如常，精神、食欲无明显改变，亦无其他症状表现。但脐膨出可并发其他先天性畸形，如肛门闭锁、膀胱外翻等。

辨证 临床以局部表现为主，精神、食欲无明显改变。

治法 压脐法外治。先将突出部的小肠脂膜推回腹内，再以纱布棉花包裹光滑质硬的薄片，垫压脐部，外用纱布扎紧。

若脂膜突出过大，或不能回纳，并见哭闹不安，或年龄已逾2岁仍未痊愈者，应考虑手术治疗。脐膨出的囊膜薄而透明，应及早手术治疗。

【其他治疗】

1. 中药成药

（1）小儿化毒散 每服0.3～0.5g，1日2次。用于脐疮。

（2）云南白药 每服0.5g，1日2次。用于脐血。

（3）三七片 每服1～2片，1日2次。用于脐血。

2. 单方验方

（1）马齿苋5g。水煎，1日分3～4次服。用于脐疮。

（2）鱼腥草5g，野菊花5g。水煎，1日分3～4次服。用于脐疮。

【预防与调护】

1. 预防

（1）新生儿断脐后，应注意脐部残端的保护，防止尿便及洗浴浸渍，保持清洁干燥。

（2）脐部残端让其自然脱落。保持内衣和尿布的清洁、干燥、柔软，如有污染，及时更换。

2. 调护

（1）脐部换药时要注意局部的消毒，若有干痂形成，切不可强剥，以免发生出血和伤及肉芽。防止脐疮脓液外溢污染健康皮肤，造成其他感染。

（2）减少婴儿啼哭叫扰。若啼哭频频，脐突肿物久不回复，应注意检查其原因，及时作出相应处理。

【医案选读】

李某，女，62 天。初诊日期：1982 年 8 月 21 日。

患儿脐炎 20 余天，曾在脐部外敷消炎粉、土霉素等均未奏效。检查：脐窝湿润，脐部轻度糜烂，伴少量白色分泌物。治法：云南白药患处外用，每次 1g，隔日 1 次。外敷 2 次痊愈。〔杨国文．云南白药治疗婴儿脐炎 10 例．中医杂志．1983；24（4）：77〕

第四章

肺 系 疾 病

第一节 感 冒

感冒是感受外邪引起的一种常见的外感疾病，以发热、鼻塞流涕、喷嚏、咳嗽为主要临床特征。感冒又称伤风。本病一年四季均可发生，以气候骤变及冬春时节发病率较高。任何年龄小儿皆可发病，婴幼儿更为常见。因小儿肺脏娇嫩，脾常不足，神气怯弱，感邪之后，易出现夹痰、夹滞、夹惊的兼证。儿科常见的多种急性传染病早期，也可表现类似感冒的症状，临床须注意鉴别，避免误诊。

【病因病机】

小儿感冒发生的原因，以感受风邪为主，常兼杂寒、热、暑、湿、燥等，亦有感受时邪疫毒所致者。在气候变化，冷热失常，沐浴着凉，调护不当时容易发生本病。当小儿正气不足、机体抵抗力低下时，外邪易于乘虚侵入而成感冒。如《幼科释谜·感冒》所说："感冒之原，由卫气虚，元府不闭，腠理常疏，虚邪贼风，卫阳受摄。"说明了小儿感冒的病因与小儿卫气不足有密切的关系。

感冒的病变部位主要在肺，可累及肝脾。病机关键为肺卫失宣。肺主皮毛，司腠理开阖，开窍于鼻，外邪自口鼻或皮毛而入，客于肺卫，致表卫调节失司，卫阳受遏，肺气失宣，因而出现发热、恶风寒、鼻塞流涕、喷嚏、咳嗽等症。

1. **感受风寒** 小儿脏腑娇嫩，形气未充，腠理疏薄，表卫未固，冷暖不能自调，易受外邪侵袭而发病。风寒之邪，由口鼻或皮毛而入，束于肌表，郁于腠理，寒主收引，致使肌肤闭郁，卫阳不得宣发，导致恶寒、发热、无汗；寒邪束肺，肺气失宣，气道不利，则致鼻塞、流涕、咳嗽；寒邪郁于太阳经脉，经脉拘急收引，气血凝滞不通，则致头痛、身痛、肢节酸痛等症。

2. **感受风热** 风热之邪，侵犯肺咽。邪在卫表，卫气不畅，则致发热较重、恶风、微有汗出；风热之邪上扰，则头痛；热邪客于肺卫，肺气失宣，则致鼻塞、流涕、喷嚏、咳嗽；咽喉为肺胃之门户，风热上乘咽喉，则致咽喉肿痛等证候。小儿发病之后易于传变，即使是外感风寒，正邪相争，寒易化热，或表寒未解，已入内化热，也可形成寒热夹杂之证。

3. **感受暑湿** 夏令冒暑，长夏多湿，暑为阳邪，暑多夹湿，暑湿之邪束表困脾，而致暑邪感冒。暑邪外袭，卫表失宣，则致发热、无汗；暑邪郁遏，清阳不升，则致头晕或头痛；湿邪遏于肌表，则身重困倦；湿邪困于中焦，阻碍气机，脾胃升降失司，则致胸闷、泛恶、食欲不振，甚至呕吐、泄泻。

4. 感受时邪　外感时疫之邪，犯于肺胃二经。疫邪性烈，易于传变，故起病急骤；邪犯肺卫，郁于肌表，则初起发热、恶寒、肌肉酸痛；疫火上熏，则目赤咽红；邪毒犯胃，胃气上逆，则见恶心、呕吐等症。

由于小儿肺脏娇嫩，感邪之后，失于宣肃，气机不利，津液不得敷布而内生痰液，痰壅气道，则咳嗽加剧，喉间痰鸣，此为感冒夹痰。小儿脾常不足，感邪之后，脾运失司，稍有饮食不节，致乳食停积，阻滞中焦，则脘腹胀满、不思乳食，或伴呕吐、泄泻，此为感冒夹滞。小儿神气怯弱，肝气未盛，感邪之后，热扰心肝，易致心神不安，睡卧不宁，惊惕抽风，此为感冒夹惊。

【临床诊断】

1. 诊断要点

（1）气候骤变，冷暖失调，或与感冒病人接触，有感受外邪病史。

（2）发热，恶风寒，鼻塞流涕，喷嚏，微咳等为主证。

（3）感冒伴兼夹证者，可见咳嗽加剧、喉间痰鸣，或脘腹胀满、不思饮食、呕吐酸腐、大便失调，或睡卧不宁、惊惕抽风。

（4）血象检查可见病毒感染者，白细胞总数正常或偏低；细菌感染者，白细胞总数及中性粒细胞均增高。

（5）病原学检查可用鼻咽或气管分泌物病毒分离或桥联酶标法检测，作为病毒学诊断。咽拭子培养可有病原菌生长；链球菌感染者，血中抗链球菌溶血素"O"（ASO）滴度增高。

2. 鉴别诊断

（1）急性传染病早期　多种急性传染病的早期都有类似感冒的症状，如麻疹、百日咳、水痘、幼儿急疹、流行性脑脊髓膜炎等，应根据流行病学史、临床特点、实验室资料、临床表现及其病情演变等加以鉴别。

（2）急喉瘖（急性感染性喉炎）　本病初起仅表现发热、微咳，当患儿哭叫时可闻及声音嘶哑，病情较重时可闻犬吠样咳嗽及吸气性喉鸣。

【辨证论治】

1. 辨证要点　本病辨证，重在辨风寒、风热、暑湿，表里、虚实。根据发病季节及流行特点，冬春二季多为风寒、风热感冒；夏季多为暑邪感冒；发病呈流行性者为时邪感冒。根据全身及局部症状，凡恶寒，无汗，流清涕，咽不红，舌淡，苔薄白为风寒之证；若发热恶风，有汗，鼻塞流浊涕，咽红，舌苔薄黄为风热之证。暑邪感冒发热较高，无汗或少汗，口渴心烦为暑热偏盛之证；若胸闷，泛恶，身重困倦，食少纳呆，舌苔腻为暑湿偏盛之证。时邪感冒起病急，发热，恶寒，无汗或少汗，烦躁不安，头痛，肢体酸痛，多为表证；若恶心，呕吐，腹胀，腹痛，大便不调，面红目赤，多为里证。感冒为外感疾病，病在肌表肺卫，属表证、实证；若反复感冒，体质虚弱，易出汗、畏寒，多为虚实夹杂证。感冒的兼证，不论轻重，其证候与感冒有关，感冒缓解，兼证减轻。若感冒减轻而兼证加重，辨证时应注意有无其他病证。

2. 治疗原则 治疗感冒，以疏风解表为基本原则。根据不同的证型分别治以辛温解表、辛凉解表、清暑解表、清热解毒。治疗兼证，在解表基础上，分别佐以化痰、消导、镇惊之法。小儿为稚阴稚阳之体，发汗不宜太过，防止津液耗损。小儿感冒易于寒从热化，或热为寒闭，形成寒热夹杂证，单用辛凉药汗出不透，单用辛温药助热化火，故常以辛凉辛温药并用。体质虚弱者可采用扶正解表法。本病除内服汤药外，还常使用中成药等法治疗。

3. 证治分类

（1）主证

①风寒感冒

证候 发热，恶寒，无汗，头痛，鼻流清涕，喷嚏，咳嗽，咽部不红肿，舌淡红，苔薄白，脉浮紧或指纹浮红。

辨证 本证以恶寒，无汗，鼻流清涕，咽不红，脉浮紧或指纹浮红为特征。表寒重者恶寒无汗，咳声重浊。若患儿素蕴积热，复感风寒之邪，或外寒内热夹杂证，也可见恶寒、头痛、身痛、流清涕及面赤唇红、口干渴、咽红、舌质红、苔薄黄等外寒里热之证。小儿感冒风寒，邪盛正实者，正邪交争激烈，易于从阳化热，演变转化为热证。

治法 辛温解表。

方药 荆防败毒散加减。常用荆芥、防风、羌活、苏叶解表散寒；前胡宣肺化痰；桔梗宣肺利咽；甘草调和诸药。

头痛明显加葛根、白芷散寒止痛；恶寒、无汗重加桂枝、麻黄解表散寒；咳声重浊加白前、紫菀宣肺止咳；痰多加半夏、陈皮燥湿化痰；呕吐加半夏、生姜、竹茹降逆止呕；纳呆、舌苔白腻去甘草，加厚朴和胃消胀；外寒里热证加黄芩、石膏、板蓝根等清热泻火之品。

②风热感冒

证候 发热重，恶风，有汗或少汗，头痛，鼻塞，鼻流浊涕，喷嚏，咳嗽，痰稠色白或黄，咽红肿痛，口干渴，舌质红，苔薄黄，脉浮数或指纹浮紫。

辨证 本证以发热重，鼻塞流浊涕，咳痰黏稠，咽红，舌质红，苔薄黄，脉浮数或指纹浮紫为特征。表热重者高热，咳嗽重，痰稠色黄，咽红肿痛。咽部是否红肿，为本证与风寒感冒的鉴别要点。

治法 辛凉解表。

方药 银翘散加减。常用金银花、连翘、大青叶解表清热；薄荷、桔梗、牛蒡子疏风散热，宣肺利咽；荆芥、淡豆豉辛温透表，助辛凉药疏表达邪外出；芦根、竹叶清热生津除烦。

高热加栀子、黄芩清热；咳嗽重，痰稠色黄加桑叶、瓜蒌皮、黛蛤散宣肺止咳祛痰；咽红肿痛加蝉蜕、蒲公英、玄参清热利咽；大便秘结加枳实、生大黄通腑泄热。

③暑邪感冒

证候 发热，无汗或汗出热不解，头晕、头痛，鼻塞，身重困倦，胸闷，泛恶，口渴心烦，食欲不振，或有呕吐、泄泻，小便短黄，舌质红，苔黄腻，脉数或指纹紫滞。

辨证 本证发于夏季，以发热，头痛，身重困倦，食欲不振，舌红，苔黄腻为特征。偏热重者高热，少汗，头晕，头痛，口渴心烦，小便短黄；偏湿重者发热，有汗或汗出热不解，身重困倦，胸闷，泛恶，食欲不振，或见呕吐、泄泻。

治法　清暑解表。

方药　新加香薷饮加减。常用香薷发汗解表化湿；金银花、连翘清热解暑；厚朴行气和中，理气除痞；扁豆健脾和中，利湿消暑。

偏热重者加黄连、栀子清热；偏湿重者加鸡苏散（包）、佩兰、藿香祛暑利湿；呕吐加半夏、竹茹降逆止呕；泄泻加葛根、黄芩、黄连、苍术清肠化湿。

④时邪感冒

证候　起病急骤，全身症状重。高热，恶寒，无汗或汗出热不解，头痛，心烦，目赤咽红，肌肉酸痛，腹痛，或有恶心、呕吐，舌质红，舌苔黄，脉数。

辨证　本证以起病急骤，肺系症状轻、全身症状重，发热恶寒，无汗或汗出热不解，目赤咽红，全身肌肉酸痛，舌红，苔黄为特征。表证重者高热，无汗或汗出热不解，头痛，肌肉酸痛；里证重者目赤，腹痛，或恶心呕吐。

治法　清热解毒。

方药　银翘散合普济消毒饮加减。常用金银花、连翘清热解毒；荆芥、羌活解表祛邪；栀子、黄芩清肺泄热；大青叶、桔梗、牛蒡子宣肺利咽；薄荷辛凉发散。

高热加柴胡、葛根解表清热；恶心、呕吐加竹茹、黄连降逆止呕。

（2）兼证

①夹痰

证候　感冒兼见咳嗽较剧，痰多，喉间痰鸣。

辨证　本证以咳嗽加剧，痰多，喉间痰鸣为特征。属风寒夹痰者痰白清稀，恶寒，无汗，或发热，头痛，舌淡红，苔薄白，脉浮紧或指纹浮红；属风热夹痰者痰稠色白或黄，发热，恶风，微汗出，口渴，舌红，苔薄黄，脉浮数或指纹浮紫。

治法　辛温解表，宣肺化痰；辛凉解表，清肺化痰。

方药　在疏风解表的基础上，风寒夹痰证加用三拗汤、二陈汤，常用麻黄、杏仁、半夏、陈皮等宣肺化痰。风热夹痰证加用桑菊饮加减，常用桑叶、菊花、瓜蒌皮、浙贝母等清肺化痰。

②夹滞

证候　感冒兼见脘腹胀满，不思饮食，呕吐酸腐，口气秽浊，大便酸臭，或腹痛泄泻，或大便秘结，小便短黄，舌苔厚腻，脉滑。

辨证　本证以脘腹胀满，不思饮食，大便不调，舌苔厚腻，脉滑为特征。食滞中焦则脘腹胀满，不思饮食，呕吐，或见泄泻；食积化腐，浊气上升则口气秽浊，大便酸臭。

治法　解表兼以消食导滞。

方药　在疏风解表的基础上，加用保和丸加减。常加用焦山楂、焦神曲、鸡内金消食化积；莱菔子、枳壳导滞消积。若大便秘结，小便短黄，壮热口渴，加大黄、枳实通腑泄热，表里双解。

③夹惊

证候　感冒兼见惊惕哭闹，睡卧不宁，甚至骤然抽风，舌质红，脉浮弦。

辨证 本证以惊惕哭闹,睡卧不宁,甚至抽风为特征。心肝热重者舌质红,脉弦。

治法 解表兼以清热镇惊。

方药 在疏风解表的基础上,加用镇惊丸加减。常加用钩藤、僵蚕、蝉蜕清热镇惊。另服小儿回春丹或小儿金丹片。

【其他治疗】

1. 中药成药

(1)午时茶 每服 1/2~1 包,1 日 2~3 次。用于风寒感冒夹滞。

(2)健儿清解液 每服 10ml,1 日 3 次。用于风热感冒夹滞。

(3)小儿消炎栓 每次直肠给药 1 粒(1.5g),1 日 2 次。用于风热感冒。

(4)小儿宝泰康颗粒 每服 1 岁以下 2.6g,1~3 岁 4g,4~12 岁 8g,1 日 3 次。用于风热感冒。

(5)抗病毒口服液 每服 10ml,1 日 2~3 次。用于时邪感冒。

2. 外治疗法 香薷 30g,柴胡 30g,扁豆花 30g,防风 30g,金银花 50g,连翘 50g,淡豆豉 50g,鸡苏散(包)50g,石膏 50g,板蓝根 50g。煎水 3000ml,候温沐浴。1 日 1~2 次。用于暑邪感冒。

3. 针灸疗法

(1)针法 取大椎、曲池、外关、合谷。头痛加太阳,咽喉痛加少商。用泻法,每日 1~2 次。用于风热感冒。

(2)灸法 取大椎、风门、肺俞。用艾炷 1~2 壮,依次灸治,每穴 5~10 分钟,以表面皮肤温热为宜,每日 1~2 次。用于风寒感冒。

【预防与调护】

1. 预防

(1)经常户外活动,呼吸新鲜空气,多晒太阳,加强锻炼。

(2)随气候变化,及时增减衣服。

(3)避免与感冒病人接触,感冒流行期间少去公共场所。

(4)按时接种流感疫苗。

2. 调护

(1)居室保持空气流通、新鲜,每天可用食醋 50ml,加水熏蒸 20~30 分钟,进行空气消毒。

(2)发热期间多饮热水,汤药应热服。饮食易消化、清淡,如米粥、新鲜蔬菜、水果等,忌食辛辣、冷饮、油腻食物。

(3)注意观察病情变化。

【医案选读】

案一 艾某,男,7 个月。1980 年 5 月 19 日就诊。

患儿发热,微咳,有汗不多,鼻流清涕,曾由家长自予阿鲁片、感冒冲剂、至宝锭等药,症犹未减。今晨起又增目眦红痒,口角流涎,体温仍 39℃。查:咽部红肿,舌苔白。证属外感风邪,上犯心肺。治宜祛风邪以解表,清心肺以退热。处方:荆芥穗 6g,羌活 6g,

板蓝根 6g，牛蒡子 10g，防风 6g，黄芩 10g，炒知母 6g，淡豆豉 6g，神曲 10g，桔梗 6g，杏仁泥 6g，淡竹叶 6g，生甘草 3g。服上药 3 剂，诸证悉除。[张士卿. 中国百年百名中医临床家丛书·王伯岳. 第 1 版. 北京：中国中医药出版社. 2001：10]

案二　……厚兄病愈。其女 3 岁，发热目赤。医谓证属因风生热，投以羌活、荆、防，目肿如李，眵流如脓，热甚搐搦。尊公君杨翁嘱予治之。予曰：此因热生风证也，非清不可。方用生地、丹皮、山栀、生甘草、菊花、桑叶、石决明、羚羊角服之。热退搐定，目肿亦消。[程文圃. 杏轩医案·续录. 第 1 版. 合肥：安徽人民出版社. 1960：45]

第二节　咳　嗽

咳嗽是小儿常见的一种肺系病证。有声无痰为咳，有痰无声为嗽，有声有痰谓之咳嗽。本病相当于西医学所称之气管炎、支气管炎。一年四季均可发生，以冬春二季发病率高。任何年龄小儿皆可发病，以婴幼儿为多见。小儿咳嗽有外感和内伤之分，临床上小儿的外感咳嗽多于内伤咳嗽。

在小儿时期，许多外感、内伤疾病及传染病都可兼见咳嗽症状，若咳嗽不是其突出主证时，则不属于本病证。

【病因病机】

小儿咳嗽发生的原因，主要为感受外邪，其中又以感受风邪为主。《活幼心书·咳嗽》指出："咳嗽者，固有数类，但分寒热虚实，随证疏解，初中时未有不因感冒而伤于肺。"指出了咳嗽的病因多由外感引起。此外，肺脾虚弱则是本病的主要内因。

咳嗽的病变部位在肺，常涉及于脾，病理机制为肺失宣肃。肺为娇脏，其性清宣肃降，上连咽喉，开窍于鼻，外合皮毛，主一身之气，司呼吸。外邪从口鼻或皮毛而入，邪侵于肺，肺气不宣，清肃失职而发生咳嗽。小儿脾常不足，脾虚生痰，上贮于肺，或咳嗽日久不愈，耗伤正气，可转为内伤咳嗽。

1. 感受外邪　主要为感受风邪。风邪致病，首犯肺卫，肺为邪侵，壅阻肺络，气机不宣，清肃失司，肺气上逆，则致咳嗽。风为百病之长，其他外邪又多随风邪而侵袭人体。若风夹寒邪，风寒束肺，肺气失宣，则见咳嗽频作、咽痒声重、痰白清稀；若风夹热邪，风热犯肺，肺失清肃，则致咳嗽不爽、痰黄黏稠。

2. 痰热蕴肺　小儿肺脾虚弱，气不化津，痰易滋生。若素有食积内热，或心肝火热，或外感邪热稽留，炼液成痰，痰热相结，阻于气道，肺失清肃，则致咳嗽痰多、痰稠色黄、不易咯出。

3. 痰湿蕴肺　小儿脾常不足，易为乳食、生冷所伤，则使脾失健运，水湿不能化生津液、水谷不能化生精微，酿为痰浊，上贮于肺。肺脏娇嫩，不能敷布津液，化液成痰，痰阻气道，肺失宣降，气机不畅，则致咳嗽痰多、痰白而稀。

4. 肺气亏虚　小儿禀赋不足，素体虚弱者，或外感咳嗽经久不愈耗伤正气后，致使肺气亏虚，脾气虚弱，运化失司，气不布津，痰液内生，蕴于肺络，则致久咳不止、咳嗽无力、痰白清稀。

5. 肺阴亏虚 小儿肺脏嫩弱，若遇外感咳嗽，日久不愈，正虚邪恋，热伤肺津，阴津受损，阴虚生内热，热伤肺络，或阴虚生燥，而致久咳不止，干咳无痰，声音嘶哑。

小儿咳嗽病因虽多，但其发病机理则一，皆为肺脏受累，宣肃失司而成。外感咳嗽病起于肺，内伤咳嗽可因肺病迁延，或他脏先病，累及于肺所致。

【临床诊断】

1. 诊断要点

（1）好发于冬春二季，常因气候变化而发病。

（2）病前多有感冒病史。

（3）咳嗽为主要临床症状。

（4）肺部听诊可闻及两肺呼吸音粗糙或干啰音。

（5）血象检查可见病毒感染者血白细胞总数正常或偏低；细菌感染者血白细胞总数及中性粒细胞增高。

（6）病原学检查可用鼻咽或气管分泌物标本作病毒分离或桥联酶标法检测，作为病毒学诊断。冷凝集试验可作为肺炎支原体感染的过筛试验，一般病后 1～2 周开始上升，滴度＞1：32 为阳性，可持续数月，50%～76% 的肺炎支原体感染患儿可呈阳性。痰细菌培养，可作为细菌学诊断。

（7）X 线检查显示胸片正常，或肺纹理增粗，肺门阴影增深。

2. 鉴别诊断 原发型肺结核：以低热，咳嗽，盗汗为主症。多有结核病接触史，结核菌素试验≥20mm，气道排出物中找到结核菌，胸部 X 线检查显示活动性原发型肺结核改变，纤维支气管镜检查可见明显的支气管结核病变。

【辨证论治】

1. 辨证要点 本病辨证，明确病位在肺，以八纲辨证为纲。外感咳嗽，发病较急，咳声高扬，病程短，伴有表证，多属实证；内伤咳嗽，发病较缓，咳声低沉，病程较长，多兼有不同程度的里证，且常呈由实转虚或虚中夹实的证候变化。咳嗽痰白清稀，咽不红，舌质淡红，苔薄白或白腻，多属寒证；咳嗽痰黄黏稠，咽红，舌质红，苔黄腻，或见苔少，多属热证。

2. 治疗原则 咳嗽治疗，应分清外感、内伤。外感咳嗽以疏散外邪、宣通肺气为基本法则，根据寒、热证候不同治以散寒宣肺、解热宣肺。外感咳嗽一般邪气盛而正气未虚，治疗时不宜过早使用滋腻、收涩、镇咳之药，以免留邪。内伤咳嗽应辨别病位、病性，随证施治。痰盛者，按痰热、痰湿不同，分别治以清肺化痰、燥湿化痰。气阴虚者，按气虚、阴虚之不同，分别治以健脾补肺、益气化痰，养阴润肺、兼清余热之法。本病除内服汤药外，还常使用中成药等法治疗。

3. 证治分类

（1）外感咳嗽

①风寒咳嗽

证候 咳嗽频作、声重，咽痒，痰白清稀，鼻塞流涕，恶寒无汗，发热头痛，全身酸痛，舌苔薄白，脉浮紧或指纹浮红。

辨证 本证以起病急，咳嗽频作、声重，咽痒，痰白清稀为特征。小儿风寒咳嗽容易转化为热证，若风寒夹热，证见声音嘶哑、恶寒、鼻塞、咽红、口渴；若转为风热证，则咳嗽痰黄、口渴咽痛、鼻流浊涕。

治法 疏风散寒，宣肺止咳。

方药 金沸草散加减。常用金沸草祛风化痰止咳；前胡、荆芥解散风寒；细辛温经发散；生姜、半夏散寒燥湿化痰。

寒邪较重加炙麻黄辛温宣肺；咳重加杏仁、桔梗、枇杷叶宣肺止咳；痰多加陈皮、茯苓化痰理气。风寒夹热证，方用杏苏散加大青叶、黄芩清肺热。

②风热咳嗽

证候 咳嗽不爽，痰黄黏稠，不易咯出，口渴咽痛，鼻流浊涕；伴有发热恶风，头痛，微汗出，舌质红，苔薄黄，脉浮数或指纹浮紫。

辨证 本证以咳嗽不爽，痰黄黏稠为特征。肺热重者，痰黄黏稠，不易咯出，口渴咽痛；风热束表者，发热头痛，恶风微汗出；风热表证重者，发热，鼻流浊涕，舌质红，苔薄黄，脉浮数或指纹浮紫。若风热夹湿者，咳嗽痰多，胸闷汗出，舌苔黄腻，脉濡数。

治法 疏风解热，宣肺止咳。

方药 桑菊饮加减。常用桑叶、菊花疏散风热；薄荷、连翘、大青叶辛凉透邪，清热解表；杏仁、桔梗宣肺止咳；芦根清热生津；甘草调和诸药。

肺热重加金银花、黄芩清宣肺热；咽红肿痛加土牛膝根、玄参利咽消肿；咳重加枇杷叶、前胡清肺止咳；痰多加浙贝母、瓜蒌皮化痰止咳。风热夹湿证，加薏苡仁、半夏、橘皮宣肺燥湿。

（2）内伤咳嗽

①痰热咳嗽

证候 咳嗽痰多，色黄黏稠，难以咯出，甚则喉间痰鸣，发热口渴，烦躁不宁，尿少色黄，大便干结，舌质红，苔黄腻，脉滑数或指纹紫。

辨证 本证以咳痰多，色黄黏稠，难以咯出为特征。热重者发热口渴，烦躁不宁，尿少色黄，大便干结；痰重者喉间痰鸣，舌苔腻，脉滑数。

治法 清肺化痰止咳。

方药 清金化痰汤加减。常用桑白皮、前胡、款冬花肃肺止咳；黄芩、栀子、鱼腥草清泄肺热；桔梗、浙贝母、橘红止咳化痰；麦冬、甘草润肺止咳。

痰多色黄，黏稠难咯加瓜蒌皮、胆南星、葶苈子清肺化痰；咳重，胸胁疼痛加郁金、青皮理气通络；心烦口渴加石膏、竹叶清心除烦；大便秘结加瓜蒌仁、制大黄润肠通便。

②痰湿咳嗽

证候 咳嗽重浊，痰多壅盛，色白而稀，喉间痰声辘辘，胸闷纳呆，神乏困倦，舌淡红，苔白腻，脉滑。

辨证 本证以痰多壅盛、色白而稀为特征。湿盛者胸闷，神乏困倦；湿浊困脾，重者纳食呆滞。

治法　燥湿化痰止咳。

方药　三拗汤合二陈汤加减。常用炙麻黄、杏仁、白前宣肺止咳；陈皮、半夏、茯苓燥湿化痰；甘草和中。

痰涎壅盛加苏子、莱菔子、白芥子利气化痰；湿盛加苍术、厚朴燥湿健脾，宽胸行气；咳嗽重加款冬花、百部、枇杷叶宣肺化痰；纳呆加焦神曲、麦芽、焦山楂醒脾消食。

③气虚咳嗽

证候　咳而无力，痰白清稀，面色苍白，气短懒言，语声低微，自汗畏寒，舌淡嫩，边有齿痕，脉细无力。

辨证　本证常为久咳，尤多见于痰湿咳嗽转化而成，以咳嗽无力，痰白清稀为特征。偏肺气虚者气短懒言，语声低微，自汗畏寒；偏脾气虚者面色苍白，痰多清稀，食少纳呆，舌边齿痕。

治法　健脾补肺，益气化痰。

方药　六君子汤加味。常用党参健脾益气；白术、茯苓健脾化湿；陈皮、半夏燥湿化痰；百部、炙紫菀宣肺止咳；甘草调和诸药。

气虚重加黄芪、黄精益气补虚；咳重痰多加杏仁、川贝母、炙枇杷叶化痰止咳；食少纳呆加焦山楂、焦神曲和胃消食。

④阴虚咳嗽

证候　干咳无痰，或痰少而黏，不易咯出，或痰中带血，口渴咽干，喉痒，声音嘶哑，午后潮热或手足心热，舌红，少苔，脉细数。

辨证　本证以干咳无痰，喉痒声嘶为特征，常由痰热咳嗽转化而来。阴虚重者午后潮热，手足心热，舌红，脉细数；热伤肺络者咳痰带血；阴津耗伤，无以上承者口渴咽干。

治法　养阴润肺，兼清余热。

方药　沙参麦冬汤加减。常用南沙参清肺火，养肺阴；麦门冬、生地黄、玉竹清热润燥；天花粉、甘草生津保肺；桑白皮、炙冬花、炙枇杷叶宣肃肺气。

阴虚重加地骨皮、石斛、阿胶养阴清热；咳嗽重加炙紫菀、川贝母、炙枇杷叶润肺止咳；咳重痰中带血加仙鹤草、茅根、藕节炭清肺止血。

【其他治疗】

1. 中药成药

（1）小儿宣肺止咳颗粒　每服<1岁者1/3袋（每袋8g），1～3岁者2/3袋，4～7岁者1袋，8～14岁者1.5袋，1日3次。用于咳嗽风寒外束、痰热郁肺证。

（2）急支糖浆　每服5～10ml，1日3次。用于风热咳嗽。

（3）蛇胆川贝液　每服10ml，1日2～3次。用于风热咳嗽。

（4）羚羊清肺散　每服1～2g，1日3次。用于痰热咳嗽。

（5）半夏露　每服5～10ml，1日2～3次。用于痰湿咳嗽。

（6）罗汉果止咳糖浆　每服5～10ml，1日2～3次。用于阴虚咳嗽。

2. 针灸疗法　针刺取穴：①天突、内关、曲池、丰隆。②肺俞、尺泽、太白、太冲。

每日取1组，两组交替使用，每日1次，10～15次为1疗程，中等刺激，或针后加灸。用于气虚咳嗽。

【预防与调护】

1. 预防

（1）经常到户外活动，加强锻炼，增加小儿抗病能力。

（2）避免感受风邪，积极预防感冒。

（3）避免与煤气、烟尘等接触，减少不良刺激。

2. 调护

（1）保持室内空气新鲜、流通，室温以18℃～20℃为宜，相对湿度约60％。

（2）注意休息，咳嗽重的患儿可影响睡眠，应保持室内安静，保证充足的睡眠。

（3）经常变换体位及拍打背部，以促进痰液的排出。

（4）饮食应给予易消化、富含营养之食品。婴幼儿尽量不改变原有的喂养方法，咳嗽时应停止喂哺或进食，以防食物呛入气管。年长儿饮食宜清淡，不食辛辣、炒香、油腻食物，少食生冷、过甜、过咸之品。

【医案选读】

案一　吴江史万洲子，伤风咳嗽，或用散表化痰之药，反加痰盛腹胀，面色㿠白，余谓脾肺气虚也，用六君、桔梗1剂，顿愈。3日后，仍嗽，鼻流清涕，此后感于风寒也，仍用前药加桑皮、杏仁而愈。［薛铠，等. 保婴撮要. 第1版. 北京：人民卫生出版社. 1983：709］

案二　江平世业医道，地距四十余里。一孙咳嗽，自药不应。以形色札白之予，并来药单，乃泻肺之味。据曰：面舌唇口皆红，小便赤色。予札复，示以泻心之剂，后闻3剂愈。此心火刑金，泻心救肺之一验也。［夏禹铸. 幼科铁镜. 第1版. 上海：上海卫生出版社. 1958：51］

第三节　肺炎喘嗽

肺炎喘嗽是小儿时期常见的肺系疾病之一，临床以发热、咳嗽、痰壅、气急、鼻煽为主要症状，重者可见张口抬肩、呼吸困难、面色苍白、口唇青紫等症。本病相当于西医学中的小儿肺炎。肺炎喘嗽的病名首见于谢玉琼的《麻科活人全书》，是作者对麻疹病程中出现咳嗽、喘息、鼻煽等肺气闭塞证的命名。本病一年四季都可发生，尤以冬春两季为多。好发于婴幼儿，年龄越小，发病率越高，病情越重。本病若治疗及时得当，一般预后良好。

【病因病机】

本病外因责之于感受风邪，或由其他疾病传变而来；内因责之于小儿形气未充，肺脏娇嫩，卫外不固。小儿外感风邪，外邪由口鼻或皮毛而入，侵犯肺卫，肺失宣降，清肃之令不行，致肺被邪束，闭郁不宣，化热烁津，炼液成痰，阻于气道，肃降无权，从而出现咳嗽、气喘、痰鸣、鼻煽、发热等肺气闭塞的证候，发为肺炎喘嗽。

肺主气，司呼吸，外合皮毛，司腠理开阖，主一身之气，通调水道，下输膀胱，为水之上源。其性以宣发肃降为顺，肺闭气郁为逆。邪气闭郁于肺，肺失清宣肃降，水液输化无权，则凝而为痰，痰滞肺络，阻于气道，以致肺气上逆，为咳为喘，喉中痰鸣；若外邪入里化热，热邪炽盛，灼津炼液成痰，痰热交结，壅于气道，痰随气逆，则壮热烦渴、喘嗽多痰、喉间痰鸣辘辘。

肺主气而朝百脉，若邪气壅盛或正气虚弱，病情进一步发展，可由肺而涉及其他脏腑。如肺失肃降，可影响脾胃升降失司，以致浊气停聚，大肠之气不得下行，出现腹胀、便秘等腑实证候。若热毒之邪炽盛，热炽化火，内陷厥阴，引动肝风，则又可致神昏、抽搐之变证。肺主气，心主血，肝藏血，气为血帅，气行则血行，气滞则血瘀。肺气闭塞，气机不利，则血流不畅，脉道涩滞，故重症患儿常有颜面苍白、青紫、唇甲发紫、舌质紫暗等气滞血瘀的征象；若正不胜邪，气滞血瘀加重，可致心失所养，心气不足，甚而心阳虚衰，并使肝脏藏血失调，临床出现呼吸不利、或喘促息微、颜面唇甲发绀、胁下痞块增大、肢端逆冷、皮肤紫纹等危重症。而心阳不振和肺气闭塞，如未能得到正确治疗，使病情好转，有可能迅速导致阳气虚脱。

体质虚弱或邪毒炽盛之患儿，病情常迁延难愈，日久伤阴、耗气，逐步转为肺阴耗伤、肺脾气虚等证。

【临床诊断】

诊断要点

（1）起病较急，有发热、咳嗽、气急、鼻煽、痰鸣等症，或有轻度发绀。

（2）病情严重时，常见喘促不安、烦躁不宁、面色苍白、口唇青紫发绀、或高热不退。

（3）新生儿患肺炎时，常以不乳、精神萎靡、口吐白沫等症状为主，而无上述典型表现。

（4）肺部听诊可闻及较固定的中细湿啰音，常伴干性啰音，如病灶融合，可闻及管状呼吸音。

（5）X线检查见肺纹理增多、紊乱，肺部透亮度降低或增强，可见小片状、斑片状阴影，也可出现不均匀的大片状阴影。

（6）实验室检查包括以下两项。① 血象检查：细菌引起的肺炎，白细胞总数较高，中性粒细胞增多；若由病毒引起，白细胞总数正常或降低，有时可见异型淋巴细胞。② 病原学检查：细菌培养、病毒分离和鉴别，可获得相应的病原学诊断，病原特异性抗原或抗体检测常有早期诊断价值。

【辨证论治】

1. 辨证要点 邪热闭肺是肺炎喘嗽的基本病机，"热、咳、痰、喘"是肺炎喘嗽的典型症状。病初多有表证，但在表为时短暂，很快入里化热，主要特点为咳嗽、气喘、发热。初起辨证应分清风热还是风寒，风寒者多恶寒无汗，痰多清稀，风热者则发热重，咳痰黏稠。痰阻肺闭时应辨清热重还是痰重，热重者高热稽留不退，面红唇赤，烦渴引饮，便秘尿黄；痰重者喉中痰声辘辘，胸高气急。若高热炽盛，喘憋严重，张口抬肩，为毒热闭肺重症。若出现心阳虚衰或邪陷厥阴，见肢厥脉微或神昏抽搐，为邪毒炽盛，正气不支的危重症。

2. 治疗原则　本病治疗，以开肺化痰，止咳平喘为主法。开肺以恢复肺气宣发肃降功能为要务，宣肃如常则咳喘自平。若痰多壅盛者，首先降气涤痰；喘憋严重者，治以平喘利气；气滞血瘀者，佐以活血化瘀；肺与大肠相表里，壮热炽盛时宜用通下药以通腑泄热。出现变证者，或温补心阳，或开窍息风，随证施治。病久肺脾气虚者，宜健脾补肺以扶正为主；若是阴虚肺燥，余邪留恋，用药宜甘寒，养阴润肺化痰，兼清解余邪。

3. 证治分类

（1）常证

①风寒闭肺

证候　恶寒发热，无汗，呛咳不爽，呼吸气急，痰白而稀，口不渴，咽不红，舌质不红，舌苔薄白或白腻，脉浮紧，指纹浮红。

辨证　本证多见于发病的初期，常在寒冷季节发生，由风寒之邪外袭于肺而致。多有恶寒发热，无汗之表寒证。年幼儿蜷缩母怀，年长儿可自述恶寒身痛，也常有痰涎色白清稀。口和不渴，咽红不著，舌不红，苔薄白，脉浮紧，指纹浮红，是本证特征。小儿患病病情多变，正邪交争易于化热，此期一般都比较短暂，临证必须注意风寒化热之证候转化。

治法　辛温宣肺，化痰止咳。

方药　华盖散加减。常用麻黄、杏仁散寒宣肺；荆芥、防风解表散寒；桔梗、白前宣肺止咳；苏子、陈皮化痰平喘。寒散则表解，肺开则喘平。

恶寒身痛重加桂枝、白芷温散表寒；痰多，苔白腻加半夏、莱菔子化痰止咳。如寒邪外束，内有郁热，证见呛咳痰白、发热口渴、面赤心烦、苔白、脉数者，则宜用大青龙汤表里双解。

②风热闭肺

证候　初起证候稍轻，发热恶风，咳嗽气急，痰多，痰稠黏或黄，口渴咽红，舌红，苔薄白或黄，脉浮数。重证则见高热烦躁，咳嗽微喘，气急鼻煽，喉中痰鸣，面色红赤，便干尿黄，舌红苔黄，脉滑数，指纹紫滞。

辨证　本证可因风热犯肺而发病，也可由外感风寒之证转化而来。多见发热较重，或有其他明显的热证表现，如发热恶风、咽红口渴、舌红苔黄等。其轻症、重症又有程度上的差异，临证不可不辨。轻者发热咳嗽，气急痰多；重者高热烦躁，咳嗽剧烈，气急鼻煽等。本证重症，常很快发展为痰热闭肺证。

治法　辛凉宣肺，清热化痰。

方药　银翘散合麻杏石甘汤加减。常用麻黄、杏仁、生石膏、甘草宣肺清热；金银花、连翘、薄荷解表清热；桑叶、桔梗、前胡宣肺止咳。

发热，头痛，咽痛加牛蒡子、蝉蜕、板蓝根清热利咽；咳嗽剧烈，痰多加瓜蒌皮、浙贝母、天竺黄清化热痰；热重加黄芩、栀子、鱼腥草清肺泄热。

③痰热闭肺

证候　发热烦躁，咳嗽喘促，呼吸困难，气急鼻煽，喉间痰鸣，口唇紫绀，面赤口渴，胸闷胀满，泛吐痰涎，舌质红，舌苔黄，脉象弦滑。

辨证　本证多见于肺炎喘嗽的中期，痰热俱甚，郁闭于肺，而见上述诸症。临床以发热、咳嗽、痰壅、气急、鼻煽为本证特征。严重者肺气闭塞，可致气滞血瘀，见口唇紫绀、胸高气急、痰壅如潮、闷乱烦躁，证属危急，必须及时救治，否则易因邪盛正虚转为变证。

治法　清热涤痰，开肺定喘。

方药　五虎汤合葶苈大枣泻肺汤加减。常用麻黄、杏仁、前胡宣肺止咳；生石膏、黄芩、鱼腥草、甘草清肺泄热；桑白皮、葶苈子、苏子泻肺涤痰；细茶肃肺化痰。

热甚加栀子、虎杖清泄肺热；热盛便秘，痰壅喘急加生大黄，或用牛黄夺命散涤痰泻火；痰盛加浙贝母、天竺黄、鲜竹沥清化痰热；喘促而面唇青紫加紫丹参、赤芍活血化瘀。

④毒热闭肺

证候　高热持续，咳嗽剧烈，气急鼻煽，甚至喘憋，涕泪俱无，鼻孔干燥如烟煤，面赤唇红，烦躁口渴，溲赤便秘，舌红而干，舌苔黄腻，脉滑数。

辨证　本证邪势炽盛，毒热内闭肺气，常为痰热闭肺证发展而成。热炽肺气郁闭而见高热不退，咳嗽剧烈，气急喘憋；毒热耗灼阴津故见涕泪俱无，鼻孔干燥如烟煤。毒热闭肺证病情重笃，容易发生变证，因邪热化火内陷或正虚心阳不支，迅速转为邪陷厥阴、心阳虚衰之危证。

治法　清热解毒，泻肺开闭。

方药　黄连解毒汤合三拗汤加减。常用炙麻黄、杏仁、枳壳宣肺开闭；黄连、黄芩、栀子清热解毒；生石膏、知母、生甘草清解肺热。

热毒重加虎杖、蒲公英、败酱草清解热毒；便秘腹胀加生大黄、玄明粉通腑泄热；口干鼻燥，涕泪俱无，加生地、玄参、麦冬润肺生津；咳重加前胡、款冬花宣肺止咳；烦躁不宁加白芍、钩藤清心宁神。

⑤阴虚肺热

证候　病程较长，低热盗汗，干咳无痰，面色潮红，舌红少津，舌苔花剥、苔少或无苔，脉细数。

辨证　本证多见于病程迁延，阴津耗伤，肺热减而未清者。常由痰热闭肺证未经有效治疗转化而成。以病程较长、干咳无痰、舌红少津为主要表现。临证需要辨明阴伤轻重，轻者咳嗽声低、干咳无痰；重者口干舌燥、干咳咯血，伴全身症状。还要辨明有无余热、余邪，有者多表现低热潮热、苔黄等。

治法　养阴清肺，润肺止咳。

方药　沙参麦冬汤加减。常用沙参、麦门冬、玉竹、天花粉养阴清肺；桑白皮、炙冬花肃肺润燥止咳；扁豆、甘草益气和胃。

余邪留恋，低热反复选加地骨皮、知母、黄芩、鳖甲滋阴退热；久咳加百部、百合、枇杷叶、诃子敛肺止咳；汗多加煅龙骨、煅牡蛎、酸枣仁、五味子敛阴止汗。

⑥肺脾气虚

证候　低热起伏不定，面白少华，动则汗出，咳嗽无力，纳差便溏，神疲乏力，舌质偏淡，舌苔薄白，脉细无力。

辨证　本证多见于肺炎恢复期，或体质素弱的病儿，病程迁延。临证以咳嗽无力，动则汗出为主要证候。偏肺气虚者面白少华，反复感冒；偏脾气虚者纳差便溏，神疲乏力。

治法　补肺健脾，益气化痰。

方药　人参五味子汤加减。常用人参、茯苓、炒白术、炙甘草益气健脾，培土生金；五味子敛肺止咳；百部、橘红止咳化痰。

咳嗽痰多去五味子，加半夏、陈皮、杏仁化痰止咳；咳嗽重者加紫菀、款冬花宣肺止咳；虚汗多，动则汗出，加黄芪、煅龙骨、煅牡蛎固表止汗，若是汗出不温加桂枝、白芍温卫和营；大便不实加怀山药、炒扁豆健脾益气；纳差加焦山楂、焦神曲和胃消食。

（2）变证

①心阳虚衰

证候　骤然面色苍白，口唇紫绀，呼吸困难或呼吸浅促，额汗不温，四肢厥冷，虚烦不安或神萎淡漠，右胁下出现痞块并渐增大，舌质略紫，苔薄白，脉细弱而数，指纹青紫，可达命关。

辨证　本证常出现于婴幼儿，或素体虚弱而患肺炎喘嗽者，即邪盛正虚患儿，来势急、病情重。由于邪毒炽盛，损伤原本不足之心阳，肺闭气郁导致血滞而络脉瘀阻。临床以突然出现面色苍白，紫绀，四肢不温或厥冷，右胁下痞块增大，脉细弱疾数为辨证要点。

治法　温补心阳，救逆固脱。

方药　参附龙牡救逆汤加减。常用人参大补元气；附子回阳救逆；煅龙骨、煅牡蛎潜阳敛阴；白芍、甘草和营护阴。

气阳虚衰亦可用独参汤或参附汤少量频服以救急，还可用参附注射液静脉滴注。若气阴两竭，可加用生脉注射液静脉滴注，以益气养阴救逆。若出现面色苍白而青，唇舌发紫，右胁下痞块等血瘀较著者，可酌加红花、丹参等活血化瘀之品，以助血行畅利。

出现本症，病情危重，应予中西医结合抢救治疗。

②邪陷厥阴

证候　壮热烦躁，神昏谵语，四肢抽搐，口噤项强，双目上视，舌质红绛，指纹青紫，可达命关，或透关射甲。

辨证　本证由于邪热炽盛，内陷手厥阴心包经和足厥阴肝经而致。临证以病情突然加重，见壮热、烦躁、神昏、四肢抽搐、口噤项强等心肝二经诸症为要点，病情危重。

治法　平肝息风，清心开窍。

方药　羚角钩藤汤合牛黄清心丸加减。常用羚羊角粉、钩藤平肝息风；茯神安神定志；白芍、生地黄、甘草滋阴而缓急解痉；黄连、黄芩、栀子清热泻火解毒；郁金解郁开窍。另服牛黄清心丸。

昏迷痰多者，加石菖蒲、胆南星、竹沥、猴枣散等豁痰开窍；高热神昏抽搐，可选加紫雪、安宫牛黄丸、至宝丹等成药。

【其他治疗】

1. 中药成药

（1）双黄连口服液　每服3～10ml，1日2～3次。用于风热闭肺证。

(2) 双黄连注射液 每次 60mg/kg，用 5％葡萄糖注射液 100～250ml 稀释，静脉滴注，1 日 1 次。用于风热闭肺证。

(3) 穿琥宁注射液 每次 5～10mg/kg，用 5％葡萄糖注射液 100～250ml 稀释，静脉滴注，1 日 1 次。用于痰热闭肺证。

(4) 养阴清肺口服液 每服<1 岁者 2.5ml，1～3 岁者 5ml，>4 岁者 10ml，1 日 2 次。用于阴虚肺热证。

(5) 参麦注射液 每次 5～20ml，用 5％葡萄糖注射液 100～250ml 稀释，静脉滴注，1 日 1 次。用于气阴虚脱证。

2. 外治疗法

(1) 天花粉、黄柏、乳香、没药、樟脑、大黄、生天南星、白芷各等分，共研细末。以温食醋调和成膏状，置于纱布上，贴在胸部两侧中府、屋翳穴，1 日 1～2 次。用于支气管肺炎。

(2) 肉桂 12g，丁香 16g，制川乌 15g，制草乌 15g，乳香 15g，没药 15g，当归 30g，红花 30g，赤芍 30g，川芎 30g，透骨草 30g，制成 10％油膏。敷背部湿啰音显著处。1 日 1 次，5～7 日为 1 疗程。用于肺部湿啰音持续不消者。

3. 针灸疗法 主穴：尺泽、孔最、列缺、合谷、肺俞、足三里。配穴：少商、丰隆、曲池、中脘，用于痰热闭肺证；气海、关元、百会，用于阳气虚脱证。

4. 拔罐疗法 取穴肩胛双侧下部，拔火罐。每次 5～10 分钟，1 日 1 次，5 日为 1 疗程。用于肺炎后期湿啰音久不消失者。

5. 西医治疗

(1) 病因治疗 根据不同病原选择药物。细菌感染者，根据病原菌选择敏感药物，如青霉素、羟氨苄青霉素、头孢曲松、头孢噻肟等。肺炎支原体、衣原体感染，选用大环内酯类抗生素，如红霉素、罗红霉素、阿奇霉素。病毒感染者，选用三氮唑核苷，肌内注射或静脉滴注，亦可超声雾化吸入。也可用干扰素。

(2) 心力衰竭的诊断和治疗

诊断：①呼吸突然加快，>60 次/分。②婴儿心率突然>180 次/分，幼儿>160 次/分。③骤然极度烦躁不安，明显发绀，面色发灰，指（趾）甲微血管充盈时间延长。④心音低钝，奔马律，颈静脉怒张。⑤肝脏迅速增大。⑥尿少或无尿，颜面眼睑或双下肢水肿。具有前 5 项者即可诊断为心力衰竭。

治疗：除镇静、给氧外，要增强心肌的收缩力，减慢心率，增加心搏出量；减轻体内水钠潴留，以减轻心脏负荷。①强心：毛花苷丙（西地兰），洋地黄化总量<2 岁者，用 0.03～0.04mg/kg，>2 岁者，用 0.02～0.03mg/kg，静脉注射，首次给洋地黄化总量的 1/2，余量分两次，每隔 4～6 小时用 1/4 量。②利尿：常用呋塞米（速尿），每次 1mg/kg，稀释成 2mg/ ml，5～10 分钟缓慢静脉推注，必要时 8～12 小时可重复。③血管活性药物：心力衰竭伴有血压下降时可用多巴胺，每次用 10mg，以 5％葡萄糖注射液 100ml 稀释，开始以每分钟 10～15 滴速度静脉滴入，根据需要调节滴速，一般不超过每分钟 30μg/kg。

(3) 糖皮质激素的应用 适用于：①中毒症状明显；②严重喘憋；③伴有脑水肿、中毒性脑病、感染性休克、呼吸衰竭等；④胸膜有渗出。常用地塞米松，每次 2～5mg（或氢化可的松每次 5～10mg/kg），每日 2～3 次，疗程 3～5 日。

【预防与调护】

1. 预防

（1）搞好卫生，保持室内空气新鲜。冬春季节带儿童外出，防止着凉。

（2）加强体育锻炼，增强体质。

（3）气候冷暖不调时，随时增减衣服，感冒流行期间勿去公共场所，防止感受外邪。

2. 调护

（1）饮食宜清淡富有营养，多喂开水。

（2）保持安静，居室空气新鲜。

（3）呼吸急促时，应保持气道通畅，随时吸痰。

（4）对于重症肺炎患儿要加强巡视，密切观察病情变化。

【医案选读】

案一　徐孩，发热 6 天，汗泄不畅，咳嗽气急，喉中痰声辘辘，咬牙嚼齿，时时抽搐，舌苔薄腻而黄，脉滑数不扬，筋纹色紫，已达气关。前医叠进羚羊、石斛、钩藤等，病情加剧。良由无形之风温与有形之痰热互阻肺胃，肃降之令不行，阳明之热内炽，太阴之温不解，有似惊厥，实非惊厥，即马脾风之重症，徒治厥阴无益也。当此危急之秋，非大将不能去敌，拟麻杏石甘汤加减，冀挽回于十一。麻黄 3g，杏仁 10g，甘草 3g，石膏 10g，象贝 10g，天竺黄 6g，郁金 3g，鲜竹叶 6g，竹沥（冲）15g，活芦根（去节）30g。

二诊：昨投麻杏石甘汤加减，发热较轻，咬牙嚼齿、抽搐均定，佳兆也。惟咳嗽气逆，喉中尚有痰声，脉滑数，筋纹缩退，口干欲饮，小溲短赤。风温痰热，交阻肺胃，一时未易清彻，仍击鼓再进。麻黄 3g，杏仁 10g，甘草 3g，石膏 10g，象贝 10g，广郁金 3g，天竺黄 6g，马兜铃 5g，冬瓜子 10g，淡竹沥（冲）10g，鲜芦根（去节）60g。

三诊：两进麻杏石甘汤以来，身热减，气急平，嚼齿抽搐亦平，惟咳嗽痰多，口干欲饮，小溲短赤，大便微溏色黄，风温已得外解，痰热亦有下行之势，脉仍滑数，余焰留恋，然质小体稚，毋使过之。今宜制小其剂。净蝉衣 2.5g，川象贝各 5g，金银花 10g，冬桑叶 10g，通草 2.5g，杏仁 10g，炙远志 2g，连翘 5g，花粉 10g，马兜铃 5g，冬瓜子 10g，鲜芦根（去节）30g，荸荠汁（冲）10g。〔单书健，等. 古今名医临证金鉴·儿科卷（上）·丁甘仁风温喘咳案. 第 1 版. 北京：中国中医药出版社. 1999：87〕

案二　张某，女，1 岁半。因高烧喘急 5 天，于 1960 年 6 月 13 日住某医院。

入院检查摘要：肺部叩诊有浊音，听诊有水泡音，并有大片实化。血检：白细胞总数 6.25×10^9/L，中性 44%，淋巴 56%。肝大右肋下 2.5cm，体重 7.6kg。急性病容。

病程与治疗：入院后诊断为腺病毒肺炎。曾用清热寒凉之剂治疗。于 6 月 15 日请蒲老会诊，患儿已成昏迷状态，面色黯黄，痰壅喉间，咳嗽无力，高度喘急，并见下颌颤动及抬肩呼吸，四肢发凉，体温反降为 37.8℃，而脉速达 220 次/分，呼吸 72 次/分。唇焦、舌干、齿燥，舌质绛，苔老黄无津，脉细数无力。据此乃热厥，邪入包络闭证，肺之化源欲竭之象，虚实互见。宜祛邪扶正并用，清热开窍，益气生津，并紧密配合西医抢救措施。

处方：西洋参 6g，安宫牛黄散 3g。先将西洋参煎水，分 5 次将牛黄散送下，2 小时一服。

抢救措施有：①随时吸出稠痰，硬如烂肉球。②持续给氧气吸入。③静脉点滴血浆与毒毛旋花子苷 K，并在点滴器中段的小壶加入 1ml（0.25g）洛贝林。④鼻饲，每日 3 次米汤或水，每 2～3 小时，徐徐灌入中药。⑤肌注冬眠灵 2 号合剂。

中药服半剂后，患儿之反应性加大，渐见咳痰松活，皮肤转红润，手心潮汗，体温再度升高，达 41℃。辅以热水擦浴，使全身微汗徐出，至次日原方再服 1 剂，患儿之神志渐清，病情遂趋稳定。

6 月 17 日复诊：体温已近正常，喘减，神清，仍有咳痰，舌色红苔减少，脉右滑左数，此热闭已开，正气渐复，余邪未净，治以养阴清热。

处方：玉竹 6g，麦门冬 5g，天门冬 6g，玄参 10g，细生地 6g，石斛 6g，稻芽 10g，荷叶 3g。服 1 剂，次日以原方加减，续进 1 剂。

6 月 20 日三诊：除尚有咳嗽及散在肺部水泡音存在外，余证悉除，脉亦缓和。遂改用保和丸加减调和肺胃，兼化湿痰，以善其后。越 5 日痊愈出院。［高辉远，等. 蒲辅周医案. 第 1 版. 北京：人民卫生出版社. 1972：185］

第四节　哮　喘

哮喘是小儿时期的常见肺系疾病，是一种反复发作的哮鸣气喘疾病。哮指声响言，喘指气息言，哮必兼喘，故通称哮喘。临床以发作时喘促气急，喉间痰吼哮鸣，呼气延长，严重者不能平卧，呼吸困难，张口抬肩，摇身撷肚，唇口青紫为特征。常在清晨或夜间发作或加剧。本病包括了西医学所称的喘息性支气管炎、支气管哮喘。本病有明显的遗传倾向，初发年龄以 1～6 岁多见。大多数病儿可经治疗缓解或自行缓解，在正确的治疗和调护下，随年龄的增长，大多可以治愈。但如长时间的反复发作，会影响到肺的功能，甚至造成肺肾两虚，喘息持续，难以缓解，或反复发作，甚至终身不愈。本病发作有较明显的季节性，冬季及气候多变时易于发作。

古代医籍对哮喘记载甚多。金元之前，多列入喘门，《丹溪心法·喘论》首先命名为"哮喘"，提出"哮喘专主于痰"，并有哮证已发攻邪为主，未发则以扶正为要的论述。儿科医籍《幼科发挥·喘嗽》说："或有喘疾，遭寒冷而发，发则连绵不已，发过如常，有时复发，此为宿疾，不可除也。"已认识到本病有反复发作，难以根治的临床特点。

【病因病机】

哮喘的病因既有外因，也有内因。内因责之于肺、脾、肾三脏功能不足，导致痰饮留伏，隐伏于肺窍，成为哮喘之夙根。外因责之于感受外邪，接触异物、异味以及嗜食咸酸等。

小儿肺脏娇嫩，脾常不足，肾常虚。人体水液的正常代谢为肺脾肾三脏所司，肺为水之上源，脾胃乃水谷之海，肾主人身水液，若三脏功能失调，则致水液代谢失常，痰浊内生。

如因外邪犯肺，或肺气虚衰，则治节无权，水津失于输布，凝液为痰；脾虚不能为胃行其津液，运化失司，湿聚为痰，上贮于肺；肾气虚衰，不能蒸化水液，使水湿上泛为痰，聚液成饮。所谓痰之本水也，源于肾；痰之动湿也，主于脾；痰之末饮也，贮于肺。哮喘小儿常有家族史，具有一定遗传因素，其肺脾肾三脏功能多有失常，这是酿成哮喘伏痰的基础。此外，如感受外邪，邪失表散，风痰不化；或过食咸酸，水湿结聚成痰；或表邪未尽，误用酸敛收涩之品，致邪留于肺，痰液内结等等，都是造成哮喘伏痰留饮的病理因素。

哮喘的发作，都是内有痰饮留伏，外受邪气引动而诱发。感受外邪，以六淫为主，六淫之邪，以风寒、风热为多。邪入肺经，肺失宣肃，肺气不利，引动伏痰，痰气交阻于气道，痰随气升，气因痰阻，相互搏击，气机升降不利，以致呼吸困难、气息喘促、喉间痰鸣哮吼，发为哮喘。此外，嗜食咸酸厚味、鱼腥发物，接触花粉、绒毛、油漆等异常气味，活动过度或情绪激动，也都能刺激机体，触动伏痰，阻于气道，影响肺的通降功能，而诱发哮喘。

总之，本病的发生都是外因作用于内因的结果，其发作之病机为内有壅塞之气，外有非时之感，膈有胶固之痰，三者相合，闭拒气道，搏击有声，发为哮喘。若是外感风寒，内伤生冷，或素体阳虚、寒痰内伏者，则发为寒性哮喘；若是外感风热，或风寒化热，或素体阴虚、痰热内伏者，则发为热性哮喘。若是外寒未解，内热已起，可见外寒内热之证；若是痰饮壅肺未消，肾阳虚衰已显，又成肺实肾虚之证。

哮喘患儿，本为肺脾肾三脏不足之身体素质，反复发作，又常导致肺之气阴耗伤、脾之气阳受损、肾之阴阳亏虚，因而形成缓解期虽然痰饮留伏未动，但出现肺脾气虚、脾肾阳虚、肺肾阴虚的不同证候。发作期以邪实为主，缓解期以正虚为主，但亦有发作期、缓解期不明，发作迁延，虚实夹杂的复杂证候。

【临床诊断】

1. 诊断要点

（1）常突然发作，发作之前，多有喷嚏、咳嗽等先兆症状。发作时喘促，气急，喉间痰鸣，咳嗽阵作，甚者不能平卧，烦躁不安，口唇青紫。

（2）有反复发作的病史。发作多与某些诱发因素有关，如气候骤变、受凉受热、进食或接触某些过敏物质等。

（3）多有婴儿期湿疹史，家族哮喘史。

（4）发作时两肺听诊可闻及哮鸣音，以呼气时明显，呼气延长。支气管哮喘如有继发感染，可闻及湿啰音。

（5）一般情况下，支气管哮喘的白细胞总数正常，嗜酸性粒细胞可增高；伴肺部细菌感染时，白细胞总数及中性粒细胞均可增高。

2. 鉴别诊断　哮喘需与肺炎喘嗽相鉴别。哮喘以咳嗽、哮鸣、气喘、呼气延长为主症，多数不发热，常反复发作，多有过敏史，两肺听诊以哮鸣音为主；肺炎喘嗽以发热、咳嗽、痰壅、气急、鼻煽为主症，多数发热，两肺听诊以湿啰音为主。

【辨证论治】

1. 辨证要点　哮喘临床分发作期与缓解期，辨证主要从寒热虚实和肺脾肾三脏入手。

发作期以邪实为主，进一步辨寒热：咳喘痰黄，身热面赤，口干舌红为热性哮喘；咳喘畏寒，痰多清稀，舌苔白滑为寒性哮喘。缓解期以正虚为主，辨其肺脾肾三脏不足，进一步辨其气血阴阳：气短多汗，易感冒多为气虚；形寒肢冷面白，动则心悸为阳虚；消瘦盗汗，面色潮红为阴虚。

2. 治疗原则 本病的治疗，应按发作期和缓解期分别施治。发作期当攻邪以治其标，治肺为主，分辨寒热虚实而随证施治。缓解期当扶正以治其本，调其肺脾肾等脏腑功能，消除伏痰夙根。哮喘属于顽疾，宜采用多种疗法综合治疗，除口服药外，雾化吸入、敷贴、针灸疗法，以及配合环境疗法、心身疗法可增强疗效。

3. 证治分类

（1）发作期

①寒性哮喘

证候 咳嗽气喘，喉间哮鸣，痰多白沫，形寒肢冷，鼻流清涕，面色淡白，恶寒无汗，舌淡红，苔白滑，脉浮滑。

辨证 本证多由外感风寒而诱发，外寒内饮是其基本病机。辨证要点除喘咳气促、喉间哮鸣痰吼等哮喘发作的表现之外，患者外有风寒在表之象，见恶寒无汗、鼻流清涕、脉浮紧等；内因痰湿内阻，阳气不能宣畅，见面色淡白、痰多白沫、舌淡苔白等。本证亦有表证不著者，以寒饮伤肺证候为主。

治法 温肺散寒，化痰定喘。

方药 小青龙汤合三子养亲汤加减。常用麻黄、桂枝宣肺散寒；细辛、干姜、半夏温肺化饮；白芥子、苏子、莱菔子行气化痰。白芍药配桂枝，有解表和营，缓急平喘之功；五味子与细辛相伍，一酸一辛，一收一散，共达敛肺平喘之力。一般本证不单用白芍、五味子，以免酸敛收涩留邪之弊。

咳甚加紫菀、款冬花、旋覆花化痰止咳；哮吼甚加射干、地龙解痉祛痰平喘。若外寒不甚，表证不著者，可用射干麻黄汤加减。

②热性哮喘

证候 咳嗽喘息，声高息涌，喉间哮吼痰鸣，咳痰稠黄，胸膈满闷，身热面赤，口干咽红，尿黄便秘，舌红苔黄，脉滑数。

辨证 本证多为外感风热，引动伏痰，痰热相结，阻于气道而发作。临证以咳嗽喘急，声高息涌，咳痰稠黄，身热咽红，舌红苔黄为特征。痰热内盛是本证辨证的关键，外感风热之象，可轻可重。本证与寒性哮喘之间，从有无热象而加以鉴别不难。

治法 清肺涤痰，止咳平喘。

方药 麻杏石甘汤合苏葶丸加减。常用麻黄、生石膏、黄芩宣肺清热；杏仁、前胡宣肺止咳；葶苈子、苏子、桑白皮泻肺平喘；射干、瓜蒌皮、枳壳降气化痰。

喘急加地龙清热解痉、涤痰平喘；痰多加胆南星、竹沥豁痰降气；咳甚加炙百部、炙冬花宣肺止咳；热重选加栀子、虎杖、鱼腥草清热解毒；咽喉红肿选加蚤休、山豆根、板蓝根解毒利咽；便秘加瓜蒌仁、枳实、大黄降逆通腑。若表证不著，喘息咳嗽，痰鸣，痰色微黄，可选用定喘汤加减，方中银杏与麻黄相伍，有很好的敛肺平喘作用，是为主药。

③外寒内热

证候　喘促气急，咳嗽痰鸣，鼻塞喷嚏，流清涕，或恶寒发热，咳痰黏稠色黄，口渴，大便干结，尿黄，舌红，苔白，脉滑数或浮紧。

辨证　本证之外寒多由外感风寒所致；其内热一则常因外邪入里化热或素蕴之痰饮郁遏而化热，一则常为平素体内有热邪蕴积，被外邪引动而诱发。临床辨证以外有风寒之表证，内有痰热之里证为要点。外寒重者见恶寒怕冷，头痛身重，喷嚏，鼻塞流清涕；内热重者见热势较高，口渴引饮，咳痰黏稠色黄，便秘等症。本证常见于先为寒性哮喘，表寒未解，邪已入里化热者。

治法　解表清里，定喘止咳。

方药　大青龙汤加减。常用麻黄、桂枝、白芍散寒解表和营；细辛、五味子、半夏、生姜蠲饮平喘；重用生石膏、黄芩清泄肺热；生甘草和中；葶苈子、苏子、射干、紫菀化痰平喘。此方尤其适宜于外寒内饮，饮郁化热者。

热重加栀子、鱼腥草清其肺热；咳喘哮吼甚加射干、桑白皮、葶苈子泻肺清热化痰；痰热明显加地龙、黛蛤散、竹沥清化痰热。

④肺实肾虚

证候　病程较长，哮喘持续不已，喘促胸满，动则喘甚，面色欠华，畏寒肢冷，神疲纳呆，小便清长，常伴咳嗽痰多，喉中痰吼，舌淡苔薄腻，脉细弱。

辨证　本证多见于禀赋不足及哮喘久病不愈之患儿，表现为正虚邪恋，虚实夹杂，上盛下虚。上盛肺实，可见喘促胸满，咳嗽痰鸣；下虚肾亏，可见喘息无力，动则尤甚，畏寒肢冷，神疲纳呆。

治法　泻肺补肾，标本兼顾。

方药　偏于上盛者用苏子降气汤加减。常用苏子、杏仁、前胡、半夏降气化痰；厚朴、陈皮理气燥湿化痰；肉桂温肾化气，以行水饮；配当归活血调营；紫菀、款冬花温润化痰平喘。亦可加人参、五味子益气敛肺。

偏于下虚用都气丸合射干麻黄汤加减。常用山茱萸、熟地黄、补骨脂益肾培元；怀山药、茯苓健脾益气；款冬花、紫菀温润化痰；半夏、细辛、五味子化饮平喘；麻黄、射干宣肺祛痰平喘。

动则气短难续加胡桃肉、紫石英、诃子摄纳补肾；畏寒肢冷加附片、仙灵脾温肾散寒；畏寒腹满加川椒、厚朴温中除满；痰多色白，屡吐不绝加银杏、芡实补肾健脾化痰；发热咳痰黄稠加黄芩、冬瓜子、金荞麦清泄肺热。

（2）缓解期

①肺脾气虚

证候　多反复感冒，气短自汗，咳嗽无力，神疲懒言，形瘦纳差，面白少华，便溏，舌质淡，苔薄白，脉细软。

辨证　本证的基本病机是肺气虚而卫表不固，脾气虚而运化失健。临证以肺脾两脏气虚诸症为辨证要点：肺主表，表卫不固而多汗，易感冒；肺主气，肺虚则气短、咳嗽无力；脾主运化，脾气虚运化失健而纳差、便溏，失于充养则形瘦。

治法　健脾益气，补肺固表。

方药　人参五味子汤合玉屏风散加减。常用人参、五味子补气敛肺；茯苓、白术健脾补气；黄芪、防风益气固表；百部、橘红化痰止咳。

汗出甚加煅龙骨、煅牡蛎固涩止汗；喷嚏频作加辛夷、蝉蜕祛风宣窍；痰多加半夏、桔梗、僵蚕化痰；纳谷不香加焦神曲、谷芽、焦山楂消食助运；腹胀加木香、枳壳、槟榔理气降气；便溏加怀山药、炒扁豆健脾化湿。

②脾肾阳虚

证候　动则喘促咳嗽，气短心悸，面色苍白，形寒肢冷，脚软无力，腹胀纳差，大便溏泄，舌质淡，苔薄白，脉细弱。

辨证　本证为脾肾两脏阳气虚衰，运化失司，摄纳无权所致。偏肾阳虚者动则喘促咳嗽，面色苍白，形寒肢冷，脚软无力；偏脾阳虚者腹胀纳差，大便溏薄。较大儿童可询及腰酸膝软，畏寒，四肢欠温，夜尿多等肾气不足的表现。

治法　健脾温肾，固摄纳气。

方药　金匮肾气丸加减。常用附子、肉桂、鹿角片温肾补阳；山茱萸、熟地黄、仙灵脾补益肝肾；怀山药、茯苓健脾；胡桃肉、五味子、银杏敛气固摄。

虚喘明显加蛤蚧、冬虫夏草补肾纳气；咳甚加款冬花、紫菀止咳化痰；夜尿多加益智仁、菟丝子、补骨脂补肾固摄。

③肺肾阴虚

证候　咳嗽时作，喘促乏力，咳痰不爽，面色潮红，夜间盗汗，消瘦气短，手足心热，夜尿多，舌质红，苔花剥，脉细数。

辨证　本证见于哮喘久病不愈，肺肾两亏，阴虚内热的患儿。以咳嗽时作，喘促乏力，动则气短，干咳少痰，消瘦气短，舌质红，舌苔少或花剥为辨证要点。部分患儿阴虚而生内热者，见面色潮红、夜间盗汗、手足心热等症。

治法　养阴清热，补益肺肾。

方药　麦味地黄丸加减。常用麦门冬、百合润养肺阴；五味子益肾敛肺；山茱萸、熟地黄、枸杞子、怀山药补益肾阴；牡丹皮清热；茯苓健脾。

盗汗甚加知母、黄柏育阴清热；呛咳不爽加百部、北沙参润肺止咳；潮热加鳖甲、青蒿清虚热。

【其他治疗】

1. 中药成药

（1）小青龙口服液　每服 10ml，1 日 2 次。用于寒性哮喘。

（2）哮喘颗粒　每服 10g，1 日 2 次，开水冲服。用于热性哮喘。

（3）桂龙咳喘宁　每服 2 粒，1 日 3 次。用于寒热错杂，肾气不足者。

2. 外治疗法　白芥子 21g，延胡索 21g，甘遂 12g，细辛 12g。共研细末，分成 3 份，每隔 10 天使用 1 份。用时取药末 1 份，加生姜汁调，稠如 1 分硬币大，分别贴在肺俞、心俞、膈俞、膻中穴，贴 2~4 小时揭去。若贴后皮肤发红，局部出现小疱疹，可提前揭去。

贴药时间为每年夏天的初伏、中伏、末伏 3 次，连用 3 年。

3. 针灸疗法　发作期：取定喘、天突、内关。咳嗽痰多者，加膻中、丰隆。缓解期：取大椎、肺俞、足三里、肾俞、关元、脾俞。每次取 3～4 穴，轻刺加灸，隔日 1 次。在好发季节前作预防性治疗。

4. 西医治疗　哮喘持续状态的处理。

（1）吸氧　氧气浓度以 40% 为宜，相当于 4～5L/min，用面罩雾化吸入法较鼻塞法更为合适，使氧分压（PaO_2）保持在 9.3～12.0kPa（70～90mmHg）。

（2）补液、纠正酸中毒　可用 1/5 张含钠液纠正失水，防止痰液过黏成栓；用碳酸氢钠纠正酸中毒，改善 β 受体对儿茶酚胺的反应性。

（3）糖皮质激素类静脉滴注　应早期、较大剂量应用。氢化可的松或琥珀酸氢化可的松每 6 小时静脉滴注 1 次，每次 5～10mg/kg。

近年来，使用丁地去炎松（普米克）雾化悬液加入射流雾化罐中，用空气泵或氧气作动力雾化吸入，抗炎效能好。还可以将 $β_2$ 激动剂溶液加入其中一并雾化吸入，解痉与抗炎同时作用，疗效更快更好。

（4）支气管扩张剂　①沙丁胺醇（舒喘灵），β 肾上腺素能受体兴奋剂。雾化剂吸入，每 1～2 小时吸入 1 次。②氨茶碱静脉滴注，每次 4～5mg/kg，20～30 分钟内滴完，继之持续滴注维持剂量，0.8～1.0mg/（kg·h）。

（5）机械呼吸　指征为：①严重的持续性呼吸困难；②呼吸音减弱，随之哮鸣音消失；③呼吸肌过度疲劳而使胸廓活动受限；④意识障碍，甚至昏迷；⑤吸入 40% 氧气而紫绀仍无改善、二氧化碳分压（$PaCO_2$）≥ 8.6kPa（≥65mmHg）。

【预防与调护】

1. 预防

（1）重视预防，积极治疗和清除感染病灶，避免各种诱发因素如吸烟、漆味、冰冷饮料、气候突变等。

（2）注意气候影响，做好防寒保暖工作，冬季外出防止受寒。尤其气候转变或换季时，要预防外感诱发哮喘。

（3）发病季节，避免活动过度和情绪激动，以防诱发哮喘。

（4）加强自我管理教育，将防治知识教给患儿及家属，调动他们的抗病积极性，鼓励病儿参加日常活动和体育锻炼以增强体质。

2. 调护

（1）居室宜空气流通，阳光充足。冬季要保暖，夏季要凉爽通风。避免接触特殊气味。

（2）饮食宜清淡而富有营养，忌进生冷油腻、辛辣酸甜以及海鲜鱼虾等可能引起过敏的食物。

（3）注意心率、脉象变化，防止哮喘大发作产生。

【医案选读】

案一　龚某，男，12 岁。1963 年 12 月 16 日外院会诊。

一诊：宿哮十年，屡发不止，近日复作，痰浊壅盛，胸胁牵痛，息高肩抬，目红齿燥，便秘数天，昨午突发抽搐，但惊定则神志尚清，脉象洪大而滑，舌红，苔甚垢腻。此乃痰浊蒙窍，引动风木，病情危重。拟豁痰攻逐，开窍定惊。

炙麻黄 3g，淡竹沥（姜汁 3 滴冲）30g，炙苏子 10g，鲜石菖蒲 5g，细辛 1.5g，白芥子 10g，生、炒莱菔子各 10g，瓜蒌仁 12g，钩藤（后下）10g，橘皮、橘络各 5g，礞石滚痰丸（包煎）12g。

二诊：痰浊壅积，蒙蔽清窍，引动抽搐，但无发热。昨进豁痰之品，因未能尽剂，痰浊仍重。神志虽苏，时有昏糊，脉象弦滑，舌苔腻浊。邪热犹盛，仍需豁痰开窍。

橘红 3g，橘络 5g，丝瓜络 10g，钩藤（后下）10g，竹沥（姜汁 3 滴冲）30g，桔梗 3g，鲜石菖蒲 5g，象贝 10g，杏仁 10g，胆南星 3g，天麻 6g，瓜蒌皮、仁各 10g，黄郁金 10g。另控涎丹 1.5g 化服。

三诊：2 剂药后下痰甚多，神志全清，饥而思食，喘咳大减，痰声亦少，惟胸膈仍痛，舌绛而燥，脉转软滑。证属胶痰尚留，津液不足。治拟润燥化痰。

天花粉 10g，川贝 5g，杏仁 10g，炒莱菔子 10g，黄郁金 10g，橘红、橘络各 5g，炙苏子 10g，鲜石菖蒲 5g，桑白皮 10g，竹茹 6g，全瓜蒌 12g。

3 剂后病情日减，调理而安。〔单书健，等. 古今名医临证金鉴·儿科卷（上）. 董廷瑶医案. 第 1 版. 北京：中国中医药出版社. 1999：210〕

案二　李某，男，5 岁。

哮喘年余，感寒即发，发则治肺，虽有缓解之期，但移时又发，常无安宁。患儿形体虚羸，面色青灰，哮籁之声不辍。形寒肢冷，咳痰清稀，纳少神疲，小溲清长，大便濡软，舌胖苔白，脉沉细。一派命火衰微，肾虚不纳之象，治当温肾纳气。

处方：紫河车 10g，煅龙骨（先煎）12g，熟地黄 5g，野山参 3g，鹿角片（先煎）3g，熟附子 3g，五味子 3g，炙甘草 3g，肉桂（焗服）1.5g，淡干姜 1.5g。

二诊：服药 2 剂后气喘稍平，籁喘之声较缓，肢冷明显转温。上方已获效机，原方加山萸肉 10g，炙黄精 10g，怀山药 10g。全方加 5 倍剂量，共研细末，每服 6g，1 日 3 次，开水调服。

三诊：服上药以来，哮喘日趋平复，惟气息稍感细促，纳增，便实，形体略见丰腴，原方继服 1 月，并嘱调饮食，适寒温即可。〔单书健，等．古今名医临证金鉴·儿科卷（上）. 孙谨臣医案. 第 1 版. 北京：中国中医药出版社. 1999：229〕

第五节　反复呼吸道感染

感冒、扁桃体炎、支气管炎、肺炎等呼吸道疾病是小儿常见病，小儿发生上、下呼吸道感染的次数过于频繁，一年中超过一定次数者，即称为反复呼吸道感染。

本病多见于 6 个月～6 岁的小儿，1～3 岁的幼儿更为常见。以冬春气候变化剧烈时尤易反复不已，夏天有自然缓解的趋势，一般到学龄期前后明显好转。若反复呼吸道感染治疗不当，容易发生咳喘、水肿、痹证等病证，严重影响小儿的生长发育与身心健康。古代医籍的虚人感冒、体虚感冒与本病证接近。中医学在扶正祛邪、增强抗病能力、改善体质方面具有一定优势，近年来对本病的治疗研究已取得显著成绩。

【病因病机】

小儿反复呼吸道感染多因正气不足，卫外不固，造成屡感外邪，邪毒久恋，稍愈又作，往复不已之势。其发病机理大致有以下几方面。

1. 禀赋不足，体质虚弱　若父母体弱多病或在妊娠时罹患各种疾病，或早产、双胎、胎气孱弱，生后肌骨嫩怯，腠理疏松，不耐自然界中不正之气的侵袭，一感即病，父母及同胞中亦常有反复呼吸道感染的病史。

2. 喂养不当，调护失宜　人工喂养或因母乳不足，过早断乳，或偏食、厌食，营养不良，脾胃运化力弱，饮食精微摄取不足，脏腑功能失健，脾肺气虚，易遭外邪侵袭。

3. 少见风日，不耐风寒　户外活动过少，日照不足，肌肤柔弱，卫外不固，对寒冷的适应能力弱，犹如阴地草木、温室花朵，软脆不耐风寒。一旦形寒饮冷，感冒随即发生，或他人感冒，一染即病。病后又易于发生传变。

4. 用药不当，损伤正气　感冒之后过服解表之剂，损伤卫阳，以致表卫气虚，营卫不和，营阴不能内守而汗多，卫阳不能外御而易感。药物使用不当，损耗小儿正气，使抵抗力下降而反复感邪不已。

5. 正虚邪伏，遇感乃发　外邪侵袭之后，由于正气虚弱，邪毒往往不能廓清，留伏于里，一旦受凉或疲劳后，新感易受，留邪内发；或虽无新感，旧病复燃，诸证又起。

总之，小儿脏腑娇嫩，肌肤薄弱，藩篱疏松，阴阳二气均较稚弱，复感儿则肺、脾、肾三脏更为不足，卫外功能薄弱，对外邪的抵抗力差；加上寒暖不能自调，一旦偏颇，六淫之邪不论从皮毛而入，或从口鼻而受，均及于肺。正与邪的消长变化，导致小儿反复呼吸道感染。

【临床诊断】

诊断要点

(1) 0～2岁小儿，每年呼吸道感染10次以上，其中下呼吸道感染3次以上；3～5岁小儿，每年呼吸道感染8次以上，其中下呼吸道感染2次以上；6～12岁小儿，每年呼吸道感染7次以上，其中下呼吸道感染2次以上。

(2) 上呼吸道感染第2次距第1次至少要间隔7天以上。

【辨证论治】

1. 辨证要点　小儿反复呼吸道感染的辨证重在明察邪正消长变化。感染期以邪实为主，迁延期正虚邪恋，恢复期则以正虚为主。初起时多有外感表证，当辨风寒、风热、外寒里热之不同，夹积、夹痰之差异，本虚标实之病机。迁延期邪毒渐平，虚象显露，热、痰、积未尽，肺脾肾虚显现；恢复期正暂胜而邪暂退，关键已不是邪多而是正虚，当辨肺脾肾何脏虚损为主，肺虚者气弱，脾虚者运艰，肾虚者骨弱。

2. 治疗原则　在呼吸道感染发作期间，应按不同的疾病治疗，同时适当注意到照顾小儿正虚的体质特点。迁延期以扶正为主，兼以祛邪，正复邪自退。恢复期当固本为要，或补气固表，或运脾和营，或补肾壮骨。本节所述，以恢复期治疗为主，此时要抓住补益的时机，使"正气存内，邪不可干"，以达到减轻减少发作的效果。

3. 证治分类

（1）营卫失和，邪毒留恋

证候　反复感冒，恶寒怕热，不耐寒凉，平时汗多，肌肉松弛；或伴有低热，咽红不退，扁桃体肿大；或肺炎喘嗽后久不康复；舌淡红，苔薄白，或花剥，脉浮数无力，指纹紫滞。

辨证　本证多见于肺气虚弱、卫阳不足小儿，或在首次感冒后治疗不当，或服解表发汗药过剂，汗出过多，余毒未尽，肌腠空虚，络脉失和，外邪极易再次乘虚而入。识证之要不在于邪多而在于正虚。其卫阳不足，营阴外泄，故汗出多而不温是本证特征。邪毒留恋的表现常见为咽红扁桃体肿大不消，或肺炎喘嗽久不康复等。

治法　扶正固表，调和营卫。

方药　黄芪桂枝五物汤加减。常用黄芪益气固卫；桂枝通阳散寒；白芍和营敛阴；炙甘草、大枣调中。共奏扶正固本，调和营卫之功效。

汗多可加煅龙骨、煅牡蛎、碧桃干固表止汗；兼有咳嗽可加百部、杏仁、炙冬花宣肺止咳；身热未清加青蒿、连翘、银柴胡清宣肺热；咽红扁桃体肿大未消加板蓝根、玄参、夏枯草、浙贝母利咽化痰消肿；咽肿便秘加瓜蒌仁、枳壳、生大黄化痰解毒通腑。

（2）肺脾两虚，气血不足

证候　屡受外邪，咳喘迁延不已，或愈后又作，面黄少华，厌食，或恣食肥甘生冷，肌肉松弛，或大便溏薄，咳嗽多汗，唇口色淡，舌质淡红，脉数无力，指纹淡。

辨证　本证多见于后天失调，喂养不当，乏乳早断之小儿。由于小儿肺脾两虚，日久生化乏源，宗气不足，卫外不固，终成此证。其肺虚为主者屡受外邪，咳喘迁延，多汗；脾虚为主者面黄少华，肌肉松弛，厌食便溏。

治法　健脾益气，补肺固表。

方药　玉屏风散加味。常用黄芪补气固表；白术、党参、山药健脾益气；煅牡蛎敛表止汗；陈皮健脾化痰；防风走表而祛风邪。补中有疏，散中寓补，共奏健脾益气，补土生金之功效。

余邪未清可加大青叶、黄芩、连翘清其余热；汗多加稽豆衣、五味子固表止汗；纳少厌食加鸡内金、炒谷芽、焦山楂开胃消食；便溏者加炒苡仁、茯苓健脾化湿；便秘积滞者加生大黄、枳壳导滞消积。

（3）肾虚骨弱，精血失充

证候　反复感冒，甚则咳喘，面白无华，肌肉松弛，动则自汗，寐则盗汗，睡不安宁，五心烦热，立、行、齿、发、语迟，或鸡胸龟背，舌苔薄白，脉数无力。

辨证　本证多因先天禀赋不足，或后天失调，固护失宜，日照不足，骨骼生长不良，肾虚骨弱，肺卫不固，故软脆不堪风寒。肾虚骨弱的特征是生长发育迟缓，出现五迟证候。

治法　补肾壮骨，填阴温阳。

方药　补肾地黄丸加味。常用熟地黄、山药、山茱萸峻补三阴；五味子敛阴益气；麦冬滋阴润肺；菟丝子温补肾气；泽泻、茯苓、牡丹皮泄浊平热。精血充则骨髓壮，筋骨强则卫外固，阴生阳长，元气充实，久病可瘥。

五迟加鹿角霜、补骨脂、生牡蛎补肾壮骨；汗多加黄芪、煅龙骨益气固表；低热加鳖甲、地骨皮清其虚热；阳虚加鹿茸、紫河车、肉苁蓉温阳固本。

【其他治疗】

1. 中药成药

(1) 玉屏风口服液　每服 10 ml，1 日 2～3 次。连服 3～6 个月。用于肺卫不固证。

(2) 百令胶囊　每服 1/2～1 颗，1 日 1 次。连服 3～6 个月。用于肺气不足证。

2. 针灸疗法　耳压法：取穴咽喉、气管、肺、大肠、脾、肾、内分泌、皮质下、神门、脑干、耳尖（放血）。先将耳郭皮肤用 75% 酒精棉球消毒，取 0.4cm×0.4cm 方形胶布，中心贴 1 粒王不留行籽，对准耳穴贴压，用手轻按片刻，6 日为 1 疗程。

【预防与调护】

1. 预防

(1) 注意环境卫生，避免污染，室内空气要流通，适当户外活动，多晒太阳，按时预防接种。

(2) 感冒流行期间不去公共场所。家中有人感冒时可用食醋熏蒸室内：每立方米空间用食醋 2～5ml，加水 1～2 倍，置容器内，加热至全部气化。每日 1 次，连续 3～5 日。

(3) 避免接触过敏物质，如尘螨、花粉、油漆等。

2. 调护

(1) 饮食多样而富于营养，不偏嗜冷饮。

(2) 汗出较多时，用干毛巾擦干，勿吹风着凉，洗澡时尤应注意。

(3) 经常用银花甘草水或生理盐水漱口，每日 2～3 次，至病情基本稳定。

【医案选读】

案一　王某，男，5 岁。

患儿形体瘦弱，面白少华，常自汗出，汗后肢凉，口和不渴，纳谷不馨，鼻衄时作，血色暗红，极易感冒，每月数作，关节酸痛而无红肿，活动自如，舌苔薄白，舌质润。查血沉、抗"O"等均正常。辨证为体禀不足，营虚卫弱，阴阳两虚，失于固密。治以温阳摄阴，护卫和营。取桂枝龙骨牡蛎汤加味。处方：炙桂枝 3g，炒白芍 10g，炙甘草 5g，煅龙骨 20g，煅牡蛎 20g，桔梗 6g，玄参 10g，碧桃干 10g，糯稻根 12g，生姜 2 片，红枣 5 枚。

药进 5 剂，汗出大减，关节酸痛已止，鼻衄未作，精神振作，食欲增进，舌苔薄净。原法已效，加减再进。处方：炙黄芪 10g，炙桂枝 2g，炒白芍 10g，煅龙骨 20g，煅牡蛎 20g，桔梗 6g，玄参 10g，生姜 2 片，红枣 5 枚。

此方连服 10 剂，诸症悉除，形体亦转壮实，此后很少感冒。〔汪受传. 江育仁老师桂枝龙骨牡蛎汤古方新用经验. 内蒙古中医药. 1987；6 (3)：1〕

案二　李某，男，6 岁。1997 年 1 月 25 日初诊。

患儿素体虚弱，每月至少外感 1～2 次。半月前复感，发热（T38℃），咽红，咳嗽，鼻塞流涕，纳呆乏力，面色无华，舌质淡红，苔薄白，脉细数。经中药疏风清热宣肺治疗后，热退而病愈。但面色无华，形体消瘦，发稀而黄，寐时易汗出，烦躁易啼，肌肉松弛，纳呆乏力，经常尿床，舌质淡红，舌苔薄白，脉细数。此为素体肺脾两虚，卫外不固，外感屡受，而久病及肾，元阳不振，致营卫虚弱，邪毒内恋，稍愈又作，反复不已。急则治其标，先疏风宣肺为主；缓则治其本，后以健脾益肾膏方调之。以南北沙参、辰茯苓、苍白术、防风、山药、徐长卿、生黄芪、五味子、功劳叶、僵蚕、大枣、阿胶煎成膏方，服药 1 个月未见感冒，又续服 1 个月。半年以后随访，仅感冒 1 次，且病程短，病情轻。〔陈银燕．健脾益肾膏方防治小儿反复呼吸道感染临床观察．中国中医药信息杂志．2001；（4）：68〕

第五章

脾 系 疾 病

第一节 鹅 口 疮

鹅口疮是以口腔、舌上蔓生白屑为主要临床特征的一种口腔疾病。因其状如鹅口，故称鹅口疮；因其色白如雪片，故又名"雪口"。本病一年四季均可发生。多见于初生儿，以及久病体虚婴幼儿。轻者治疗得当，预后良好；若体虚邪盛者，鹅口疮白屑蔓延，阻碍气道，也可影响呼吸，甚至危及生命。

【病因病机】

鹅口疮的发病，可由胎热内蕴，口腔不洁，感受秽毒之邪所致。其主要病变在心脾，因舌为心之苗，口为脾之窍，脾脉络于舌，若感受秽毒之邪，循经上炎，则发为口舌白屑之症。《外科正宗·鹅口疮》说："鹅口疮皆心脾二经胎热上攻，致满口皆生白斑雪片，甚则咽间叠叠肿起，致难乳哺，多生啼叫。"现代研究表明，本病系感染白色念珠菌所致。

1. 心脾积热 可因孕妇平素喜食辛热炙煿之品，胎热内蕴，遗患胎儿，或因出生时产妇阴道秽毒侵入儿口，或者出生后不注意口腔清洁，黏膜破损，为秽毒之邪所侵。秽毒积热蕴于心脾，熏灼口舌，故出现鹅口疮实证证候。

2. 虚火上浮 多由胎禀不足，肾阴亏虚；也有因病后失调，久病体虚，或久泻久利，津液大伤，脾虚及肾，气阴内耗。阴虚水不制火，虚火循经上炎，而致鹅口疮虚证证候。

【临床诊断】

1. 诊断要点

（1）多见于新生儿，久病体弱者，或长期使用抗生素、激素患者。

（2）舌上、颊内、牙龈或上颚散布白屑，可融合成片。重者可向咽喉处蔓延，影响吸奶与呼吸，偶可累及食管、肠道、气管等。

（3）取白屑少许涂片，加10％氢氧化钠液，置显微镜下，可见白色念珠菌芽孢及菌丝。

2. 鉴别诊断

（1）白喉 是一种传染病。白喉假膜多起于扁桃体，渐次蔓延于咽或鼻腔等处，其色灰白，不易擦去，若强力擦去则易出血，多有发热、喉痛、疲乏等症状，病情严重。

（2）残留奶块 其状与鹅口疮相似，但以温开水或棉签轻拭，即可除去奶块。

【辨证论治】

1. 辨证要点 本病重在辨别实证、虚证。实证一般病程短，口腔白屑堆积，周围焮红，疼痛哭闹,尿赤便秘;虚证多病程较长,口腔白屑较少,周围不红,疼痛不著,大便稀溏,食欲不振,或形体瘦弱等。

2. 治疗原则 本病总属邪火上炎,治当清火。根据虚实辨证,实火证应治以清泄心脾积热;虚火证应治以滋肾养阴降火。病在口腔局部,除内服药外,当配合外治法治疗。

3. 证治分类

(1) 心脾积热

证候 口腔满布白屑,周围焮红较甚,面赤,唇红,或伴发热、烦躁、多啼,口干或渴,大便干结,小便黄赤,舌红,苔薄白,脉滑或指纹青紫。

辨证 此为鹅口疮实证,以口腔舌面白屑较多,周围焮红,舌质红为特征。偏于心经热者,多烦躁哭闹,口中流涎,小便短赤;偏于脾经热者,口干口臭,大便干结。

治法 清心泻脾。

方药 清热泻脾散加减。常用黄连、栀子清心泄热;黄芩、石膏散脾经郁热;生地黄清热凉血;竹叶、灯心清热降火,导热下行;甘草调和诸药。

大便秘结者,加大黄通腑泄热;口干喜饮者,加石斛、玉竹养阴生津。

(2) 虚火上浮

证候 口腔内白屑散在,周围红晕不著,形体瘦弱,颧红,手足心热,口干不渴,舌红,苔少,脉细或指纹紫。

辨证 此为鹅口疮虚证,以白屑散在,红晕不著,舌红苔少,时时起发,绵绵不休为特征。偏于肾阴虚者,面白颧红,手足心热;偏于脾阴虚者,神疲困乏,食欲不振,或大便秘结。

治法 滋阴降火。

方药 知柏地黄丸加减。常用知母、黄柏滋阴降火;熟地黄、山茱萸滋阴补肾;山药、茯苓健脾养阴;牡丹皮、泽泻清肝肾之虚火。

食欲不振者,加乌梅、木瓜、生麦芽滋养脾胃;便秘者,加火麻仁润肠通腑。

【其他治疗】

1. 中药成药

(1) 小儿清热解毒口服液 每服 5~10ml,1 日 2~3 次。用于心脾积热证。

(2) 知柏地黄丸 每服 3g,1 日 3 次。用于虚火上浮证。

2. 外治疗法

(1) 生石膏 2.5g,青黛 1g,黄连 1g,乳香 1g,没药 1g,冰片 0.3g。共研细末,瓶装贮存。每次少许涂患处,1 日 4~5 次。用于心脾积热证。

(2) 选用冰硼散、青黛散、珠黄散。每次适量,涂敷患处,1 日 3 次。用于心脾积热证。

(3) 吴茱萸 15g,胡黄连 6g,大黄 6g,生南星 3g。共研细末。1 岁以内每次用 3g,1 岁以上可增至 5~10g,用醋调成糊状,晚上涂于患儿两足心,外加包扎,晨起除去。用于各种证型。

3. **西医治疗**　2%碳酸氢钠溶液于哺乳前后清洗口腔。制霉菌素甘油涂患处，1日3～4次。

【预防与调护】

1. 预防

(1) 孕妇注意个人卫生，患阴道霉菌病者要及时治愈。

(2) 注意口腔清洁，婴儿奶具要消毒。

(3) 避免过烫、过硬或刺激性食物，防止损伤口腔黏膜。

(4) 注意小儿营养，积极治疗原发病。长期用抗生素或肾上腺皮质激素者，尽可能暂停使用。

2. 调护

(1) 母乳喂养时，应用冷开水清洗奶头，喂奶后给服少量温开水，清洁婴儿口腔。

(2) 用银花甘草水轻轻搽洗患儿口腔，每日3次。

(3) 保持大便通畅，大便干结者，适当食用水果及蜜糖。

(4) 注意观察口腔黏膜白屑变化，如发现患儿吞咽或呼吸困难，应立即处理。

【医案选读】

金某，男，6个月。1990年4月6日诊。

患儿起病6天，发热，偶咳，流涕。用抗生素治疗4天热降，但患儿进乳时不宁，口舌出现白色乳块样物，大便夹不消化物，小便黄少。刻诊患儿神烦，面赤，唇干，涎多，口腔内黏膜、舌边布满白屑，舌质红，舌苔白厚。查血：白细胞总数 10.0×10^9/L，中性粒细胞56%，淋巴细胞44%。

诊断为鹅口疮。辨证为心脾积热，邪秽化热，上熏口舌，化腐生屑。治用清心泻脾之法。处方：黄芩4g，黄连1g，生地5g，竹叶5g，灯心草3g，白芍4g，蝉蜕4g。水煎服。合用1%龙胆紫药水涂患处，1日1～2次。治疗3天，白屑消退。〔王烈. 婴童病案. 第1版. 长春：吉林科学技术出版社. 2000：124〕

第二节　口　疮

小儿口疮，以齿龈、舌体、两颊、上颚等处出现黄白色溃疡，疼痛流涎，或伴发热为特征。若满口糜烂，色红作痛者，称为口糜；溃疡只发生在口唇两侧，称为燕口疮。本病可单独发生，也可伴发于其他疾病之中。口疮一年四季均可发病，无明显的季节性。发病年龄以2～4岁为多见，预后良好。若体质虚弱，则口疮可反复出现，迁延难愈。

【病因病机】

小儿口疮发生的原因，以外感风热乘脾、心脾积热上熏、阴虚虚火上浮为多见。其主要病变在心脾胃肾。因脾开窍于口、心开窍于舌、肾脉连舌本、胃经络齿龈，若感受风热之邪，或心脾积热，或虚火上炎，均可熏蒸口舌而致口疮。故《圣济总录·小儿口疮》说："口疮者，由血气盛实，心脾蕴热，熏发上焦，故口生疮。"

1. 风热乘脾　外感风热之邪，由口鼻侵入，内乘于脾胃。邪从外入，风热邪毒一般先犯于肺，继乘脾胃，熏灼口舌牙龈，故口腔黏膜破溃，形成口疮。

2. 心脾积热　调护失宜、喂养不当，恣食肥甘厚味，蕴而生热，或喜啖煎炒炙烤，内火偏盛，邪热积于心脾，循经上炎为口疮。

3. 虚火上浮　素体虚弱，气阴两虚，或病后体虚未复，久病久泻，津液大伤，阴液耗损，久而肾阴内亏，水不制火，虚火上浮，熏灼口舌而生疮。

【临床诊断】

1. 诊断要点

（1）有喂养不当，过食炙煿，或有外感发热的病史。

（2）齿龈、舌体、两颊、上颚等处出现黄白色溃疡点，大小不等，甚则满口糜腐，疼痛流涎，可伴发热或颌下淋巴结肿大、疼痛。

（3）血象检查：可见白细胞总数及中性粒细胞偏高或正常。

2. 鉴别诊断

（1）鹅口疮　多发生于初生儿或体弱多病的婴幼儿。口腔及舌上满布白屑，周围有红晕，其疼痛、流涎一般较轻。

（2）手足口病　多见于4岁以下小儿，春夏季流行。除口腔黏膜溃疡之外，伴手、足、臀部皮肤疱疹。

【辨证论治】

1. 辨证要点　本病以八纲辨证结合脏腑辨证。口疮有实火与虚火之分，辨证根据起病、病程、溃疡溃烂程度，结合伴有症状区分虚实。凡起病急，病程短，口腔溃烂及疼痛较重，局部有灼热感，或伴发热者，多为实证；起病缓，病程长，口腔溃烂及疼痛较轻者，多为虚证。实证者病位多在心脾，虚证者病位多在肝肾。若口疮见舌上、舌边溃烂者，多属心；口颊部、上颚、齿龈、口角溃烂为主者，多属脾胃。

2. 治疗原则　口疮的治疗，实证治以清热解毒，泻心脾积热；虚证治以滋阴降火，引火归原。并应配合口腔局部外治。

3. 证治分类

（1）风热乘脾

证候　以口颊、上颚、齿龈、口角溃烂为主，甚则满口糜烂，周围焮红，疼痛拒食，烦躁不安，口臭，涎多，小便短赤，大便秘结，或伴发热，舌红，苔薄黄，脉浮数，指纹紫。

辨证　本证起于外感风热之后，以起病急，多伴发热，溃疡点较多，周围焮红为特征。病初起，风热在表，多有发热恶寒；风热内侵脾胃，则口臭便秘；湿热偏重，则疮面色黄或糜烂。

治法　疏风散火，清热解毒。

方药　银翘散加减。常用金银花、连翘、板蓝根清热解毒；薄荷、牛蒡子疏风散郁火；黄芩、升麻清脾泄热；竹叶、芦根清心除烦；甘草解毒，调和诸药。

发热不退，加柴胡、黄芩、生石膏清肺胃之火；大便秘结者，加生大黄、玄明粉通腑泻火；疮面色黄糜烂者，加黄连、薏苡仁清热利湿。

（2）心火上炎

证候 舌上、舌边溃疡，色赤疼痛，饮食困难，心烦不安，口干欲饮，小便短黄，舌尖红，苔薄黄，脉数，指纹紫。

辨证 本证以舌上、舌边溃烂，色赤疼痛，心烦不安，舌尖红，苔薄黄为特征。

治法 清心凉血，泻火解毒。

方药 泻心导赤散加减。常用黄连泻心火；生地黄凉血；竹叶清心热；通草导热下行；甘草调和诸药。

尿少者，加车前子、滑石利尿泄热；口渴甚者，加石膏、天花粉清热生津；大便秘结者，加生大黄、玄明粉通腑泻火。

（3）虚火上浮

证候 口腔溃疡或糜烂，周围色不红或微红，疼痛不甚，反复发作或迁延不愈，神疲颧红，口干不渴，舌红，苔少或花剥，脉细数，指纹淡紫。

辨证 本证以久病肾阴亏虚，口舌溃疡稀疏色淡，反复发作，神疲颧红，舌红苔少为特征。兼心阴虚者，溃疡以舌尖多见，心烦难眠；兼脾阴虚者，溃疡以口唇、齿龈多见，食少纳呆。

治法 滋阴降火，引火归原。

方药 六味地黄丸加肉桂。常用熟地黄、山茱萸滋阴补肾；山药、茯苓补益脾阴；牡丹皮、泽泻泻肝肾之虚火；加少量肉桂引火归原。

心阴不足者，加麦冬、五味子以养心安神；脾阴不足者，加石斛、沙参以养脾生津。若久泻或吐泻之后患口疮，治宜气阴双补，可服七味白术散，重用葛根，加乌梅、儿茶。

【其他治疗】

1. 中药成药

（1）牛黄解毒片 每服1～2片，1日3次。用于风热乘脾证。

（2）小儿化毒散 每服0.6g，1日2次，3岁以内小儿酌减。用于心火上炎证。

（3）六味地黄丸 每服3g，1日3次。用于虚火上浮证。

（4）知柏地黄丸 每服3g，1日3次。用于虚火上浮证。

2. 外治疗法

（1）冰硼散 少许，涂敷患处，1日3次。用于风热乘脾证、心火上炎证。

（2）锡类散 少许，涂敷患处，1日3次。用于心火上炎证、虚火上浮证。

（3）吴茱萸 适量，捣碎，醋调敷涌泉穴，临睡前固定，翌晨去除。用于虚火上浮证。

【预防与调护】

1. 预防

（1）保持口腔清洁，注意饮食卫生，餐具应经常消毒。

（2）食物宜新鲜、清洁，多食新鲜蔬菜和水果，不宜过食肥甘厚腻之食物。

（3）给初生儿、小婴儿清洁口腔时，动作宜轻，避免损伤口腔黏膜。

2. 调护

（1）选用金银花、野菊花、板蓝根、大青叶、甘草煎汤，频频漱口。

（2）注意口腔外周皮肤卫生，颈项处可围上清洁毛巾，口中涎水流出及时擦干。

（3）饮食宜清淡，忌辛辣刺激、粗硬及过咸食品，忌饮食过烫。

（4）补充水分，保持大便通畅。

【医案选读】

案一 一小儿发热饮冷，口患疮，额鼻黄赤，吐舌流涎，余用导赤、泻黄二散而愈。〔薛铠，等. 保婴撮要. 第 1 版. 北京：人民卫生出版社. 1983：313〕

案二 康某，男，3 岁。

患儿口舌生疮已 4 天，疼痛难忍，哭吵不宁，睡眠不安，不思饮食，时有鼻衄，口渴欲饮。检查：唇舌有大小不等黄白色溃疡点，边缘鲜红，舌尖部有米粒大小溃疡，伴发热，T 38℃，烦闹，小便黄，大便稍稠，舌质红，苔黄，脉数。治以清热解毒，泻火滋阴。方用：生地 10g，连翘 10g，天花粉 10g，薄荷 6g，防风 6g，生石膏 15g，栀子 10g，黄连 3g，升麻 1.5g，通草 1.5g，甘草 1.5g。3 剂，水煎，分多次服。

服药 2 剂后，已能安静入睡，无哭闹现象，溃疡点变小。服药 3 剂，诸症俱消。停服药物，嘱其用盐水漱口 1 周。〔周天心. 中医儿科证治. 第 1 版. 广州：广东科学技术出版社. 1990：201〕

第三节 呕 吐

呕吐是因胃失和降，气逆于上，以致乳食由胃中上逆经口而出的一种常见病证。古人谓有声有物谓之呕，有物无声谓之吐，有声无物谓之哕。由于呕与吐常同时发生，故多合称呕吐。本证发生无年龄和季节的限制，而以婴幼儿及夏季易于发生。凡内伤乳食，大惊卒恐，以及其他脏腑疾病影响到胃的功能，而致胃气上逆，均可引起呕吐。如能及时治疗，预后尚好。经常或长期呕吐，则损伤胃气，胃纳失常，可导致津液耗损，气血亏虚。

呕吐可见于西医学的多种疾病，如消化道功能紊乱、胃炎、溃疡病、胆囊炎、胰腺炎、胆道蛔虫、急性阑尾炎、肠梗阻等消化系统疾病，肝炎等一些急性传染病，或颅脑疾患、尿毒症，以及中暑、药物、食物影响等。本证以呕吐为主症，本节所述以消化道功能紊乱症为主。临床对于小儿呕吐，要注意审其病因，辨识引起呕吐的各种不同疾病，辨证与辨病相结合，才能使患儿得到正确的治疗，不致贻误病情。

【病因病机】

小儿呕吐发生的原因，以乳食伤胃、胃中积热、脾胃虚寒、肝气犯胃为多见。其病变部位在胃，和肝脾密切相关。无论什么原因所致，其共同的病理变化，都属胃气通降失和。《幼幼集成·呕吐证治》说："盖小儿呕吐有寒有热有伤食，然寒吐热吐，未有不因于伤食者，其病总属于胃。"脾胃脏腑相配，升降相合，生理上共同完成水谷的受纳消化吸收及精微转输，若脾胃不和则升降失司而呕吐。肝脏气机对胃气有直接影响，肝气疏泄正常则胃气和降通顺，若肝气横逆犯胃，则可使胃失通降而致呕吐。故呕吐之病总属于胃，且常与脾失健运、肝气横逆有关。

1. 乳食积滞 小儿胃腑小而且薄弱，若喂养不当，乳食过多，或进食过急，较大儿童恣食生冷、厚味、油腻等不易消化食物，蓄积胃中，则中焦壅塞，以致胃不受纳，脾失健运，气机升降失调，胃气上逆而呕吐。

2. 胃中积热 胃为阳土，性喜清凉，如因乳母过食炙煿辛辣之物，乳汁蕴热，儿食母乳，以致热积于胃，或较大儿童过食辛热之品，感受夏秋湿热，热积胃中，胃气上逆而呕吐。

3. 脾胃虚寒 先天禀赋不足，脾胃素虚，中阳不足；或乳母平时喜食寒凉生冷之品，乳汁寒薄，儿食其乳，脾胃受寒；或小儿恣食瓜果生冷，冷积中脘；或患病后寒凉克伐太过，损伤脾胃，皆可致脾胃虚寒，胃气失于和降而呕吐。

4. 肝气犯胃 较大儿童情志失和，如环境不适，所欲不遂，或被打骂，均可致情志怫郁，肝气不舒，横逆于胃，气随上逆而呕吐。亦可因肝胆热盛，火热犯胃，致突然呕吐。

本病病机关键为胃气上逆。胃主受纳、腐熟水谷，胃气以通降为顺。小儿脾胃薄弱，胃体未全、胃用未壮，若胃为外邪所伤，或肝气横逆犯胃，易使胃失和降，气逆于上，产生呕吐。至于颅内压增高、心肾等全身性疾病致呕吐者，则是他脏之病扰乱脏腑气机，使胃气上逆而呕吐。

【临床诊断】

1. 诊断要点

(1) 乳食、水液等从胃中上涌，经口而出。

(2) 有嗳腐食臭，恶心纳呆，胃脘胀闷等症。

(3) 有乳食不节，饮食不洁，情志不畅等病史。

(4) 重症呕吐者，有阴伤液竭之象，如饮食难进，形体消瘦，神萎烦渴，皮肤干瘪，囟门及目眶下陷，啼哭无泪，口唇干红，呼吸深长，甚至尿少或无尿，神昏抽搐，脉微细欲绝等症。

2. 鉴别诊断

(1) **溢乳** 又称漾乳。为小婴儿哺乳后，乳汁自口角溢出。多为哺乳过量或过急所致，并非病态。教其正确的哺乳方法，或随着年龄的增长，可逐渐自愈。

(2) **小儿呕吐** 要注意排除各种急腹症、颅脑疾病、药物中毒等，及时明确诊断，给予相应的病因治疗。

【辨证论治】

1. 辨证要点 本证辨证，要结合脏腑、寒热、食积分证。呕吐宿食腐臭，多为伤食；呕吐物清冷淡白，移时方吐，多为胃寒；呕吐物热臭气秽，多为胃热；呕吐苦水黄水，食入即吐，多为肝胆热犯胃腑。伤食不消，蕴为热吐；久吐不止，化为寒吐；脾胃虚寒，伤于暑热或热食，可形成寒热错杂之证。暴吐不止，津液大伤，阴竭阳脱，可发生厥逆虚脱变证；久吐不止，损脾伤胃，耗气劫阴，则可延为疳证。

2. 治疗原则 呕吐病机总属胃失和降，胃气上逆，故和胃降逆止吐为本病治标主法，同时，应辨明病因，审因论治以治本。食积呕吐者宜消食导滞，胃热呕吐者宜清热和胃，胃寒呕吐者宜温中散寒，肝气犯胃呕吐者宜疏肝降气，各证均须治以和胃降逆，标本兼顾。除药物治疗外，还要重视饮食调护，以防再为饮食所伤。若因误食毒物、药物而引起呕吐，则忌见呕止呕，应帮助患儿将有毒之物尽快排出。

3. 证治分类

（1）乳食积滞

证候 呕吐物多为酸臭乳块或不消化食物，不思乳食，口气臭秽，脘腹胀满，吐后觉舒，大便秘结或泻下酸臭，舌质红，苔厚腻，脉滑数有力，指纹紫滞。

辨证 有伤乳伤食的病史，呕吐物为乳块或不消化食物，吐后觉舒是本证辨证要点。若胃寒而兼伤食者，呕吐物酸臭不明显，苔多白腻；若食滞蕴而化热者，口渴面赤唇红，舌红苔黄。

治法 消乳消食，和胃降逆。

方药 伤乳用消乳丸加减。常用炒麦芽、焦神曲、焦山楂消乳化积；香附、砂仁、陈皮理气止吐；谷芽、甘草和中。

伤食用保和丸加减。常用焦山楂、焦神曲、鸡内金消食化积导滞；莱菔子、陈皮、法半夏理气降逆止呕；茯苓健脾渗湿；连翘清解郁热。

若呕吐较频者，可加少许生姜汁以降逆止吐；若大便秘结者，加大黄、枳实以通下导滞；兼胃寒者，去连翘，加丁香、藿香、白豆蔻温胃降逆；食滞化热加竹茹、黄连清胃泄热；浊气犯胃呕吐而见胸闷恶心、苔浊垢腻，加玉枢丹辟秽止呕；因食鱼、蟹而吐者，加紫苏解毒；因食肉而吐者，重用山楂消肉食之积。

（2）胃热气逆

证候 食入即吐，呕吐频繁，呕哕声洪，吐物酸臭，口渴多饮，面赤唇红，烦躁少寐，舌红苔黄，脉滑数，指纹紫滞。

辨证 呕吐频繁，食入即吐，呕吐物热臭气秽，是本证特点，全身症状亦为热象。胃热呕吐频剧者，易损伤阴津。

治法 清热泻火，和胃降逆。

方药 黄连温胆汤加减。常用黄连清胃泻火；陈皮、枳实理气导滞；半夏、竹茹降逆止呕；茯苓、甘草和胃。

兼食积加焦神曲、焦山楂、炒麦芽消食化积；大便不通加生大黄通腑泄热；口渴者加天花粉、麦门冬养胃生津；吐甚加生代赭石降逆止吐。虚热上犯，气逆不降而呕吐者，可选橘皮竹茹汤或竹叶石膏汤。

（3）脾胃虚寒

证候 食后良久方吐，或朝食暮吐，暮食朝吐，吐物多为清稀痰水或不消化乳食残渣，伴面色苍白，精神疲倦，四肢欠温，食少不化，腹痛便溏，舌淡苔白，脉迟缓无力，指纹淡。

辨证 患儿通常病程较长，多因禀赋不足，脾胃素虚，寒凝中脘，胃气通降无力而呕吐。特点为食后良久方吐，吐物不化，清稀而不臭，伴见全身脾阳不振之症。

治法 温中散寒，和胃降逆。

方药 丁萸理中汤加减。常用党参、白术、甘草扶脾益胃，补养中气；干姜、丁香、吴茱萸温中散寒，降逆止呕。

若呕吐清水，腹痛绵绵，大便稀溏，四肢欠温者，加附子、高良姜、肉桂温阳祛寒。

（4）肝气犯胃

证候　呕吐酸苦，或嗳气频频，每因情志刺激加重，胸胁胀痛，精神郁闷，易怒易哭，舌边红，苔薄腻，脉弦，指纹紫。

辨证　肝气犯胃呕吐的特点为嗳气吐酸，每遇情志刺激而加重。肝胆气郁化火，故伴见肝胆郁热之胸胁胀痛、烦躁、口苦咽干、舌红苔黄诸症。

治法　疏肝理气，和胃降逆。

方药　解肝煎加减。常用白芍缓肝急；苏叶、苏梗疏肝气；砂仁、厚朴调理脾胃气机；陈皮、法半夏降逆止呕。

肝火犯胃致吐，用左金丸合四逆散清肝理气和胃；火郁伤阴，加北沙参、石斛清养胃阴；呕吐黄苦水者加柴胡、黄芩清利肝胆。

【其他治疗】

1. 中药成药

（1）玉枢丹　每服＜3岁者0.3g，4～7岁者0.6g，1日2次。用于外感呕吐。

（2）藿香正气液　每服5～10ml，1日2～3次。用于暑湿呕吐。

（3）香砂养胃丸　每服3g，1日2～3次。用于脾胃虚寒证。

2. 外治疗法

（1）鲜地龙数条。捣烂敷双足心，用布包扎，1日1次。用于胃热气逆证。

（2）大蒜5个，吴茱萸（研末）10g。大蒜去皮捣烂，与吴茱萸拌匀，揉成伍角硬币大小的药饼，外敷双足心，1日1次。用于脾胃虚寒证。

（3）鲜生姜切成厚0.1～0.3cm，直径1cm的姜片。以胶布固定于双侧太渊穴上，使姜片压住桡动脉。5分钟后让病人口服用药。可以预防服药呕吐及晕车晕船呕吐。

3. 推拿疗法

（1）掐合谷，泻大肠，分阴阳，清补脾经，清胃，揉板门，清天河水，运内八卦，平肝，按揉足三里。用于乳食积滞证。

（2）清脾胃，清大肠，掐合谷，退六腑，运内八卦，清天河水，平肝，分阴阳。用于胃热气逆证。

（3）补脾经，揉外劳宫，推三关，揉中脘，分阴阳，运内八卦。用于脾胃虚寒证。

4. 针灸疗法

（1）体针　取中脘、足三里、内关。热盛加合谷，寒盛加上脘、大椎，食积加下脘，肝郁加阳陵泉、太冲。实证用泻法，虚证用补法。1日1次。

（2）耳针　胃、肝、交感、皮质下、神门。每次2～3穴，强刺激，留针15分钟。1日1次。

5. 火丁疗法　医生用右手戴消毒手套，食指指头上蘸少量冰硼散，伸入患儿口腔内，快速地按压在患儿舌根部的"火丁"（悬雍垂对面的会厌软骨）上，按后取出，1小时后方可进食。尤适用于婴儿吐乳。

【预防与调护】

1. 预防

（1）哺乳时不宜过急，以防空气吞入；哺乳后，将小儿竖抱，轻拍背部，使吸入的空气排出，然后再让其平卧。

（2）喂养小儿时，食物宜清淡而富有营养，不进辛辣、炙煿和有腥臊膻臭异味的食物、饮料等。

（3）饮食清洁卫生，不吃腐败变质食品，不恣食生冷。防止食物及药物中毒。

2. 调护

（1）呕吐者，应专人护理，安静休息，消除恐惧心理，抱患儿取坐位，头向前倾，用手托扶前额，使呕吐物吐出畅通，避免呛入气管。

（2）呕吐较轻者，可进少量易消化流质或半流质食物，较重者应暂禁食，然后用生姜汁少许滴入口中，再用米汁内服。必要时补液。

（3）服用中药时少量多次频服。药液冷热适中。热性呕吐者药液宜冷服；寒性呕吐者药液宜热服，避免病邪与药物格拒而加重呕吐。

【医案选读】

案一　大还治一小儿，生方9日，即呕吐、腹胀。作脾气虚寒。用半夏、陈皮、姜汁、卜子、丁香、藿香、砂仁各少许，煎饮半酒盏而愈。〔魏之琇. 续名医类案. 第1版. 北京：人民卫生出版社. 1957：763〕

案二　叶某，女，10个月。

1周来频频作呕，纳食后随即喷吐而出，呕出水液及乳汁，有酸味。两目微陷，囟门低凹，晚间发热，大便日行2～3次，稀薄而夹残渣，气味热臭，小咳，四肢温，未见抽搐，舌质红，舌苔薄白。患病前曾感受温热，蕴于阳明，旋因新寒诱发，胃气冲逆，清浊不分，大便溏泄，证已1周；频频作恶，呕吐不止，又系肝火犯胃之征。治宜和中降逆，勿忘抑肝平胃。拟方：姜半夏3g，藿香梗10g，川黄连1g，广陈皮5g，吴茱萸1g，炒麦芽10g，姜竹茹6g，生姜渣0.3g。另用辟瘟丹1锭，分2次调服。

服药1剂，呕吐已止，乳食能进，诸症随之而解。〔江育仁，等. 脾病治肝法在儿科临床的运用. 湖南中医杂志. 1986；2（4）：20〕

第四节　腹　痛

腹痛，是指胃脘以下、脐之四旁以及耻骨以上部位发生的疼痛。包括大腹痛、脐腹痛、少腹痛和小腹痛。大腹痛，指胃脘以下，脐部以上腹部疼痛；脐腹痛，指脐周部位的疼痛；少腹痛，指小腹两侧或一侧疼痛；小腹痛指下腹部的正中部位疼痛。

腹痛为小儿常见的证候，可见于任何年龄与季节，婴幼儿不能言语，腹痛多表现为啼哭，如《古今医统·腹痛》说："小儿腹痛之病，诚为急切。凡初生二三个月及一周之内，多有腹痛之患。无故啼哭不已或夜间啼哭之甚，多是腹痛之故。大都不外寒热二因。"后世一般将腹痛分为寒、热、虚、实四大类，较便于掌握。

导致腹痛的疾病很多。西医学主要分三大类。第 1 类为全身性疾病及腹部以外器官疾病产生的腹痛，常见如败血症、过敏性紫癜、荨麻疹、腹型癫痫、伤寒、卟啉病、扁桃体炎、大叶性肺炎、心肌炎、急性感染性多发性神经根炎、糖尿病酮症酸中毒、铅中毒等。第 2 类为腹部器官的器质性疾病，如胰腺炎、肝炎、胆道疾病、肠梗阻、肠套叠、阑尾炎、腹膜炎、溃疡病穿孔、肠道寄生虫病、急性肾盂肾炎、泌尿系结石、腹腔淋巴结炎等。第 3 类为功能性腹痛，主要为再发性腹痛，占腹痛患儿总数的 50%～70%。本节所讨论以第 3 类腹痛为主，其他类型的腹痛应在明确病因诊断，并给以相应治疗的基础上，参考本节内容辨证论治。

【病因病机】

小儿脾胃薄弱，经脉未盛，易为各种病邪所干扰。六腑以通降为顺，经脉以流通为畅，感受寒邪、乳食积滞、脾胃虚寒、情志刺激、外伤损络，皆可使气滞于脾胃肠腑，脾喜运而恶滞，六腑不通则腹痛。现将其病因病机分述如下：

1. 感受寒邪　由于护理不当，衣被单薄，腹部为风冷之气所侵，或因过食生冷瓜果，中阳受戕。寒主收引，寒凝气滞，则经络不畅，气血不行而腹痛。因小儿稚阳未充，故寒凝气滞者多见。

2. 乳食积滞　小儿脾常不足，运化力弱，乳食又不知自节，故易伤食。如过食油腻厚味，或强进饮食、临卧多食或误食变质不洁之物，致食积停滞，郁积胃肠，气机壅塞，痞满腹胀腹痛。或平时过食辛辣香燥、膏粱厚味，胃肠积滞，或积滞日久化热，肠中津液不足致燥热闭结，使气机不利，传导之令不行而致腹痛。

3. 脏腑虚冷　素体脾阳虚弱，脏腑虚冷，或寒湿内停，损伤阳气，阳气不振，温煦失职，阴寒内盛，气机不畅，腹部绵绵作痛。

4. 气滞血瘀　小儿情志怫郁，肝失条达，肝气横逆，犯于脾胃，中焦气机窒塞，血脉凝滞，导致气血运行不畅，产生腹痛。

上述不同的病因，加上小儿素体差异，形成病机属性有寒热之分。一般感受寒邪，或过食生冷，或素体阳虚而腹痛者，属于寒性腹痛；过食辛辣香燥或膏粱厚味成积滞，热结阳明而腹痛，属于热性腹痛；若因气滞血瘀者，常表现为寒热错杂之证。病情演变分虚实，其发病急、变化快，因寒、热、食、积等损伤所致者，多为实证；其起病缓，变化慢，常因脏腑虚弱所致者，多为虚证。两者亦可相互转化，实证未得到及时治疗，可以转为虚证；虚证复感寒邪或伤于乳食，又可成虚实夹杂之证。

【临床诊断】

1. 诊断要点　腹痛，是在胃脘以下、脐之四旁以及耻骨以上部位发生的疼痛。分其部位，包括大腹痛、脐腹痛、少腹痛和小腹痛。常有反复发作史，发作时可以自行缓解。疼痛的性质，有钝痛、胀痛、刺痛、挚痛等不同，但在小儿常难以诉说清楚。腹痛之疼痛常时作时止、时轻时重，若疼痛持续不止，或逐渐加重，要注意排除器质性疾病的腹痛。伴随腹痛而发生的症状一般不多，可有啼哭不宁、腹胀、肠鸣、嗳气等，若是持续性吐泻或腹胀板硬，必须注意做好鉴别诊断。

符合以下特点者，可诊断为再发性腹痛：①腹痛突然发作，持续时间不长，能自行缓解。②腹痛以脐周为主，疼痛可轻可重，但腹部无明显体征。③无伴随的病灶器官症状，如发热、呕吐、腹泻、咳嗽、气喘、尿频、尿急、尿痛等。④有反复发作的特点，每次发作时症状相似。

2. 鉴别诊断

（1）全身性疾病及腹部以外器官疾病产生的腹痛　①呼吸系统疾病引起的腹痛常有咳嗽，或扁桃体红肿，肺部听诊有啰音等。②心血管系统疾病引起的腹痛常伴有心悸，心脏杂音，心电图异常。③神经系统疾病引起的腹痛常反复发作，脑电图异常，腹型癫痫服抗癫痫药有效。④血液系统疾病引起的腹痛常伴有血象及骨髓象异常。⑤代谢性疾病引起的腹痛，如糖尿病有血糖、尿糖增高，铅中毒有指甲、牙齿染黑色，卟啉病有尿呈红色、曝光后色更深等可助诊断。

（2）腹部脏器的器质性病变　①胃肠道感染如急性阑尾炎、结肠炎、腹泻、急性坏死性肠炎、肠寄生虫病，除有腹痛外，还有饮食不调史及感染病史，大便及血象化验有助于诊断。②胃肠道梗阻、肠套叠、嵌顿性腹股沟斜疝，有腹痛及腹胀和梗阻现象，全腹压痛，腹肌紧张，肠鸣音消失，X线检查可助诊断。③肝胆疾病如胆道蛔虫、肝炎、胆囊炎、胆结石症，常有右上腹阵痛和压痛，肝功能异常及B超检查等可助诊断。④泌尿系统疾病如感染、结石、尿路畸形、急性肾炎等，常有腰痛、下腹痛、尿道刺激症状，尿检异常、X线检查可助诊断。⑤下腹痛对少女要注意是否为卵巢囊肿蒂扭转、痛经。⑥内脏肝脾破裂，有外伤史，常伴有休克等。配合实验室及医学影像诊断技术检查，可以作出诊断。

【辨证论治】

1. 辨证要点　小儿啼哭、弯腰捧腹，或呻吟不已、时缓时急者，多为腹痛。

（1）辨气、血、虫、食　腹痛属气滞者，有情志失调病史，胀痛时聚时散、痛无定处，气聚则痛而见形，气散则痛而无迹。属血瘀者，有跌仆损伤手术史，腹部刺痛，痛有定处，按之痛剧，局部满硬。属虫积者，有大便排虫史，或镜检有虫卵，脐周疼痛，时作时止。属食积者，有乳食不节史，见嗳腐吞酸、呕吐不食、脘腹胀满。

（2）辨寒、热、虚、实　腹痛有寒热之分，而以寒证居多。如热邪内结，疼痛阵作，得寒痛减，兼有口渴引饮，大便秘结，小便黄赤，舌红苔黄少津，脉洪大而数，指纹紫者属热。暴痛而无间歇，得热痛减，兼有口不渴，下利清谷，小便清利，舌淡苔白滑润，脉迟或紧，指纹淡者属寒。腹痛还有虚实之分，一般急性腹痛多属实证，其痛有定处，拒按，痛剧而有形，饱而痛甚，兼有胀满，脉大有力。慢性腹痛多虚，其痛无定处，喜按，痛缓而无形，饥则痛作，兼有闷胀，舌淡少苔，脉弱无力。

腹痛证候，往往相互转化，互相兼夹。如疼痛缠绵发作，可以郁而化热；热痛日久不愈，可以转为虚寒，成为寒热错杂证；气滞可以导致血瘀，血瘀可使气机不畅；虫积可兼食滞，食滞有利于肠虫的寄生等。

2. 治疗原则　腹痛的治疗，以调理气机，疏通经脉为主。根据不同的证型分别治以温散寒邪、消食导滞、通腑泄热、温中补虚、活血化瘀。除内服药外，还常使用推拿、外治、针灸等法配合治疗，以提高疗效。

3. 证治分类

（1）腹部中寒

证候 腹部疼痛，阵阵发作，痛处喜暖，得温则舒，遇寒痛甚，肠鸣辘辘，面色苍白，痛甚者额冷汗出，唇色紫暗，肢冷，或兼吐泻，小便清长，舌淡红，苔白滑，脉沉弦紧，指纹红。

辨证 有外感寒邪或饮食生冷病史，寒主收引，故其腹痛特点为拘急疼痛、肠鸣切痛、得温则缓、遇冷痛甚。患儿以往常有类似发作病史。

治法 温中散寒，理气止痛。

方药 养脏汤加减。常用木香、丁香、香附芳香散寒之品调理气机；当归、川芎温通血脉；吴茱萸、肉桂温中散寒，使寒邪得温消散，气血畅行，阳气敷布，脏腑获得温养，腹痛可得缓解。

腹胀加砂仁、枳壳理气消胀；恶心呕吐加法半夏、藿香和胃止呕；兼泄泻加炮姜、煨肉豆蔻温中止泻；抽掣阵痛加小茴香、延胡索温中活血止痛。

（2）乳食积滞

证候 脘腹胀满，疼痛拒按，不思乳食，嗳腐吞酸，或腹痛欲泻，泻后痛减，或时有呕吐，吐物酸馊，矢气频作，粪便秽臭，夜卧不安，时时啼哭，舌淡红，苔厚腻，脉象沉滑，指纹紫滞。

辨证 有伤乳伤食病史，脘腹胀满，疼痛拒按，不思乳食是本证的特征。吐物酸馊，矢气频作，粪便秽臭，腹痛欲泻，泻后痛减，皆是伤乳伤食之表现。本证可与腹部中寒、脾胃虚寒、胃热气逆证候并见。

治法 消食导滞，行气止痛。

方药 香砂平胃散加减。常用苍术、陈皮、厚朴、砂仁、香附、枳壳理气行滞；焦山楂、焦神曲、炒麦芽消食化积；白芍、甘草调中和营。

腹胀明显，大便不通者，加槟榔、莱菔子通导积滞；兼感寒邪者，加藿香、干姜温中散寒；食积蕴郁化热者，加生大黄、黄连清热通腑，荡涤肠胃之积热。

（3）胃肠结热

证候 腹部胀满，疼痛拒按，大便秘结，烦躁不安，潮热口渴，手足心热，唇舌鲜红，舌苔黄燥，脉滑数或沉实，指纹紫滞。

辨证 腹痛胀满，拒按便秘为本证特点，但有邪正俱盛和邪实正虚的区别。若正气未衰，里实已成者，痞满燥实四证俱现，腹痛急剧，脉沉实有力，为邪正俱盛证。若里热津伤，正气衰惫，而燥热未结，里实未去，即燥实为主，痞满不甚，腹痛未能缓解，但精神疲惫，舌干少津者，为邪实正虚。

治法 通腑泄热，行气止痛。

方药 大承气汤加减。常用生大黄、玄明粉泻热通便，荡涤胃肠，活血祛瘀；厚朴行气破结，消痞除满；升麻、黄连清泄胃热；木香、枳实行气消痞。

若口干，舌质红干津伤者，加玄参、麦冬、生地黄养阴生津。因肝胆失于疏泄，肝热犯胃而实热腹痛，用大柴胡汤加减。

（4）脾胃虚寒

证候　腹痛绵绵，时作时止，痛处喜温喜按，面白少华，精神倦怠，手足清冷，乳食减少，或食后腹胀，大便稀溏，唇舌淡白，脉沉缓，指纹淡红。

辨证　本证因素体阳虚，中阳不足，或病程中消导、攻伐太过，损伤阳气，失于温养，脏腑拘急而痛。本证特点为起病缓慢，腹痛绵绵，喜按喜温，病程较长，反复发作，为虚寒之证。

治法　温中理脾，缓急止痛。

方药　小建中汤合理中丸加减。常用桂枝温经和营；白芍、甘草缓急止痛；饴糖、大枣、生姜、党参、白术甘温补中；干姜温中祛寒。

气血不足明显者，加黄芪、当归补益气血；肾阳不足，加附子、肉桂以温补元阳；伴呕吐清涎者，加丁香、吴茱萸以温中降逆。脾虚而兼气滞者，用厚朴温中汤。

（5）气滞血瘀

证候　腹痛经久不愈，痛有定处，痛如锥刺，或腹部癥块拒按，肚腹硬胀，青筋显露，舌紫黯或有瘀点，脉涩，指纹紫滞。

辨证　本证以痛有定处，痛如锥刺，拒按或腹部癥块为特征，常有外伤、手术或癥瘕等病史。同时，瘀血亦可导致气滞，故常表现为痛而兼胀，其癥块随病位而定。

治法　活血化瘀，行气止痛。

方药　少腹逐瘀汤加减。常用肉桂、干姜、小茴香温通经脉；蒲黄、五灵脂、赤芍、当归、川芎活血散瘀；延胡索、没药理气活血，软坚止痛。

兼胀痛者，加川楝子、乌药以理气止痛；有癥块或有手术、外伤史者，加三棱、莪术散瘀消癥。这类药物易于伤津耗血，去病大半则停服，康复期应加用补气之品，如黄芪、人参等。

【其他治疗】

1. 中药成药

（1）藿香正气液　每服5～10ml，1日2～3次。用于腹部中寒证。

（2）纯阳正气丸　每服1～2g，1日1～2次。用于腹部中寒证。

（3）大山楂丸　每服3g，1日3次。用于乳食积滞证。

（4）木香槟榔丸　每服1.5～3g，1日2～3次。用于乳食积滞证。

（5）附子理中丸　每服2～3g，1日2～3次。用于脾胃虚寒证。

（6）元胡止痛片　每服2～3片，1日2～3次。用于气滞血瘀证。

（7）越鞠丸　每服3～7岁者2g，>7岁者3g，1日2次。用于气滞腹痛。

2. 外治疗法

（1）公丁香3g，白豆蔻3g，肉桂2g，白胡椒4g，共研细末，过100目筛，贮瓶备用。用时取药末1～1.5g，填敷脐中，再外贴万应膏。用于腹部中寒证、脾胃虚寒证。

（2）生葱头250g，捣烂炒熟敷肚脐。用于脾胃虚寒证。

3. 推拿疗法

（1）揉一窝风，揉外劳宫。用于腹部中寒证。

（2）清脾胃，顺运八卦，推四横纹，清板门，清大肠。用于乳食积滞证。

（3）顺运八卦，清胃，退六腑，推四横纹。用于胃肠积热证。

（4）揉外劳宫，清补脾，顺运八卦。用于脾胃虚寒证。

4. 针灸疗法　针刺法：取足三里、合谷、中脘。寒证腹痛加灸神阙，食积加里内庭，呕吐加内关。一般取患侧，亦可取双侧。用 3～5cm 长 30 号毫针，快速进针，行平补平泻手法，捻转或提插。年龄较大儿童可留针 15 分钟，留至腹痛消失。

【预防与调护】

1. 预防

（1）注意饮食卫生，勿多食生冷。

（2）注意气候变化，防止感受外邪，避免腹部受凉。

（3）餐后稍事休息，勿作剧烈运动。

2. 调护

（1）剧烈或持续腹痛者应卧床休息，随时查腹部体征，并作必要的辅助检查，以便做好鉴别诊断和及时处理。

（2）根据病因，给予相应饮食调护。消除患儿恐惧心理。

（3）寒性腹痛者应温服或热服药液，热性腹痛者应冷服药液，伴呕吐者药液要少量多次分服。

【医案选读】

案一　一小儿肚腹膨痛，食后即泻，手足逆冷。此脾气虚寒也。先用人参理中丸，后用六君子汤而愈。〔薛铠，等. 保婴撮要. 第 1 版. 北京：人民卫生出版社. 1983：129〕

案二　陶某，男，10 岁。1984 年 9 月 22 日初诊。

患儿幼年曾作直肠尿道造型手术，此后大便失调，经常数日不通，以致腹痛难受。6 天前腹痛又作，大便不下，呕吐不食，多次送急诊，西医诊断为肠梗阻，经导便仍不能解下。至今腹痛呻吟，按之满实，大便秘结，食进即吐，四末清冷，小溲短少，两脉沉弦，舌苔淡白。久病伤阳，寒实里结，亟须温通，主以温脾汤。肉桂（后下）1.5g，淡附片 5g，党参10g，玄明粉（冲）10g，当归 6g，生大黄 6g，干姜 3g，甘草 3g。2 剂。

服 1 剂后，腹痛转缓。2 剂后，大便通利数次，吐平能食，腹软肢温。续以调扶中州（参、术、苓、草、归、芍、桂、陈等品）而获安。〔宋知行，等. 董廷瑶·幼科撷要. 第 1版. 上海：百家出版社. 1990：216〕

第五节　泄　泻

泄泻是以大便次数增多，粪质稀薄或如水样为特征的一种小儿常见病。本病一年四季均可发生，以夏秋季节发病率为高，不同季节发生的泄泻，其证候表现有所不同。2 岁以下小儿发病率高，因婴幼儿脾常不足，易于感受外邪、伤于乳食或脾肾气阳亏虚，均可导致脾病湿盛而发生泄泻。轻者治疗得当，预后良好；重者下泄过度，易见气阴两伤，甚至阴竭阳脱；久泻迁延不愈者，则易转为疳证。

【病因病机】

小儿泄泻发生的原因，以感受外邪、伤于饮食、脾胃虚弱为多见。其主要病变在脾胃。因胃主受纳腐熟水谷，脾主运化水湿和水谷精微，若脾胃受病，则饮食入胃之后，水谷不化，精微不布，清浊不分，合污而下，致成泄泻。故《幼幼集成·泄泻证治》说："夫泄泻之本，无不由于脾胃。盖胃为水谷之海，而脾主运化，使脾健胃和，则水谷腐化而为气血以行荣卫。若饮食失节，寒温不调，以致脾胃受伤，则水反为湿，谷反为滞，精华之气不能输化，乃致合污下降，而泄泻作矣。"

1. 感受外邪 小儿脏腑柔嫩，肌肤薄弱，冷暖不知自调，易为外邪侵袭而发病。外感风、寒、暑、热诸邪常与湿邪相合而致泻，盖因脾喜燥而恶湿，湿困脾阳，运化失职，湿盛则濡泻，故前人有"无湿不成泻"、"湿多成五泻"之说。由于时令气候不同，长夏多湿，故外感泄泻以夏秋多见，其中又以湿热泻最常见，风寒致泻则四季均有。

2. 伤于饮食 小儿脾常不足，运化力弱，饮食不知自节，若调护失宜，乳哺不当，饮食失节或不洁，过食生冷瓜果或难以消化之食物，皆能损伤脾胃，发生泄泻。如《素问·痹论》所说："饮食自倍，肠胃乃伤。"小儿易为食伤，发生伤食泻，在其他各种泄泻证候中亦常兼见伤食证候。

3. 脾胃虚弱 小儿素体脾虚，或久病迁延不愈，脾胃虚弱，胃弱则腐熟无能，脾虚则运化失职，因而水反为湿，谷反为滞，不能分清别浊，水湿水谷合污而下，形成脾虚泄泻。亦有暴泻实证，失治误治，迁延不愈，如风寒、湿热外邪虽解而脾胃损伤，转成脾虚泄泻者。

4. 脾肾阳虚 脾虚致泻者，一般先耗脾气，继伤脾阳，日久则脾损及肾，造成脾肾阳虚。阳气不足，脾失温煦，阴寒内盛，水谷不化，并走肠间，而致澄澈清冷、洞泄而下的脾肾阳虚泻。

由于小儿稚阳未充、稚阴未长，患泄泻后较成人更易于损阴伤阳发生变证。重症泄泻患儿，泻下过度，易于伤阴耗气，出现气阴两伤，甚至阴伤及阳，导致阴竭阳脱的危重变证。若久泻不止，脾气虚弱，肝旺而生内风，可成慢惊风；脾虚失运，生化乏源，气血不足以荣养脏腑肌肤，久则可致疳证。

【临床诊断】

1. 诊断要点

（1）有乳食不节、饮食不洁，或冒风受寒、感受时邪病史。

（2）大便次数较该儿平时明显增多，重症达10次以上。粪呈淡黄色或清水样；或夹奶块、不消化物，如同蛋花汤；或黄绿稀溏，或色褐而臭，夹少量黏液。可伴有恶心、呕吐、腹痛、发热、口渴等症。

（3）重症泄泻，可见小便短少、高热烦渴、神疲萎软、皮肤干瘪、囟门凹陷、目眶下陷、啼哭无泪等脱水征，以及口唇樱红、呼吸深长、腹胀等酸碱平衡失调和电解质紊乱的表现。

（4）大便镜检可有脂肪球或少量白细胞、红细胞。

（5）大便病原学检查可有轮状病毒等病毒检测阳性，或致病性大肠杆菌等细菌培养阳性。

2. 鉴别诊断 痢疾（细菌性痢疾）：急性起病，便次频多，大便稀，有黏冻脓血，腹痛明显，里急后重。大便常规检查脓细胞、红细胞多，可找到吞噬细胞；大便培养有痢疾杆菌生长。

【辨证论治】

1. 辨证要点 本病以八纲辨证为纲，常证重在辨寒、热、虚、实；变证重在辨阴、阳。常证按起病缓急、病程长短分为暴泻、久泻，暴泻多属实，久泻多属虚或虚中夹实。暴泻辨证，湿热泻发病率高，便次多，便下急迫，色黄褐，气秽臭，或见少许黏液，舌苔黄腻；风寒泻大便清稀多泡沫，臭气轻，腹痛重，伴外感风寒症状；伤食泻有伤食史，纳呆腹胀，便稀夹不消化物，泻下后腹痛减。久泻辨证，脾虚泻病程迁延，大便稀溏，色淡不臭，食后易泻；脾肾阳虚泻较脾虚泻病程更长，大便澄澈清冷，完谷不化，阳虚内寒症状显著。变证起于泻下不止、精神萎软、皮肤干燥，为气阴两伤证，属重症；精神萎靡、尿少或无、四肢厥冷、脉细欲绝，为阴竭阳脱证，属危症。

2. 治疗原则 泄泻治疗，以运脾化湿为基本法则。实证以祛邪为主，根据不同的证型分别治以清肠化湿、祛风散寒、消食导滞。虚证以扶正为主，分别治以健脾益气，温补脾肾。泄泻变证，总属正气大伤，分别治以益气养阴、酸甘敛阴，护阴回阳、救逆固脱。本病除内服药外，还常使用推拿、外治、针灸等法治疗。

3. 证治分类

（1）常证

①湿热泻

证候 大便水样，或如蛋花汤样，泻下急迫，量多次频，气味秽臭，或见少许黏液，腹痛时作，食欲不振，或伴呕恶，神疲乏力，或发热烦闹，口渴，小便短黄，舌质红，苔黄腻，脉滑数，指纹紫。

辨证 本证以起病急，泻下急迫，量多次频，舌质红，苔黄腻为特征。偏热重，气味秽臭，或见少许黏液，发热；偏湿重便如稀水，口渴尿短；兼伤食，大便夹不消化物，纳呆。若泻下过度，本证易于转为伤阴，甚至阴竭阳脱变证。失治误治，迁延日久，则易转为脾虚泄泻。

治法 清肠解热，化湿止泻。

方药 葛根黄芩黄连汤加减。常用葛根解表退热，生津升阳；黄芩、黄连清解胃肠湿热；地锦草、豆卷清肠化湿；甘草调和诸药。

热重泻频加鸡苏散、辣蓼、马鞭草清热解毒；发热口渴加生石膏、芦根清热生津；湿重水泻加车前子、苍术燥湿利湿；泛恶苔腻加藿香、佩兰芳化湿浊；呕吐加竹茹、半夏降逆止呕；腹痛加木香理气止痛；纳差加焦山楂、焦神曲运脾消食。

②风寒泻

证候 大便清稀，夹有泡沫，臭气不甚，肠鸣腹痛，或伴恶寒发热，鼻流清涕，咳嗽，舌质淡，苔薄白，脉浮紧，指纹淡红。

辨证 本证以大便清稀夹有泡沫，臭气不甚，肠鸣腹痛为特征。风象重，便多泡沫，鼻流清涕；寒象重，腹部切痛，恶寒；兼伤食，大便夹不消化物，纳呆。风寒化热则便次增多，气转臭秽，发热加重。寒邪易伤阳气，大便不化，肢冷神萎，需防伤阳变证。

治法 疏风散寒，化湿和中。

方药 藿香正气散加减。常用藿香、苏叶、白芷、生姜疏风散寒，理气化湿；半夏、陈皮、苍术温燥寒湿，调理气机；茯苓、甘草、大枣健脾和胃。

大便质稀色淡，泡沫多，加防风炭以祛风止泻；腹痛甚，里寒重，加干姜、砂仁、木香以温中散寒理气；腹胀苔腻，加大腹皮、厚朴顺气消胀；夹有食滞者，去甘草、大枣，加焦山楂、鸡内金消食导滞；小便短少加泽泻、车前子渗湿利尿；恶寒、鼻塞、声重加荆芥、防风以加强解表散寒之力。

③伤食泻

证候 大便稀溏，夹有乳凝块或食物残渣，气味酸臭，或如败卵，脘腹胀满，便前腹痛，泻后痛减，腹痛拒按，嗳气酸馊，或有呕吐，不思乳食，夜卧不安，舌苔厚腻，或微黄，脉滑实，指纹滞。

辨证 以起病前有乳食不节史，便稀夹不消化物，气味酸臭，脘腹胀痛，泻后痛减为特征。伤乳者稀便夹乳凝块；伤食者夹食物残渣。本证可单独发生，更常为他证兼证。调治不当，病程迁延，积不化而脾气伤，易转为脾虚泻，或脾虚夹积，甚至疳证。

治法 运脾和胃，消食化滞。

方药 保和丸加减。常用焦山楂、焦神曲、鸡内金消食化积导滞；陈皮、半夏理气降逆；茯苓健脾渗湿；连翘清解郁热。

腹痛加木香、槟榔理气止痛；腹胀加厚朴、莱菔子消积除胀；呕吐加藿香、生姜和胃止呕。

④脾虚泻

证候 大便稀溏，色淡不臭，多于食后作泻，时轻时重，面色萎黄，形体消瘦，神疲倦怠，舌淡苔白，脉缓弱，指纹淡。

辨证 本证常由暴泻失治迁延而成，以病程较长，大便稀溏，多于食后作泻，以及全身脾虚征象为特征。偏脾气虚者面色萎黄，形体消瘦，神疲倦怠；偏脾阳虚者大便清稀无臭，神萎面白，肢体欠温。本证进一步发展，则由脾及肾，易转成脾肾阳虚泻，或久泻而成疳证。

治法 健脾益气，助运止泻。

方药 参苓白术散加减。常用党参、白术、茯苓、甘草补脾益气；山药、莲子肉、扁豆、薏苡仁健脾化湿；砂仁、桔梗理气和胃。

胃纳呆滞，舌苔腻，加藿香、苍术、陈皮、焦山楂以芳香化湿，消食助运；腹胀不舒加木香、乌药理气消胀；腹冷舌淡，大便夹不消化物，加炮姜以温中散寒，暖脾助运；久泻不止，内无积滞，加煨益智仁、肉豆蔻、石榴皮以温脾固涩止泻。

⑤脾肾阳虚泻

证候 久泻不止，大便清稀，澄澈清冷，完谷不化，或见脱肛，形寒肢冷，面色㿠白，精神萎靡，睡时露睛，舌淡苔白，脉细弱，指纹色淡。

辨证　本证见于久泻，以大便澄澈清冷，完谷不化，形寒肢冷为特征。偏脾阳虚者大便清稀，或见脱肛，面色㿠白；偏肾阳虚者大便清冷，滑脱不禁，腹凉肢冷，精神萎靡。本证继续发展，则成重症疳泻，终则阳脱而亡。

治法　温补脾肾，固涩止泻。

方药　附子理中汤合四神丸加减。常用党参、白术、甘草健脾益气；干姜、吴茱萸温中散寒；附子、补骨脂、肉豆蔻温肾暖脾，固涩止泻。

脱肛加炙黄芪、升麻升举中阳；久泻滑脱不禁加诃子、石榴皮、赤石脂收敛固涩止泻。

（2）变证

①气阴两伤

证候　泻下过度，质稀如水，精神萎软或心烦不安，目眶及囟门凹陷，皮肤干燥或枯瘪，啼哭无泪，口渴引饮，小便短少，甚至无尿，唇红而干，舌红少津，苔少或无苔，脉细数。

辨证　本证多起于湿热泄泻，以精神萎软，皮肤干燥，小便短少为特征。偏耗气者大便稀薄，神萎乏力，不思进食；偏伤阴者泻下如水，量多，目眶及前囟凹陷，啼哭无泪，小便短少甚至无尿。本证若不能及时救治，则可能很快发展为阴竭阳脱证。

治法　健脾益气，酸甘敛阴。

方药　人参乌梅汤加减。常用人参、炙甘草补气健脾；乌梅涩肠止泻；木瓜祛湿和胃，以上四药合用酸甘化阴；莲子、山药健脾止泻。

泻下不止加山楂炭、诃子、赤石脂涩肠止泻；口渴引饮加石斛、玉竹、天花粉、芦根养阴生津止渴；大便热臭加黄连、辣蓼清解内蕴之湿热。

②阴竭阳脱

证候　泻下不止，次频量多，精神萎靡，表情淡漠，面色青灰或苍白，哭声微弱，啼哭无泪，尿少或无，四肢厥冷，舌淡无津，脉沉细欲绝。

辨证　本证常因气阴两伤证发展，或久泻不止阴阳俱耗而成，以面色青灰或苍白，精神萎靡，哭声微弱，尿少或无，四肢厥冷，脉沉细欲绝为特征。阴竭证皮肤枯瘪，啼哭无泪，无尿；阳脱证神萎而悄无声息，四肢厥冷，脉细欲绝。本证为变证、危症，不及时救治则迅即夭亡。

治法　挽阴回阳，救逆固脱。

方药　生脉散合参附龙牡救逆汤加减。常用人参大补元气；麦冬、五味子、白芍、炙甘草益气养阴，酸甘化阴；附子回阳固脱；龙骨、牡蛎潜阳救逆。

【其他治疗】

1. 中药成药

（1）葛根芩连微丸　每服1～2g，1日3～4次。用于湿热泻。

（2）藿香正气液　每服5～10ml，1日3次。用于风寒泻。

（3）纯阳正气丸　每服2～3g，1日3～4次。用于中寒泄泻，腹冷呕吐。

（4）健脾八珍糕　每次2块，开水调成糊状吃，1日2～3次。用于脾虚泻。

（5）附子理中丸　每服2～3g，1日3～4次。用于脾肾阳虚泻。

2. 外治疗法

(1) 丁香 2g，吴茱萸 30g，胡椒 30 粒，共研细末。每次 1～3g，醋调成糊状，敷贴脐部，每日 1 次。用于风寒泻、脾虚泻。

(2) 鬼针草 30g，加水适量。煎煮后倒入盆内，先熏蒸、后浸泡双足，每日 2～4 次，连用 3～5 日。用于小儿各种泄泻。

3. 推拿疗法

(1) 清补脾土，清大肠，清小肠，退六腑，揉小天心。用于湿热泻。

(2) 揉外劳宫，推三关，摩腹，揉脐，揉龟尾。用于风寒泻。

(3) 推板门，清大肠，补脾土，摩腹，逆运内八卦，点揉天突。用于伤食泻。

(4) 推三关，补脾土，补大肠，摩腹，推上七节骨，捏脊，重按肺俞、脾俞、胃俞、大肠俞。用于脾虚泻。

4. 针灸疗法

(1) 针法　取足三里、中脘、天枢、脾俞。发热加曲池，呕吐加内关、上脘，腹胀加下脘，伤食加刺四缝，水样便多加水分。实证用泻法，虚证用补法，1 日 1～2 次。

(2) 灸法　取足三里、中脘、神阙。隔姜灸或艾条温和灸，1 日 1～2 次。用于脾虚泻、脾肾阳虚泻。

4. 西医治疗　脱水患儿要采用液体疗法。

对于腹泻脱水的预防，及轻度、中度脱水，可用口服补液盐（ORS）。配方为氯化钠 3.5g，碳酸氢钠 2.5g，枸橼酸钾 1.5g，葡萄糖 20g，加温开水 1000ml。轻度脱水用 50～80ml/kg，中度脱水用 80～100ml/kg，少量频服，8～12 小时将累积损失补足。脱水纠正后维持补液，将口服补液盐加等量水稀释后使用。

中度以上脱水或吐泻重或腹胀的患儿应当静脉补液。第 1 天补液总量为中度脱水 120～150ml/kg，重度脱水 150～180ml/kg。溶液中电解质与非电解质溶液的比例主要根据脱水性质而定，判断有困难时按等渗性脱水用 1/2 张含钠液。输液速度取决于脱水程度和大便量。纠正酸中毒和缺钾等电解质紊乱依病情需要处理。次日脱水和电解质紊乱基本纠正后，主要是补充生理需要量（每日 60～80ml/kg）和异常的继续损失量，可选口服补液或静脉补液。

【预防与调护】

1. 预防

(1) 注意饮食卫生，食品应新鲜、清洁，不吃变质食品，不要暴饮暴食。饭前、便后要洗手，餐具要卫生。

(2) 提倡母乳喂养，不宜在夏季及小儿有病时断奶，遵守添加辅食的原则，注意科学喂养。

(3) 加强户外活动，注意气候变化，防止感受外邪，避免腹部受凉。

2. 调护

(1) 适当控制饮食，减轻脾胃负担。对吐泻严重及伤食泄泻患儿暂时禁食，以后随着病情好转，逐渐增加饮食量。忌食油腻、生冷及不易消化的食物。

（2）保持皮肤清洁、干燥，勤换尿布。每次大便后，要用温水清洗臀部，并扑上爽身粉，防止发生红臀。

（3）密切观察病情变化，及早发现泄泻变证。

【医案选读】

案一　予甘妾初生男，未周岁。六月病泻，妾兄甘大用吾所传者治之不效，反加大热大渴。予归问，曰所服者理中丸。吾盖料其不知用热远热之戒，犯时禁也。乃制玉露散（注：玉露散方，煅寒水石3两，滑石3两，甘草末1两，共研匀。）以解时令之热，冷水调服。一剂而安。玉露散自此收入小儿方也。〔万全. 幼科发挥. 第1版. 北京：人民卫生出版社. 1957：108〕

案二　李某，女，5月。1981年7月27日入院。

患儿泄泻8天入院。入院时发热，恶心呕吐，泄泻日20余次，稀水样便夹乳片、黏液，味臭秽。经祛暑化湿清肠剂治疗后，热退，但泄泻迁延1月不愈。先后用过多种中西药止泻、抗菌及推拿，均无效验。江育仁老查房，观患儿精神萎弱，便稀如水，夹乳片及不消化物，便前不哭闹，舌质淡，苔薄腻。认证久泻损伤脾阳，当停用诸药，转以温运。处方：炮姜3g，丁香1.5g，煨益智仁10g，炙诃子10g，肉桂3g，苍术10g，白术10g，煨木香6g。1日1剂。服药次日，便次有增无减。报告江老，嘱原方照服。第3日起，果然便次日减，粪质渐稠。守方1周，大便成堆，泄泻已痊，精神、食欲均佳，痊愈出院。〔汪受传，等. 应用运脾法为主治疗小儿泄泻. 南京中医学院学报. 1982；（1）：32〕

第六节　厌　食

厌食是小儿时期的一种常见病症，临床以较长时期厌恶进食，食量减少为特征。本病可发生于任何季节，但夏季暑湿当令之时，可使症状加重。各年龄儿童均可发病，以1～6岁为多见。城市儿童发病率较高。患儿除食欲不振外，一般无其他明显不适，预后良好，但长期不愈者，可使气血生化乏源，抗病能力下降，而易罹患他症，甚或影响生长发育转化为疳证。

【病因病机】

本病多由喂养不当、他病伤脾、先天不足、情志失调引起，其中以喂养不当引起者最为常见。病变脏腑主要在脾胃。盖胃司受纳，脾主运化，脾胃调和，则口能知五谷饮食之味，正如《灵枢·脉度》所说："脾气通于口，脾和则口能知五谷矣。"若脾胃不和，纳化失职，则造成厌食。

1. 喂养不当　小儿脏腑娇嫩，脾常不足，乳食不知自节。若家长缺乏育婴保健知识，婴儿期未按期添加辅食；或片面强调高营养饮食，如过食肥甘、煎炸炙煿之品，超越了小儿脾胃的正常纳化能力；或过于溺爱，纵其所好，恣意零食、偏食、冷食；或饥饱无度；或滥服滋补之品，均可损伤脾胃，产生厌食。如《素问·痹论》所说："饮食自倍，肠胃乃伤。"

2. 他病伤脾　脾为阴土，喜燥恶湿，得阳则运；胃为阳土，喜润恶燥，得阴则和。若患他病,误用攻伐;或过用苦寒损脾伤阳;或过用温燥耗伤胃阴;或病后未能及时调理;或夏伤暑湿,脾为湿困,均可使受纳运化失常,而致厌恶进食。

3. 先天不足 胎禀不足,脾胃薄弱之儿,往往生后即表现不欲吮乳,若后天失于调养,则脾胃怯弱,乳食难于增进。

4. 情志失调 小儿神气怯弱,易受惊恐。若失于调护,卒受惊吓或打骂;或所欲不遂;或环境变迁等,均可致情志怫郁,肝失调达,气机不畅,乘脾犯胃,形成厌食。

【临床诊断】

1. 诊断要点

(1) 有喂养不当、病后失调、先天不足或情志失调史。

(2) 长期食欲不振,厌恶进食,食量明显少于同龄正常儿童。

(3) 面色少华,形体偏瘦,但精神尚好,活动如常。

(4) 除外其他外感、内伤慢性疾病。

2. 鉴别诊断

疰夏 为夏季季节性疾病,有"春夏剧,秋冬瘥"的发病特点。临床表现除食欲不振外,可见精神倦怠、大便不调、或有发热等症。

【辨证论治】

1. 辨证要点 本病应以脏腑辨证为纲,主要从脾胃辨证,再区别是以运化功能失健为主,还是以脾胃气阴亏虚为主。凡病程短,仅表现纳呆食少,食而乏味,饮食稍多即感腹胀,形体尚可,舌质正常,舌苔薄腻者为脾失健运;病程长,不思进食,食而不化,大便溏薄,并伴面色少华,乏力多汗,形体偏瘦,舌质淡,苔薄白者为脾胃气虚;若食少饮多,口舌干燥,大便秘结,舌红少津,苔少或花剥者为脾胃阴虚。

2. 治疗原则 本病治疗,以运脾开胃为基本法则。宜以轻清之剂解脾胃之困,拨清灵脏气以恢复转运之机,俟脾胃调和,脾运复健,则胃纳自开。脾运失健者,当以运脾和胃为主;脾胃气虚者,治以健脾益气为先;若属脾胃阴虚,则施以养胃育阴之法。此外,理气宽中,消食开胃,化湿醒脾之品也可酌情应用。需要注意的是,消导不宜过峻,燥湿不宜过寒,补益不宜呆滞,养阴不宜滋腻,以防损脾碍胃,影响纳化。在药物治疗的同时应注意饮食调养,纠正不良的饮食习惯,方能取效。

3. 证治分类

(1) 脾失健运

证候 食欲不振,厌恶进食,食而乏味,或伴胸脘痞闷,嗳气泛恶,大便不调,偶尔多食后则脘腹饱胀,形体尚可,精神正常,舌淡红,苔薄白或薄腻,脉尚有力。

辨证 本证为厌食初期表现,除厌恶进食症状外,其他症状不著,精神、形体如常为其特征。若失于调治,病情迁延,损伤脾气,则易转为脾胃气虚证。

治法 调和脾胃,运脾开胃。

方药 不换金正气散加减。常用苍术燥湿运脾;陈皮、枳壳、藿香理气醒脾和中;神曲、炒麦芽、焦山楂消食开胃。

脘腹胀满加木香、厚朴、莱菔子理气宽中;舌苔白腻加半夏、佩兰燥湿醒脾;暑湿困阻加荷叶、扁豆花消暑化湿；嗳气泛恶加半夏、竹茹和胃降逆；大便偏干加枳实、莱菔子导滞通便；大便偏稀加炒山药、薏苡仁健脾祛湿。

（2）脾胃气虚

证候　不思进食，食而不化，大便溏薄夹不消化食物，面色少华，形体偏瘦，肢倦乏力，舌质淡，苔薄白，脉缓无力。

辨证　本证多见于脾胃素虚，或脾运失健迁延失治者。以不思乳食，面色少华，肢倦乏力，形体偏瘦为辨证依据。若迁延不愈，气血耗损，形体消瘦，则应按疳证辨治。

治法　健脾益气，佐以助运。

方药　异功散加味。常用党参、白术、茯苓、甘草健脾益气；陈皮、佩兰、砂仁醒脾助运；神曲、鸡内金消食助运。

苔腻便稀去白术，加苍术、薏苡仁燥湿健脾；大便溏薄加炮姜、肉豆蔻温运脾阳；饮食不化加焦山楂、炒谷芽、炒麦芽消食助运；汗多易感加黄芪、防风益气固表；情志抑郁加柴胡、佛手解郁疏肝。

（3）脾胃阴虚

证候　不思进食，食少饮多，皮肤失润，大便偏干，小便短黄，甚或烦躁少寐，手足心热，舌红少津，苔少或花剥，脉细数。

辨证　本证见于温热病后或素体阴虚，或嗜食辛辣伤阴者，以食少饮多、大便偏干、舌红少苔为特征。

治法　滋脾养胃，佐以助运。

方药　养胃增液汤加减。常用沙参、麦门冬、玉竹、石斛养胃育阴；乌梅、白芍、甘草酸甘化阴；焦山楂、炒麦芽开胃助运。

口渴烦躁加天花粉、芦根、胡黄连清热生津除烦；大便干结加火麻仁、郁李仁、瓜蒌仁润肠通便；夜寐不宁，手足心热加牡丹皮、莲子心、酸枣仁清热宁心安神；食少不化者，加谷芽、神曲生发胃气；兼脾气虚弱加炒山药、太子参补益气阴。

【其他治疗】

1. 中药成药

（1）小儿香橘丸　每服1丸，1日2～3次。用于脾失健运证。

（2）小儿健脾丸　每服1丸，1日2次。用于脾胃气虚证。

2. 推拿疗法

（1）补脾土，运内八卦，清胃经，掐揉掌横纹，摩腹，揉足三里。用于脾失健运证。

（2）补脾土，运内八卦，揉足三里，摩腹，捏脊。用于脾胃气虚证。

（3）揉板门，补胃经，运八卦，分手阴阳，揉二马，揉中脘。用于脾胃阴虚证。

3. 针灸疗法

（1）体针　①取脾俞、足三里、阴陵泉、三阴交，用平补平泻法。用于脾失健运证。②取脾俞、胃俞、足三里、三阴交，用补法。用于脾胃气虚证。③取足三里、三阴交、阴陵泉、中脘、内关，用补法。用于脾胃阴虚证。以上各型均用中等刺激不留针，每日1次，10次为1疗程。

（2）耳穴 取脾、胃、肾、神门、皮质下。用胶布粘王不留行籽贴按于穴位上，隔日1次，双耳轮换，10次为1疗程。每日按压3～5次，每次3～5分钟，以稍感疼痛为度。用于各证型。

【预防与调护】

1. 预防

（1）掌握正确的喂养方法，饮食起居按时、有度，饭前勿食糖果饮料，夏季勿贪凉饮冷。根据不同年龄给予富含营养，易于消化，品种多样的食品。母乳喂养的婴儿4个月后应逐步添加辅食。

（2）出现食欲不振症状时，要及时查明原因，采取针对性治疗措施。对病后胃气刚刚恢复者，要逐渐增加饮食，切勿暴饮暴食而致脾胃复伤。

（3）注意精神调护，培养良好的性格，教育孩子要循循善诱，切勿训斥打骂，变换生活环境要逐步适应，防止惊恐恼怒损伤。

2. 调护

（1）纠正不良饮食习惯，做到"乳贵有时，食贵有节"，不偏食、挑食，不强迫进食，饮食定时适量，荤素搭配，少食肥甘厚味、生冷坚硬等不易消化食物，鼓励多食蔬菜及粗粮。

（2）遵照"胃以喜为补"的原则，先从小儿喜欢的食物着手，来诱导开胃，暂时不要考虑营养价值，待其食欲增进后，再按营养的需要供给食物。

（3）注意生活起居，加强精神调护，保持良好情绪，饭菜多样化，讲究色香味，以促进食欲。

【医案选读】

案一 李某，男，5岁。1984年7月21日诊。

患儿近2个月来厌恶进食，胸闷体倦，时时泛恶，小溲短赤，舌苔淡黄腻。辨证为暑湿困遏，脾阳失展，运化失健，治以醒脾助运，祛暑化湿。处方：苍术10g，佩兰10g，藿香10g，生薏仁10g，淡竹茹6g，陈皮4g，法半夏6g，厚朴花6g，六一散（包）10g。并嘱饮食清淡。

服药4剂后，胃纳转佳，苔转薄腻。原方出入，再进4剂，病情痊愈。〔汪受传. 儿科运脾治法及其应用. 实用医学杂志. 1986；2（3）：33〕

案二 陈某，女，1岁2个月。1994年2月6日初诊。

患儿近4个月来不思食，每餐吃稀粥3～4汤匙，多吃1～2口则恶心，其间曾经多处治疗，仍未见好转。就诊时形体消瘦，面色㿠白，烦躁易哭闹，夜间出汗多，尤以头部及背部多汗，喉中痰多，舌质红，苔白稍厚，指纹淡紫。诊断为厌食症，属脾胃虚弱、脾失健运、胃失和降之证，治拟健脾和胃、消积化滞。处方：健脾饮（太子参、山药、炒苡仁、山楂各10g，鸡内金、独脚金、陈皮、法半夏各6g）加龙骨12g，酸枣仁6g。服药3剂后，症状有所改善，夜间出汗减少，精神较前活泼，但食量仍不大。续用前方加麦芽10g，白术6g，意在加强醒脾行气的作用。前后服用8剂，食欲增进，每餐能进食1碗肉泥糊粥，嘱其家长以后要调整饮食结构，少食冷冻饮料及零食，以牛胃或鸭肫粥食疗调理。3个月后因感冒来复诊，患儿体重增加1.4kg，未再见厌食现象。〔刘月婵，等．小儿厌食症病因病机及治法探讨．广东医学．1995；16（5）：330〕

第七节　积　滞

积滞是指小儿内伤乳食，停聚中焦，积而不化，气滞不行所形成的一种胃肠疾患。以不思乳食，食而不化，脘腹胀满，嗳气酸腐，大便溏薄或秘结酸臭为特征。本病既可单独出现，也可夹杂于其他疾病中。各种年龄均可发病，但以婴幼儿为多见。禀赋不足，脾胃素虚，人工喂养及病后失调者更易罹患。本病一般预后良好，少数患儿可因积滞日久，迁延失治，进一步损伤脾胃，导致气血化源不足，营养及生长发育障碍，而转化为疳证，故前人有"积为疳之母，有积不治，乃成疳证。"之说。

【病因病机】

引起本病的主要原因为乳食不节，伤及脾胃，致脾胃运化功能失调；或脾胃虚弱，腐熟运化不及，乳食停滞不化。其病位在脾胃，基本病理改变为乳食停聚中脘，积而不化，气滞不行。

1. 乳食内积　小儿脾常不足，乳食不知自节。若调护失宜，喂养不当，则易为乳食所伤。伤于乳者，多因哺乳不节，过急过量，冷热不调；伤于食者，多由饮食喂养不当，偏食嗜食，暴饮暴食，或过食膏粱厚味，煎炸炙煿，或贪食生冷、坚硬难化之物，或添加辅食过多过快。盖胃主受纳，为水谷之海，其气主降；脾主运化，为生化之源，其气主升。若乳食不节，脾胃受损，受纳运化失职，升降失调，宿食停聚，积而不化，则成积滞。正如《证治准绳·幼科·宿食》所说："小儿宿食不消者，胃纳水谷而脾化之，儿幼不知撙节，胃之所纳，脾气不足以胜之，故不消也。"伤于乳者，为乳积；伤于食者，则为食积。

2. 脾虚夹积　若禀赋不足，脾胃素虚；或病后失调，脾气亏虚；或过用寒凉攻伐之品，致脾胃虚寒，腐熟运化不及，乳食稍有增加，即停滞不化，而成积滞。此即《诸病源候论·小儿杂病诸候·宿食不消候》所言："宿食不消由脏气虚弱，寒气在于脾胃之间，故使谷不化也，宿谷未消，新谷又入，脾气既弱，故不能磨之。"

若积久不消，迁延失治，则可进一步损伤脾胃，导致气血生化乏源，营养及生长发育障碍，形体日渐消瘦而转为疳证。

【临床诊断】

1. 诊断要点

（1）有伤乳、伤食史。

（2）以不思乳食，食而不化，脘腹胀满，嗳气酸腐，大便溏泄或便秘，气味酸臭为特征。

（3）可伴有烦躁不安，夜间哭闹或呕吐等症。

（4）大便化验检查，可见不消化食物残渣、脂肪滴。

2. 鉴别诊断　厌食：长期食欲不振，厌恶进食，一般无脘腹胀满、大便酸臭等症。

【辨证论治】

1. 辨证要点 本病病位以胃脾为主，病属实证，但若患儿素体脾气虚弱，可呈虚实夹杂证，积滞内停，又有寒化或热化的演变，可根据病史、伴随症状以及病程长短以辨别其虚、实、寒、热。初病多实，积久则虚实夹杂，或实多虚少，或实少虚多。由脾胃虚弱所致者，初起即表现虚实夹杂证候。若素体阴盛，喜食肥甘辛辣之品，致不思乳食、脘腹胀满或疼痛、得热则甚、遇凉稍缓、口气臭秽、呕吐酸腐、面赤唇红、烦躁易怒、大便秘结臭秽、手足胸腹灼热、舌红苔黄厚腻，此系热积；若素体阳虚，贪食生冷，或过用寒凉药物，致脘腹胀满、喜温喜按、面白唇淡、四肢欠温、朝食暮吐、或暮食朝吐、吐物酸腥、大便稀溏、小便清长、舌淡苔白腻，此系寒积；若素体脾虚，腐熟运化不及，乳食停留不消，日久形成积滞者为虚中夹实证。

2. 治疗原则 本病治疗以消食化积，理气行滞为基本法则。正如《幼幼集成·食积证治》所言："夫饮食之积必用消导，消者散其积也，导者行其气也。"其具体治法，当视临床见证不同而有所区别。实证以消食导滞为主，积滞化热者，佐以清解积热；偏寒者，佐以温阳助运。积滞较重，或积热结聚者，当通腑导滞，泻热攻下，但应中病即止，不可过用。虚实夹杂者，宜消补兼施，积重而脾虚轻者，宜消中兼补；积轻而脾虚重者，宜补中兼消，以达养正而积自除之目的。本病治疗，除内服药外，推拿及外治等疗法也常运用。

3. 证治分类

（1）乳食内积

证候 不思乳食，嗳腐酸馊或呕吐食物、乳片，脘腹胀满疼痛，大便酸臭，烦躁啼哭，夜眠不安，手足心热，舌质红，苔白厚或黄厚腻，脉象弦滑，指纹紫滞。

辨证 有乳食不节史，以不思乳食、脘腹胀满、嗳吐酸腐、大便酸臭等为证候特点。从患儿所食种类，可以区别伤乳与伤食，以及所伤食物品种之不同。食积不消可化热，证见肚腹热甚、低热、舌苔黄腻。

治法 消乳化食，和中导滞。

方药 ①乳积者，选消乳丸加减。常用炒麦芽、砂仁、焦神曲消乳化积；香附、陈皮理气导滞；炒谷芽、茯苓和中健脾。②食积者，选保和丸加减。常用焦山楂、焦神曲、鸡内金、莱菔子消食化积，其中焦山楂善消肉积，焦神曲、鸡内金善消陈腐食积，莱菔子善消面食之积。配香附、陈皮、砂仁行气宽中；茯苓、半夏健脾化湿；连翘清解郁热。

腹胀明显加木香、厚朴、积实行气导滞除胀；腹痛拒按，大便秘结加大黄、槟榔下积导滞；恶心呕吐加竹茹、生姜和胃降逆止呕；大便稀溏加扁豆、薏苡仁健脾渗湿，消中兼补；舌红苔黄，低热口渴加胡黄连、石斛、天花粉清热生津止渴。

（2）脾虚夹积

证候 面色萎黄，形体消瘦，神疲肢倦，不思乳食，食则饱胀，腹满喜按，大便稀溏酸腥，夹有乳片或不消化食物残渣，舌质淡，苔白腻，脉细滑，指纹淡滞。

辨证 本证多有素体脾虚、病后失调或过用寒凉药物史；或由乳食内积证日久不愈转化而来。以面黄神疲、腹满喜按之脾虚证候，及嗳吐酸腐、大便酸腥稀溏不化、指纹紫滞之食积证候为辨证要点。

治法　健脾助运，消食化滞。

方药　健脾丸加减。常用人参、白术、茯苓、甘草健脾益气；麦芽、山楂、神曲消食化积；陈皮、枳实、砂仁醒脾理气化滞。

呕吐加生姜、丁香、半夏温中和胃，降逆止呕；大便稀溏加山药、薏苡仁、苍术健脾化湿；腹痛喜按加干姜、白芍、木香温中散寒，缓急止痛；舌苔白腻加藿香、佩兰芳香醒脾化湿。

【其他治疗】

1. 中药成药

（1）化积口服液　每服5～10ml，1日2～3次。用于乳食内积证。

（2）枳实导滞丸　每服2～3g，1日2～3次。用于积滞较重，郁而化热者。

（3）清热化滞颗粒　每服，1～3岁者1袋，4～7岁者2袋，8～14岁者3袋，1日3次。用于积滞化热证。

（4）小儿香橘丸　每服2～3g，1日2～3次。用于脾虚夹积证。

2. 外治疗法

（1）玄明粉3g，胡椒粉0.5g。研细粉拌匀。置于脐中，外盖纱布，胶布固定。每日换1次。用于乳食内积证。

（2）焦神曲30g，麦芽30g，焦山楂30g，槟榔10g，生大黄10g，芒硝20g。共研细末。以麻油调上药，敷于中脘、神阙穴，先热敷5分钟后继续保留24小时。隔日1次，3次为1疗程。用于食积腹胀痛者。

（3）酒糟100g。入锅内炒热，分2次装袋，交替放腹部热熨。每次2～3小时，每日1次。用于脾虚夹积证。

3. 推拿疗法

（1）清胃经，揉板门，运内八卦，推四横纹，揉按中脘、足三里，推下七节骨，分腹阴阳。用于乳食内积证。

（2）以上取穴，加清天河水，清大肠。烦躁不安加清心平肝，揉曲池。用于食积化热证。

（3）补脾经，运内八卦，摩中脘，清补大肠，揉按足三里。用于脾虚夹积证。

以上各证均可配合使用捏脊法。

4. 针灸疗法

（1）体针　取足三里、中脘、梁门。乳食内积加里内庭、天枢；积滞化热加曲池、大椎；烦躁加神门；脾虚夹积加四缝、脾俞、胃俞、气海。每次取3～5穴，中等刺激，不留针。实证用泻法为主，辅以补法；虚证用补法为主，辅以泻法。

（2）耳穴　取胃、大肠、神门、交感、脾。每次选3～4穴，用王不留行籽贴压，左右交替，每日按压3～4次。

【预防与调护】

1. 预防

（1）调节饮食，合理喂养，乳食宜定时定量，富含营养，易于消化，忌暴饮暴食、过食肥甘炙煿、生冷瓜果、偏食零食及妄加滋补。

（2）应根据小儿生长发育需求，逐渐给婴儿添加辅食，按由少到多、由稀到稠、由一种到多种，循序渐进的原则进行。辅食既不可骤然添加过多，造成脾胃不能适应而积滞不化；亦不可到期不给添加，使婴儿脾胃运化功能不能逐渐增强而饮食难化。

2. 调护

（1）伤食积滞患儿应暂时控制饮食，给予药物调理，积滞消除后，逐渐恢复正常饮食。

（2）注意病情变化，给予适当处理。呕吐者，可暂停进饮食，并给予生姜汁数滴加少许糖水饮服；腹胀者，可揉摩腹部；便秘者，可予蜂蜜 10～20ml 冲服，严重者可予开塞露外导；脾胃虚弱者，常灸足三里穴。

【医案选读】

案一　一小儿腹痛，以手按之痛益甚，此乳食停滞也。用保和丸末 1 钱，槟榔末 3 分，下酸臭粪而安。

后患腹痛，别服峻利之剂，其痛益甚，手按则已，面色黄白。此因饮食失宜，脾气不调，土虚不能生金也。用六君子汤而愈。〔薛铠，等. 保婴撮要. 第 1 版. 北京：人民卫生出版社. 1983：137〕

案二　刘某，女，15 个月。

患儿近日来食欲不振，夜寐哭吵不安，睡中龂齿，头汗量多，舌苔黄腻，脉滑数。证属食积不化，内生湿热。治宜消食安中，化湿清热。处方：焦山楂 10g，焦神曲 10g，焦麦芽 10g，莱菔子 10g，鸡内金 10g，藿香 10g，佩兰 10g，木香 3g，莲子心 3g，草豆蔻 3g，赤芍 3g，黄连 2g。

服药 5 剂后，食纳增，夜卧宁，龂齿除，头汗净。随访 2 月，病未反复。〔张纲，等. 梁宗翰老中医治疗小儿积滞证的经验. 辽宁中医杂志. 1986；（2）：14〕

第八节　疳　证

疳证是由喂养不当或多种疾病影响，导致脾胃受损，气液耗伤而形成的一种慢性疾病。临床以形体消瘦，面色无华，毛发干枯，精神萎靡或烦躁，饮食异常为特征。本病发病无明显季节性，各种年龄均可罹患，临床尤多见于 5 岁以下小儿。因其起病缓慢，病程迁延，不同程度地影响小儿的生长发育，严重者还可导致阴竭阳脱，卒然变险，因而被古人视为恶候，列为儿科四大要证之一。新中国成立后，随着人民生活的不断改善和医疗保健事业的深入开展，本病的发病率已明显下降，特别是重症患儿显著减少。本病经恰当治疗，绝大多数患儿均可治愈，仅少数重症或有严重兼症者，预后较差。

"疳"之含义，自古有两种解释：其一曰"疳者甘也"，是指小儿恣食肥甘厚腻，损伤脾胃，形成疳证；其二曰"疳者干也"，是指气液干涸，形体羸瘦。前者言其病因，后者述其病机及主证。

关于疳证的分类，古代医家认识不一，有以五脏分类的，如肝疳、心疳、脾疳、肺疳、肾疳；有以病因分类的，如蛔疳、食疳、哺乳疳；有以患病部位分类的，如眼疳、鼻疳、口疳等；有以某些证候分类的，如疳嗽、疳泻、疳肿胀等；有以病情轻重分类的，如疳气、疳虚、疳积、疳极、干疳等。目前临床一般将疳证按病程与证候特点分证，分为疳气、疳积、干疳三大证候及其他兼证。

【病因病机】

引起疳证的病因较多，临床以饮食不节、喂养不当、营养失调、疾病影响，以及先天禀赋不足为常见。其病变部位主要在脾胃，可涉及五脏。胃主受纳，脾主运化，共主饮食物的消化、吸收及其水谷精微输布，以营养全身。脾健胃和，则气血津液化生有源，全身上下内外得以滋养。若脾胃失健，生化乏源，则气血不足，津液亏耗，肌肤、筋骨、经脉、脏腑失于濡养，日久则形成疳证。正如《小儿药证直诀·诸疳》所说："疳皆脾胃病，亡津液之所作也。"

1. 喂养不当　饮食不节，喂养不当是引起疳证最常见的病因，这与小儿"脾常不足"的生理特点密切相关。小儿神识未开，乳食不知自节，若喂养不当，乳食太过或不及，均可损伤脾胃，形成疳证。太过指乳食无度，过食肥甘厚味、生冷坚硬难化之物，或妄投滋补食品，以致食积内停，积久成疳。正所谓"积为疳之母"也。不及指母乳匮乏，代乳品配制过稀，未能及时添加辅食；或过早断乳，摄入食物的数量、质量不足；或偏食、挑食，致营养失衡，长期不能满足生长发育需要，气液亏损，形体日渐消瘦而形成疳证。

2. 疾病影响　多因小儿久病吐泻，或反复外感，罹患时行热病、肺痨诸虫，失于调治或误用攻伐，致脾胃受损，津液耗伤，气血亏损，肌肉消灼，形体羸瘦，而成疳证。此即《幼科铁镜·辨疳疾》所言："疳者……或因吐久、泻久、痢久、疟久、热久、汗久、咳久、疮久，以致脾胃亏损，亡失津液而成也。"

3. 禀赋不足　先天胎禀不足，或早产、多胎，或母亲孕期久病、药物损伤胎元，致出生后元气虚惫。脾胃功能薄弱，纳化不健，水谷精微摄取不足，气血亏耗，脏腑肌肤失于濡养，形体羸瘦，形成疳证。

综上所述，疳证的主要病变部位在脾胃，其基本病理改变为脾胃受损，津液消亡。因脾胃受损程度不一，病程长短有别，而病情轻重差异悬殊。初起仅表现脾胃失和，运化不健，或胃气未损，脾气已伤，胃强脾弱，肌肤失荣者，为病情轻浅，正虚不著的疳气阶段；继之脾胃虚损，运化不及，积滞内停，壅塞气机，阻滞络脉，则呈现虚中夹实的疳积证候；若病情进一步发展或失于调治，脾胃日渐衰败，津液消亡，气血耗伤，元气衰惫，形体枯瘦者，则导致干疳。

干疳及疳积重症阶段，因脾胃虚衰，生化乏源，气血亏耗，诸脏失养，必累及其他脏腑，因而易于出现各种兼证，正所谓"有积不治，传之余脏"也。若脾病及肝，肝失所养，肝阴不足，不能上承于目，而见视物不清，夜盲目翳者，则谓之"眼疳"；脾病及心，心开窍于舌，心火上炎，而见口舌生疮者，称为"口疳"；脾病及肺，土不生金，肺气受损，卫外不固，易于外感，而见咳喘、潮热者，称为"肺疳"；脾病及肾，肾精不足，骨失所养，久致骨骼畸形者，称为"骨疳"；脾虚不运，气不化水，水湿泛滥，则出现"疳肿胀"。若脾虚失摄，血不归经，溢出脉外者，则可见皮肤紫斑瘀点及各种出血证候。重者脾气衰败，元气耗竭，直至阴阳离决而卒然死亡。

【临床诊断】

1. 诊断要点

（1）有喂养不当或病后饮食失调及长期消瘦史。

（2）形体消瘦，体重比正常同年龄儿童平均值低 15% 以上，面色不华，毛发稀疏枯黄；严重者干枯羸瘦，体重可比正常平均值低 40% 以上。

（3）饮食异常，大便干稀不调，或脘腹膨胀等明显脾胃功能失调症状。

（4）兼有精神不振，或好发脾气，烦躁易怒，或喜揉眉擦眼，或吮指磨牙等症。

（5）贫血者，血红蛋白及红细胞减少。出现肢体浮肿，属于疳肿胀（营养性水肿）者，血清总蛋白大多在 45g/L 以下，血清白蛋白常在 20g/L 以下。

2. 鉴别诊断

（1）厌食　本病由喂养不当，脾胃运化功能失调所致，以长期食欲不振、食量减少、厌恶进食为主证，无明显消瘦，精神尚好，病在脾胃，不涉及他脏，一般预后良好。

（2）积滞　本病以不思乳食、食而不化、脘腹胀满、大便酸臭为特征，与疳证以形体消瘦为特征有明显区别。但两者也有密切联系，若积久不消，影响水谷精微化生，致形体日渐消瘦，可转化为疳证。

【辨证论治】

1. 辨证要点　本病有主证、兼证之不同，主证应以八纲辨证为纲，重在辨清虚、实；兼证宜以脏腑辨证为纲，以分清疳证所累及之脏腑。主证按病程长短、病情轻重、虚实分为疳气、疳积、干疳三种证候。初起面黄发疏、食欲欠佳、形体略瘦、大便不调、精神如常者，谓之疳气，属脾胃失和，病情轻浅之虚证轻证；病情进展，而见形体明显消瘦、肚腹膨隆、烦躁多啼、夜卧不宁、善食易饥或嗜食异物者，称为疳积，属脾虚夹积，病情较重之虚实夹杂证；若病程久延失治，而见形体极度消瘦、貌似老人、杳不思食、腹凹如舟、精神萎靡者，谓之干疳，属脾胃衰败、津液消亡之虚证重证。兼证及危重症常在干疳或疳积重症阶段出现，因累及脏腑不同，症状有别。脾病及心则口舌生疮；脾病及肝则目生云翳，干涩夜盲；脾病及肺则潮热久嗽；脾病及肾则鸡胸龟背。脾阳虚衰，水湿泛溢则肌肤水肿；牙龈出血、皮肤紫癜者，为疳证恶候，提示气血大衰，血络不固；若出现神萎息微、杳不思纳者，为阴竭阳脱的危候，将有阴阳离决之变，须特别引起重视。

2. 治疗原则　本病治疗原则以健运脾胃为主，通过调理脾胃，助其纳化，以达气血丰盈、津液充盛、肌肤得养之目的。根据疳气、疳积、干疳的不同阶段，而采取不同的治法。疳气以和为主；疳积以消为主，或消补兼施；干疳以补为要。出现兼证者，应按脾胃本病与他脏兼证合参而随症治之。此外，合理补充营养，纠正不良饮食习惯，积极治疗各种原发疾病，对本病康复也至关重要。

3. 证治分类

（1）常证

①疳气

证候　形体略瘦，面色少华，毛发稀疏，不思饮食，精神欠佳，性急易怒，大便干稀不调，舌质略淡，苔薄微腻，脉细有力。

辨证　本证为疳证初起阶段，由脾胃失和，纳化失健所致。以形体略瘦，食欲不振为特征。失于调治者，可转为疳积证。

治法　调脾健运。

方药　资生健脾丸加减。常用党参、白术、山药益气健脾；茯苓、薏苡仁、泽泻健脾渗湿；藿香、砂仁、扁豆醒脾开胃；麦芽、神曲、山楂消食助运。

食欲不振，腹胀苔厚腻，去党参、白术，加苍术、鸡内金、厚朴运脾化湿，消积除胀；性情急躁，夜卧不宁加钩藤、黄连抑木除烦；大便稀溏加炮姜、肉豆蔻温运脾阳；大便秘结加火麻仁、决明子润肠通便。

②疳积

证候　形体明显消瘦，面色萎黄，肚腹膨胀，甚则青筋暴露，毛发稀疏结穗，性情烦躁，夜卧不宁，或见揉眉挖鼻，吮指磨牙，动作异常，食欲不振，或善食易饥，或嗜食异物，舌淡苔腻，脉沉细而滑。

辨证　本证多由疳气发展而来，属脾胃虚损，积滞内停，虚实夹杂之证，病情较为复杂。证见形体明显消瘦，四肢枯细，肚腹膨胀，烦躁不宁。辨别疳之有积无积，须视腹之满与不满，腹大肢细是本证的典型体征。若脘腹胀满，嗳气纳差为食积；大腹胀满，叩之如鼓为气积；腹胀有块，推揉可散为虫积；腹内痞块，抚之质硬为血积。本证重者也可出现兼证，若疳积失于调治而发展，则成干疳之证。

治法　消积理脾。

方药　肥儿丸加减。常用人参、白术、茯苓健脾益气；焦神曲、焦山楂、炒麦芽、鸡内金消食化滞；大腹皮、槟榔理气消积；黄连、胡黄连清心平肝，退热除烦；甘草调和诸药。

腹胀明显加枳实、木香理气宽中；大便秘结加火麻仁、郁李仁润肠通便；烦躁不安，揉眉挖鼻加栀子、莲子心清热除烦，平肝抑木；多饮善饥加石斛、天花粉滋阴养胃；恶心呕吐加竹茹、半夏降逆止呕；胁下痞块加丹参、郁金、山甲活血散结；大便下虫加苦楝皮、雷丸、使君子、榧子杀虫消积。治疗过程中须注意消积、驱虫药不可久用，应中病即止，积去、虫下后再调理脾胃。

③干疳

证候　形体极度消瘦，皮肤干瘪起皱，大肉已脱，皮包骨头，貌似老人，毛发干枯，面色㿠白，精神萎靡，啼哭无力，腹凹如舟，杳不思食，大便稀溏或便秘，舌淡嫩，苔少，脉细弱。

辨证　本证为疳证后期表现，由脾胃虚衰，津液消亡，气血两败所致。以形体极度消瘦，精神萎靡，杳不思食为特征。常出现病涉五脏的种种兼证，严重者可随时出现气血衰亡、阴竭阳脱的变证。

治法　补益气血。

方药　八珍汤加减。常用党参、黄芪、白术、茯苓、甘草补脾益气；熟地黄、当归、白芍、川芎养血活血；陈皮、扁豆、砂仁醒脾开胃。

四肢欠温，大便稀溏去熟地黄、当归，加肉桂、炮姜温补脾肾；夜寐不安加五味子、夜交藤宁心安神；舌红口干加石斛、乌梅生津敛阴。若出现面色苍白，呼吸微弱，四肢厥冷，脉细欲绝者，应急施独参汤或参附龙牡救逆汤以回阳救逆固脱，并配合西药抢救。

（2）兼证

①眼疳

证候 两目干涩，畏光羞明，眼角赤烂，甚则黑睛浑浊，白翳遮睛或有夜盲等。

辨证 本证由脾病及肝，肝血不足，不能濡养眼目所致。形体消瘦，伴有上述眼部症状，无论轻重，均可辨为本证。

治法 养血柔肝，滋阴明目。

方药 石斛夜光丸加减。常用石斛、天门冬、生地黄、枸杞子滋补肝肾；菊花、白蒺藜、蝉蜕、木贼草退翳明目；青葙子、夏枯草清肝明目；川芎、枳壳行气活血。

夜盲者选羊肝丸加减。

②口疳

证候 口舌生疮，甚或满口糜烂，秽臭难闻，面赤心烦，夜卧不宁，小便短黄，或吐舌、弄舌，舌质红，苔薄黄，脉细数。

辨证 本证由脾病及心，心失所养，心火上炎所致。以形体消瘦，伴口舌生疮为特征。

治法 清心泻火，滋阴生津。

方药 泻心导赤散加减。常用黄连、栀子、连翘清心泻火除烦；灯心草、竹叶清心利尿；生地黄、麦冬、玉竹滋阴生津。

内服药同时，加外用冰硼散或珠黄散涂搽患处。

③疳肿胀

证候 足踝浮肿，甚或颜面及全身浮肿，面色无华，神疲乏力，四肢欠温，小便短少，舌淡嫩，苔薄白，脉沉迟无力。

辨证 本证由脾病及肾，阳气虚衰，气不化水，水湿泛滥肌肤所致。以形体消瘦，伴肢体浮肿，按之凹陷难起为特征。

治法 健脾温阳，利水消肿。

方药 防己黄芪汤合五苓散加减。常用黄芪、白术、甘草健脾益气；茯苓、猪苓、泽泻、防己健脾利水；桂枝温阳化气行水。

若浮肿明显，腰以下为甚，四肢欠温，偏于肾阳虚者，可用真武汤加减。

【其他治疗】

1. 中药成药

（1）肥儿丸 每服1粒，1日2次。用于疳气证及疳积之轻证。

（2）小儿香橘丹 每服1丸，1日3次。1周岁以下酌减。用于疳积证。

（3）十全大补丸 每服2~4g，1日3次。用于干疳证。

2. 外治疗法

（1）莱菔子适量研末，阿魏调和。敷于伤湿止痛膏上，外贴于神阙穴。每日1次，连用7日为1疗程。用于疳积证腹部气胀者。

（2）大黄 6g，芒硝 6g，栀子 6g，杏仁 6g，桃仁 6g，共研细末。加面粉适量，用鸡蛋清、葱白汁、醋、白酒少许，调成糊状，敷于脐部。每日 1 次，连用 3～5 日。用于疳积证腹部胀实者。

3. 推拿疗法

（1）补脾经，补肾经，运八卦，揉板门、足三里，捏脊。用于疳气证。

（2）补脾经，清胃经、心经、肝经，捣小天心，分手阴阳、腹阴阳。用于疳积证。

（3）补脾经、肾经，运八卦，揉二马、足三里。用于干疳证。

4. 捏脊疗法   可用于疳气证、疳积证。极度消瘦，皮包骨头者不可应用。

5. 针灸疗法

（1）体针   主穴：合谷、曲池、中脘、气海、足三里、三阴交。配穴：脾俞、胃俞、痞根（奇穴，腰 1 旁开 3.5 寸）。中等刺激，不留针。每日 1 次，7 日为 1 疗程。用于疳气证、疳积轻证。烦躁不安，夜眠不宁加神门、内关；脾虚夹积，脘腹胀满加刺四缝；气血亏虚重加关元；大便稀溏加天枢、上巨虚。

（2）点刺   取穴四缝，常规消毒后，用三棱针在穴位上快速点刺，挤压出黄色黏液或血少许，每周 2 次，为 1 疗程。用于疳积证。

【预防与调护】

1. 预防

（1）提倡母乳喂养，乳食定时定量，按时按序添加辅食，供给多种营养物质，以满足小儿生长发育的需要。

（2）合理安排小儿生活起居，保证充足的睡眠时间，经常户外活动，呼吸新鲜空气，多晒太阳，增强体质。

（3）纠正饮食偏嗜、过食肥甘滋补、贪吃零食、饥饱无常等不良饮食习惯。

（4）发现体重不增或减轻，食欲减退时，要尽快查明原因，及时加以治疗。

2. 调护

（1）加强饮食调护，饮食物要富含营养，易于消化，婴儿添加辅食不可过急过快，应由少及多，由稀至稠，由单一到多种，循序渐进地进行。

（2）保证病室温度适宜，光线充足，空气新鲜，患儿衣着要柔软，注意保暖，防止交叉感染。

（3）病情较重的患儿要加强全身护理，防止褥疮、眼疳、口疳等并发症的发生。

（4）定期测量患儿的体重、身高，以及时了解和分析病情，检验治疗效果。

【医案选读】

案一   一小儿食肉早，得脾胃病，或泄痢，腹大而坚，肌肉消瘦，已成疳矣。其母日忧，儿病益深。予见悯之，乃制一方：人参、黄芪（蜜炙）、白茯苓、白术、粉草、当归、川芎以补脾胃养气血，陈皮、青皮、半夏曲、木香、砂仁、枳实、厚朴、神曲、麦芽面以消积，三棱、莪术（煨）、九肋鳖甲（醋煮）以消癖，黄干蟾（烧灰存性）、使君子、夜明砂以除疳热。共 22 味碾末，粟米糊丸麻子大。每服 25 丸，炒米汤下。调理而安。〔万全. 幼科发挥. 第 1 版. 北京：人民卫生出版社. 1957：90〕

案二 王某，男，18 个月。1983 年 10 月 4 日诊。

患儿面色少华，形体较瘦，体重 9kg，毛发稀黄，精神萎靡，常自汗出，进食甚少，每餐仅吃稀粥 3～5 匙，喜甜食，易于感冒、泄泻。9 月份先后发热 4 次，大便日行 1～2 次，质如稀糊，夹未消化食物。舌质淡，舌苔薄。辨证为脾肺气虚，运化失健，治以健脾助运。处方：党参 10g，茯苓 10g，怀山药 10g，陈皮 4g，焦山楂 10g，焦神曲 10g。每日 1 剂。

药后食欲渐增，感冒发热减少。连服 1 月，每餐已能进食 50～100g，面色转润，精神活泼，出汗大减，大便正常，体重增至 10kg。继服 1 月，病情基本痊愈。〔汪受传. 儿科运脾治法及其应用. 实用医学杂志. 1986；2(3)：33〕

第九节 营养性缺铁性贫血

营养性缺铁性贫血，是由于体内铁缺乏致使血红蛋白合成减少而引起的一种小细胞低色素性贫血。本病为儿科常见疾病，属于中医学"血虚"范畴。多见于婴幼儿，尤以 6 个月～3 岁最常见。轻度贫血可无自觉症状，中度以上的贫血，可出现头晕乏力、纳呆、烦躁等症，并有不同程度的面色苍白、指甲口唇和睑结膜苍白。本病轻中度一般预后较好；重度贫血或长期轻中度贫血可导致脏腑功能失调，影响儿童健康成长，还可因气血不足，御邪力弱，易于感受外邪。

【病因病机】

小儿先天禀赋不足，后天喂养不当，或感染诸虫、疾病损伤等，皆可导致本病。病变主要在脾肾心肝。血虚不荣是其主要病理基础。

1. 先天禀赋不足 由于孕母体弱或孕期调护不当，饮食不足或偏食挑食，致使孕母气血化生不足，影响胎儿生长发育，先天肾精不足、气血匮乏而发生本病。

2. 后天喂养不当 小儿生机蓬勃，发育迅速，但小儿脾常不足，脾胃运化输布功能薄弱，加上家长喂养不当，偏食少食，或未及时添加辅食，或母乳数量不足、质地清稀，或疾病损伤脾胃，致使气血生化乏源，皆成贫血。

3. 诸虫耗气伤血 饮食不洁，感染诸虫，或不良卫生习惯，使虫卵进入体内并发育为成虫。诸虫寄生体内耗伤气血，尤其是钩虫踞于肠腑直接吮吸血液，皆能形成本病。

4. 急性慢性出血 外伤失血过多或长期小量失血也可导致贫血。

由于以上各种病因造成脾虚运化失职，不能化生气血，肾虚精亏，髓失充养，阴血不生，使心失气血充养而心神不宁，肝失阴血充养而虚火内生，因而产生本病临床的种种证候。

【临床诊断】

1. 诊断要点

(1) 有明确的缺铁病史：铁供给不足、吸收障碍、需要增多或慢性失血等。

(2) 临床表现：发病缓慢，皮肤黏膜逐渐苍白或苍黄，以口唇、口腔黏膜及甲床最为明显，神疲乏力，食欲减退。年长儿有头晕等症状。部分患儿可有肝脾肿大。

（3）贫血为小细胞低色素性，平均血红蛋白浓度（MCHC）<31%，红细胞平均体积（MCV）<80fl，平均血红蛋白（MCH）<27pg。

（4）6个月～6岁，血红蛋白<110g/L；6岁以上，血红蛋白<120g/L。

（5）血清铁、总铁结合力、运铁蛋白饱和度、红细胞原卟啉、血清铁蛋白等异常。

（6）铁剂治疗有效。用铁剂治疗6周后，血红蛋白上升20g/L以上。

（7）病情分度：①轻度：血红蛋白，6个月～6岁，90～110g/L；6岁以上，90～120g/L。红细胞，（3～4）×10^{12}/L。②中度：血红蛋白，60～90g/L；红细胞，（2～3）×10^{12}/L。③重度：血红蛋白，30～60g/L；红细胞，（1～2）×10^{12}/L。④极重度：血红蛋白<30g/L；红细胞<1×10^{12}/L。

2. 鉴别诊断

（1）再生障碍性贫血（再障）　又称全血细胞减少症，临床以贫血、出血、感染等为特征。外周血象检查呈全血减低现象。骨髓象多部位增生减低。

（2）营养性巨幼红细胞性贫血　维生素B_{12}缺乏或（和）叶酸缺乏为主要病因，临床除贫血表现外，并有神经系统表现，重则出现震颤、肌无力等。血象呈大细胞性贫血。骨髓象增生明显活跃，以红细胞系统增生为主，各期幼红细胞均出现巨幼变。

【辨证论治】

1. 辨证要点　本病的辨证以气血阴阳辨证与脏腑辨证相结合。本病总有气血亏虚、阴阳不足，需进一步辨其轻重，主要根据临床表现结合实验室检查分度判断。脏腑从脾心肝肾分证：食少纳呆，体倦乏力，大便不调，病在脾；心悸心慌，夜寐欠安，语声不振，病在心；头晕目涩，潮热盗汗，爪甲枯脆，病在肝；腰腿酸软，畏寒肢冷，发育迟缓，病在肾。

2. 治疗原则　由于本病以虚证为主，因此，补其不足，培其脾肾，化生气血是治疗本病的法则。脾胃为气血生化之源，故脾胃虚弱证当以健脾生血为主；其他各证处方遣药时也要注意顾护脾胃，补而不滞，不可一味滋补。治疗时要注意到：补血同时兼以益气，补阴之际不忘补阳，滋补之中须佐助运。

3. 证治分类

（1）脾胃虚弱

证候　长期纳食不振，神疲乏力，形体消瘦，面色苍黄，唇淡甲白，大便不调，舌淡苔白，脉细无力，指纹淡红。

辨证　本证多见于轻中度贫血，以脾胃虚弱，运化失健为主。临床除血虚外，兼见纳呆、便秘或便溏、面色苍黄等症。

治法　健运脾胃，益气养血。

方药　六君子汤加减。常用党参、白术、茯苓健脾益气；黄芪、当归、大枣益气养血；陈皮、半夏、生姜健脾温中。

纳呆加山楂、谷芽、鸡内金消食化积；便秘加决明子、柏子仁、火麻仁润肠通便；便溏食物不化加干姜、吴茱萸、山药温中止泻；腹胀加槟榔、木香行气导滞。若经大便饱和盐水漂浮法查出钩虫卵，或大便孵化出钩蚴，诊断为钩虫病贫血，可先服贯众汤（贯众、苦楝皮、土荆芥、紫苏）驱虫，虫去后再给予健脾养血。

（2）心脾两虚

证候 面色萎黄或苍白，唇淡甲白，发黄稀疏，时有头晕目眩，心悸心慌，夜寐欠安，语声不振甚至低微，气短懒言，体倦乏力，食欲不振，舌淡红，脉细弱，指纹淡红。

辨证 本证除血虚证候外，与脾胃虚弱证的区别在于有心失所养而产生的头晕心悸、夜寐欠安、语声不振等证候。

治法 补脾养心，益气生血。

方药 归脾汤加减。常用黄芪、人参、白术、茯苓健脾益气；当归、首乌、龙眼肉养心补血；远志、酸枣仁、夜交藤宁心安神；木香、神曲行气和中。

血虚明显加鸡血藤、白芍补血养血；纳呆便溏减少当归用量，加苍术、陈皮、焦山楂健脾助运；心慌便秘加柏子仁、酸枣仁宁心润肠。

（3）肝肾阴虚

证候 面色皮肤黏膜苍白，爪甲色白易脆，发育迟缓，头晕目涩，两颧潮红，潮热盗汗，毛发枯黄，四肢震颤抽动，舌红，苔少或光剥，脉弦数或细数。

辨证 精血同源，阴血同本。本证见于中重度贫血患儿。除血虚较重外，伴有肝肾阴虚，阴不制阳之证，以头晕目涩、潮热盗汗、爪甲枯脆为辨证要点。

治法 滋养肝肾，益精生血。

方药 左归丸加减。常用龟板、鹿角胶、菟丝子、牛膝大补精血；熟地黄、山药、山茱萸、枸杞子、阿胶滋阴补血；焦山楂健脾助运。

潮热盗汗加地骨皮、鳖甲、白薇养阴清热；智力发育迟缓者加紫河车补肾开窍；眼目干涩加石斛、夜明砂、羊肝补肝明目；四肢震颤加沙苑蒺藜、白芍、钩藤、地龙养肝息风。

（4）脾肾阳虚

证候 面色㿠白，唇舌爪甲苍白，精神萎靡不振，纳谷不馨，或有大便溏泄，发育迟缓，毛发稀疏，四肢不温，舌淡苔白，脉沉细无力，指纹淡。

辨证 本证为贫血重证，临床除血虚外，主要表现为脾肾阳虚。因血虚日久，阴损及阳，而见精神萎靡、大便溏泄、四肢不温、囟门晚闭等症，是为辨证要点。

治法 温补脾肾，益阴养血。

方药 右归丸加减。常用熟地黄、山茱萸、枸杞子、菟丝子补肾养阴；仙茅、仙灵脾、补骨脂、鹿角片温肾助阳；山药、焦山楂健脾助运。

畏寒肢冷加熟附块温补肾阳；囟门晚闭加龟板、牡蛎、龙骨补肾壮骨；发稀加党参、当归补血生发；大便溏泄加益智仁温阳止泻；下肢浮肿加茯苓、猪苓利湿消肿。

【其他治疗】

1. 中药成药

（1）小儿生血糖浆 每服 10ml，1 日 3 次。用于贫血各证。

（2）健脾生血颗粒 每服：＜1 岁者 2.5g，1～3 岁者 5 g，3～5 岁者 7.5 g，5～12 岁者 10 g，1 日 3 次。用于脾胃虚弱证、心脾两虚证。

（3）归脾丸 每服 3g，1 日 3 次。用于心脾两虚证。

2. 西医治疗　使用铁剂治疗。一般用硫酸亚铁口服，每次 5～10mg/kg，1 日 2～3 次，同时服维生素 C 有助吸收。服用至血红蛋白达正常水平后 2 个月左右再停药。

【预防与调护】

1. 预防

（1）提倡母乳喂养，及时添加辅食。

（2）养成良好的饮食习惯，合理配置膳食结构。纠正偏食、挑食、零食等不良习惯。

2. 调护

（1）贫血患儿要预防外感，应随气候变化及时增减衣服。重度贫血应避免剧烈运动，注意休息。

（2）饮食易消化，且富于营养；多食含铁丰富且铁吸收率高的食品，如肝、瘦肉、鱼等。

【医案选读】

王某，女，1 岁。1981 年 4 月 21 日诊。

患儿因厌食、乏力 20 天就诊。神乏无力，喜让人抱，面色苍白，口唇色淡，食欲不振，夜寐不安，舌质淡，舌苔薄。查血：红细胞 3.5×10^{12}/L，血红蛋白 80g/L，白细胞总数及分类计数正常。诊断为营养性缺铁性贫血，辨证为血虚气弱，治以养血益气法。处方：当归 5g，党参 5g，鸡血藤 5g，赤石脂 5g，熟地 5g，黄芪 5g，太子参 3g，白术 5g，白芍 5g。水煎服，每日 1 剂。

经服 1 月，病情好转，食增神爽，查血：红细胞 4.2×10^{12}/L，血红蛋白 100g/L。处方：前方减熟地、太子参，加山楂 5g，麦芽 5g。再服 1 月，患儿一切如常，复查血：红细胞 4.3×10^{12}/L，血红蛋白 120g/L。患儿治愈。〔王烈. 婴童病案. 第 1 版. 长春：吉林科学技术出版社. 2000：62〕

第六章

心 肝 疾 病

第一节 夜 啼

小儿白天能安静入睡，入夜则啼哭不安，时哭时止，或每夜定时啼哭，甚则通宵达旦，称为夜啼。多见于新生儿及婴儿。

啼哭是新生儿及婴儿的一种生理活动。在表达要求或痛苦，如饥饿、惊恐、尿布潮湿、衣被过冷或过热等时都可以啼哭，此时若喂以乳食、安抚亲昵、更换潮湿尿布、调整衣被厚薄后，啼哭可很快停止，不属病态。

本节主要论述婴儿夜间不明原因的反复啼哭。由于伤乳、发热或因其他疾病引起的啼哭，应当审因论治，不属于本证范围。

【病因病机】

本病主要因脾寒、心热、惊恐所致。

脾寒腹痛是导致夜啼的常见病因。由于孕母素体虚寒、恣食生冷，致小儿胎禀不足，脾寒内生。或因护理不当，腹部中寒，或用冷乳哺食，寒伤中阳，凝滞气机，不通则痛，因痛而啼。由于夜间属阴，脾为至阴之脏，阴盛则脾寒愈甚，寒滞气机，故入夜腹中作痛而啼。

若孕母脾气急躁，或平素恣食辛燥炙煿之物，或过服温热药物，蕴蓄之热遗于胎儿；出生后将养过温，受火热之气熏灼，均令体内积热，心火上炎，心神不安而啼哭不止。由于心火过亢，阴不能制阳，故夜间不寐而啼哭不宁；彻夜啼哭之后，阳气耗损而日间精神不振，故白天入寐；夜间心火复亢，故入夜又啼，周而复始，循环不已。

心藏神而主惊，小儿神气怯弱，智慧未充，若见异常之物，或闻特异声响，常致惊恐。惊则伤神，恐则伤志，致使心神不宁，神志不安，寐中惊惕，因惊而啼。

总之，寒则痛而啼，热则烦而啼，惊则神不安而啼，是以寒、热、惊为本病之主要病因病机。

【临床诊断】

1. 诊断要点 婴儿难以查明原因的入夜啼哭不安，时哭时止，或每夜定时啼哭，甚则通宵达旦，而白天如常。临证必须详细询问病史，仔细检查身体，必要时辅以有关实验室检查，排除外感发热、口疮、肠套叠、寒疝等疾病引起的啼哭，以免贻误患儿病情。

2. 鉴别诊断 与不适、拗哭相鉴别。小儿夜间若哺食不足或过食，尿布潮湿未及时更换，环境及衣被过冷或过热，襁褓中夹有硬件异物等，均可引起婴儿不适而啼哭，采取相应措施后则婴儿啼哭即止。有些婴儿因不良习惯而致夜间拗哭，如夜间开灯方寐之拗哭，摇篮中摇摆方寐、怀抱方寐、边走边拍方寐的习惯等，注意纠正不良习惯后啼哭可以停止。

【辨证论治】

1. 辨证要点　辨证重在辨别轻重缓急，寒热虚实。确认夜啼无原发性疾病者，方可按脾寒、心热、惊恐辨治。虚实寒热的辨别要以哭声的强弱、持续时间的长短、兼症的属性来辨别。哭声响亮而长为实，哭声低弱而短为虚；哭声绵长、时缓时急为寒，哭声清扬、延续不休为热，哭声惊怖、骤然发作为惊。婴儿夜啼以实证为多，虚证较少。辨证要与辨病相结合，不可将他病引起的啼哭误作夜啼，延误病情。

2. 治疗原则　因脾寒气滞者，治以温脾行气；因心经积热者，治以清心导赤；因惊恐伤神者，治以镇惊安神。

3. 证治分类

（1）脾寒气滞

证候　啼哭时哭声低弱，时哭时止，睡喜蜷曲，腹喜摩按，四肢欠温，吮乳无力，胃纳欠佳，大便溏薄，小便色清，面色青白，唇色淡红，舌苔薄白，指纹多淡红。

辨证　本证多见于受寒受冷后，脾阳受损，寒凝气滞而致。以夜啼伴睡喜蜷曲，腹喜摩按，大便溏薄，小便色清，面色青白等虚寒内盛征象为辨证要点。

治法　温脾散寒，行气止痛。

方药　乌药散合匀气散加减。常用乌药、高良姜、炮姜温中散寒；砂仁、陈皮、木香、香附行气止痛；白芍、甘草缓急止痛；桔梗载药上行，调畅气机。

大便溏薄加党参、白术、茯苓健脾益气；时有惊惕加蝉蜕、钩藤祛风镇惊；哭声微弱，胎禀怯弱，形体羸瘦者，可酌用附子理中汤治之，以温壮元阳。

（2）心经积热

证候　啼哭时哭声较响，见灯尤甚，哭时面赤唇红，烦躁不宁，身腹俱暖，大便秘结，小便短赤，舌尖红，苔薄黄，指纹多紫。

辨证　本证为先天禀受或后天素体蕴热，心有积热，神明被扰所致。以哭声响亮，延声不休，面赤唇红为辨证要点。

治法　清心导赤，泻火安神。

方药　导赤散加减。常用生地黄清热凉血；竹叶、通草清心降火；甘草梢泻火清热；灯心引诸药入心经。同时要注意避免衣被及室内过暖。

大便秘结而烦躁不安者，加生大黄以泻火除烦；腹部胀满而乳食不化者，加麦芽、莱菔子、焦山楂以消食导滞；热盛烦闹者加黄连、栀子以清心泻火。

（3）惊恐伤神

证候　夜间突然啼哭，似见异物状，神情不安，时作惊惕，紧偎母怀，面色乍青乍白，哭声时高时低，时急时缓，舌苔正常，脉数，指纹色紫。

辨证　本证因小儿心神怯弱，暴受惊恐所致。以睡中突然啼哭，哭声不已，神情不安，时作惊惕为辨证要点。

治法　定惊安神，补气养心。

方药　远志丸加减。常用远志、石菖蒲、茯神、龙齿定惊安神；人参、茯苓补气养心。

睡中时时惊惕者，加钩藤、菊花以息风镇惊；喉有痰鸣，加僵蚕、矾郁金化痰安神，也可用琥珀抱龙丸以安神化痰。

【其他治疗】

1. 外治疗法

（1）艾叶、干姜粉适量。炒热，用纱布包裹，熨小腹部，从上至下，反复多次。用于脾寒气滞证。

（2）丁香、肉桂、吴茱萸等量。研细末，置于普通膏药上，贴于脐部。用于脾寒气滞证。

2. 推拿疗法

（1）分阴阳，运八卦，平肝木，揉百会、安眠（翳风与风池连线之中点）。脾寒者补脾土，揉足三里、关元；心热者泻小肠，揉小天心、内关、神门；惊恐者清肺金，揉印堂、太冲、内关。

（2）按摩百会、四神聪、脑门、风池（双），由轻到重，交替进行。患儿惊哭停止后，继续按摩2～3分钟。用于惊恐伤神证。

3. 针灸疗法

（1）艾灸　将艾条燃着后在神阙周围温灸，不触及皮肤，以皮肤潮红为度。1日1次，连灸7日。用于脾寒气滞证。

（2）针刺　取穴中冲，不留针，浅刺出血。用于心经积热证。

【预防与调护】

1. 预防

（1）要注意防寒保暖，但勿使衣被过暖。

（2）孕妇及乳母不可过食寒凉及辛辣热性食物，勿受惊吓。

（3）不要将婴儿抱在怀中睡眠，不通宵开启灯具，养成良好的睡眠习惯。

2. 调护

（1）注意保持周围环境安静，检查衣服被褥有无异物，以免刺伤皮肤。

（2）婴儿啼哭不止，要注意寻找原因，若能除外饥饿、过饱、闷热、寒冷、虫咬、尿布浸渍、衣被刺激等，则要进一步作系统检查，以尽早明确诊断。

【医案选读】

周某，女，16天。1980年9月11日就诊。

病史：患儿足月顺产，第一胎。母乳喂养。原因不明起病8天。症见：夜间啼哭不安，每于息灯之后不久则啼哭，短者10余分钟，长者1小时不止，开灯又安，历夜如此，白昼则安静入睡，大便稍稀，小便黄。经用偏方治疗无效而来诊。

查体：患儿一般状态好，面色红润，唇干红，山根青，舌质红，舌苔白厚。心肺、腹部均未检出异常征象。四肢活动正常，脉数有力，指纹青。

辨证：夜啼，心热证。治用清心导赤，佐以安神之剂。处方：黄连0.5g，黄芩2g，生地3g，竹叶3g，灯心草2g，白木通1g，蝉蜕2g。水煎服。连服4天，夜间不啼，安静入睡。前方去黄连、黄芩，加白芍2g，龙骨3g，牡蛎3g。治疗1周未见反复，临证获愈。〔王烈．婴童病案．第1版．长春：吉林科学技术出版社．2000：28〕

第二节　汗　证

汗证是指小儿在安静状态下，正常环境中，全身或局部出汗过多，甚则大汗淋漓的一种病证。多发生于5岁以内的小儿。

汗是由皮肤排出的一种津液。汗液能润泽皮肤，调和营卫。小儿由于形气未充、腠理疏薄，加之生机旺盛、清阳发越，在日常生活中，比成人容易出汗。若因天气炎热，或衣被过厚，或喂奶过急，或剧烈运动，出汗更多，而无其他疾苦，不属病态。小儿汗证有自汗、盗汗之分。睡中出汗，醒时汗止者，称盗汗；不分寤寐，无故汗出者，称自汗。盗汗多属阴虚，自汗多为气虚、阳虚。但小儿汗证往往自汗、盗汗并见，故在辨别其阴阳属性时还应考虑其他证候。至于因温热病引起的出汗，或属危重症阴竭阳脱、亡阳大汗者，均不在本节讨论范围。

小儿汗证，多属西医学植物神经功能紊乱，而维生素D缺乏性佝偻病及结核病、风湿病等也常见多汗。反复呼吸道感染的小儿，表虚不固者，常有自汗、盗汗。临证当注意鉴别，及时明确诊断，以免延误治疗。小儿汗多，若未能及时拭干，易于着凉，也会造成呼吸道感染。

【病因病机】

汗是人体五液之一，由阳气蒸化津液而来。如《素问·阴阳别论》所说："阳加于阴，谓之汗"。心主血，汗为心之液，卫气为阳，营血为阴，阴阳平衡，营卫调和，则津液内敛。反之，若阴阳脏腑气血失调，营卫不和，卫阳不固，腠理开阖失职，则汗液外泄。小儿汗证的发生，多由体虚所致。其主要病因为禀赋不足，调护失宜。

1. 肺卫不固　小儿脏腑娇嫩，元气未充，腠理不密，若先天禀赋不足，或后天脾胃失调，肺气虚弱，均可自汗或盗汗。肺主皮毛，脾主肌肉，肺脾气虚，卫表不固，故汗出不止。

2. 营卫失调　营卫为水谷之精气，行于经隧之中者为营气，其不循经络而直达肌表，充实于皮毛分肉之间者为卫气，故有营行脉中，卫行脉外之论述。若小儿营卫之气生成不足，或受疾病影响，或病后护理不当，营卫不和，致营气不能内守而敛藏，卫气不能卫外而固密，则津液从皮毛外泄，发为汗证。

3. 气阴亏虚　气属阳，血属阴。小儿血气嫩弱，大病久病之后，多气血亏损；或先天不足，后天失养的体弱小儿，气阴虚亏。气虚不能敛阴，阴亏虚火内炽，迫津外泄而为汗。

4. 湿热迫蒸　小儿脾常不足，若平素饮食甘肥厚腻，可致积滞内生，郁而生热。甘能助湿，肥能生热，蕴阻脾胃，湿热郁蒸，外泄肌表而致汗出。

由此可见，小儿汗证有虚实之分，虚证有肺卫不固、营卫失调、气阴亏损，实证多因湿热迫蒸所致。

【临床诊断】

诊断要点

（1）小儿在安静状态下及正常环境中，全身或局部出汗过多，甚则大汗淋漓。

（2）寐则汗出，醒时汗止者称为盗汗；不分寤寐而汗出过多者称为自汗。

（3）排除因环境、活动等客观因素及风湿热、结核病等疾病引起的出汗。

【辨证论治】

1. 辨证要点 汗证多属虚证。自汗以气虚、阳虚为主；盗汗以阴虚、血虚为主。肺卫不固证，多汗以头颈胸背为主；营卫失调证，多汗而抚之不温；气阴亏虚证，汗出遍身而伴虚热征象；湿热迫蒸证，则汗出肤热。

2. 治疗原则 汗证以虚为主，补虚是其基本治疗法则。肺卫不固者益气固卫；营卫失调者调和营卫；气阴亏虚者益气养阴；湿热迫蒸者清化湿热。除内服药外，尚可配合脐疗等外治疗法。

3. 证治分类

（1）肺卫不固

证候 以自汗为主，或伴盗汗，以头颈、胸背部汗出明显，动则尤甚，神疲乏力，面色少华，平时易患感冒，舌质淡，苔薄白，脉细弱。

辨证 本证主要见于肺气虚弱，表卫不固者，尤其是平时体质虚弱小儿。以头颈、胸背部汗出明显，易罹外感为特点。

治法 益气固表。

方药 玉屏风散合牡蛎散加减。常重用黄芪益气固表；白术健脾益气；防风走表御风，调节腠理开阖；煅牡蛎敛阴止汗；浮小麦养心敛汗；麻黄根收涩止汗。

脾胃虚弱，纳呆便溏者，加山药、炒扁豆、砂仁健脾助运；汗出不止者，每晚在睡前用煅龙骨、煅牡蛎粉外扑，敛汗潜阳。

（2）营卫失调

证候 以自汗为主，或伴盗汗，汗出遍身而抚之不温，畏寒恶风，不发热，或伴有低热，精神疲倦，胃纳不振，舌质淡红，苔薄白，脉缓。

辨证 本证多为表虚者，主要见于各种急慢性疾病后，病邪虽去，正气未复，而致营卫失和。证候特点为汗出遍身而抚之不温。

治法 调和营卫。

方药 黄芪桂枝五物汤加减。常用黄芪益气固表；桂枝温振卫阳；配芍药敛护营阴；生姜、大枣调和营卫；浮小麦、煅牡蛎敛阴止汗。

精神倦怠、胃纳不振、面色少华者，加党参、怀山药健脾益气；口渴、尿黄、虚烦不眠者，加酸枣仁、石斛、柏子仁养心安神；汗出恶风，表证未解者，用桂枝汤祛风解表。

（3）气阴亏虚

证候 以盗汗为主，也常伴自汗，形体消瘦，汗出较多，神萎不振，心烦少寐，寐后汗多，或伴低热、口干、手足心灼热,哭声无力,口唇淡红,舌质淡,苔少或见剥苔,脉细弱或细数。

辨证　本证多见于急病、久病、重病之后气阴耗伤,或素体气阴两虚者。常可见形体消瘦及阴虚征象。

治法　益气养阴。

方药　生脉散加味。常用人参或党参益气生津;麦冬养阴清热;五味子、酸枣仁收敛止汗;黄芪、碧桃干益气固表。

精神困顿、食少不眠、不时汗出、面色无华为气阳偏虚,去麦冬,加白术、茯苓益气健脾固表。睡眠汗出、醒则汗止、口干心烦、容易惊醒、口唇淡红为心脾不足,脾虚血少,心失所养,可用归脾汤合煅龙骨、煅牡蛎、浮小麦补养心脾,益气养血,敛汗止汗。低热口干,手足心灼热,加白芍、地骨皮、牡丹皮清其虚热。

(4) 湿热迫蒸

证候　汗出过多,以额、心胸为甚,汗出肤热,汗渍色黄,口臭,口渴不欲饮,小便色黄,舌质红,苔黄腻,脉滑数。

辨证　脾胃湿热蕴积,热迫津液外泄,故以汗出肤热、汗渍色黄为特点,同时可见湿热内蕴之征象。

治法　清热泻脾。

方药　泻黄散加减。常用生石膏、栀子清泻脾胃积热;防风疏散伏热;藿香化湿和中;甘草调和诸药;麻黄根、糯稻根敛汗止汗。

尿少色黄者,加滑石、车前草清利湿热;汗渍色黄者,加茵陈蒿、佩兰清化湿热;口臭口渴者,加胡黄连、牡丹皮清胃降火。

【其他治疗】

1. 中药成药

(1) 玉屏风口服液　每服5～10ml,1日2次。用于肺卫不固证。

(2) 生脉饮口服液　每服5～10ml,1日2次。用于气阴亏虚证。

2. 外治疗法

(1) 五倍子粉适量,温水或醋调成糊状,每晚临睡前敷脐中,用橡皮膏固定。用于盗汗。

(2) 煅龙骨、煅牡蛎粉各适量,每晚睡前外扑肌肤。用于自汗、盗汗。

【预防与调护】

1. 预防

(1) 进行适当的户外活动和体育锻炼,增强小儿体质。

(2) 注意病后调理,避免直接吹风。

(3) 做好预防接种工作,积极治疗各种急、慢性疾病。

2. 调护

(1) 注意个人卫生,勤换衣被,保持皮肤清洁和干燥,拭汗用柔软干毛巾或纱布擦干,勿用湿冷毛巾,以免受凉。

(2) 汗出过多致津伤气耗者,应补充水分及容易消化而营养丰富的食物。勿食辛辣、煎炒、炙煿、肥甘厚味。

（3）室内温度、湿度要调节适宜。

【医案选读】

王某，男，4 岁。1982 年 10 月 19 日诊。

病史：患儿于诊前 1 年起病。症见：汗出，白天多汗，夜间尤甚。因自汗、盗汗并重而多处诊治均未收效。近 1 个月来，汗出如洗，外观似如雨露。形体渐虚，自觉乏力，饮食减少，体重下降，大便夹有不消化食物残渣，小便短少。

查体：精神不振，表情淡漠，营养欠佳，面色苍白，口唇干淡，舌质淡，舌苔薄白。心肺、腹部未见异常。脉沉无力。

检验：血常规、血沉、X 线胸透均未见异常。

辨证：汗证为阴阳两伤，卫虚营弱所致。治用益气养阴，固摄止汗之法。处方：黄芪 10g，当归 10g，太子参 5g，玉竹 10g，五味子 5g，白芍 10g，白术 10g，地榆 10g。水煎服。合用五倍子末 5g，醋调敷脐，1 天 1 次，连用 7 天为 1 个疗程。经治 2 日症大减，3 日汗不出，巩固治疗 4 天而愈。再以石斛 10g，玉竹 10g，白芍 10g，佛手 10g，山楂 10g，麦冬 10g，党参 10g，苍术 5g。水煎服。调其脾胃，连用 20 天而痊愈。〔王烈．婴童病案．第 1 版．长春：吉林科学技术出版社．2000：227〕

第三节　病毒性心肌炎

病毒性心肌炎是由病毒感染引起的以局限性或弥漫性心肌炎性病变为主的疾病。以神疲乏力，面色苍白，心悸，气短，肢冷，多汗为临床特征。本病发病年龄以 3～10 岁小儿为多。其临床表现轻重不一，轻者可无明显的自觉症状，只出现心电图改变；重者心律失常、心脏扩大，少数发生心源性休克或急性心力衰竭，甚至猝死。本病如能及早诊断和治疗，预后大多良好，部分患儿因治疗不及时或病后调养失宜，可迁延不愈而致顽固性心律失常。

病毒性心肌炎在古代医籍中无专门记载，但有与本病相似症状的描述。根据本病的主要临床症状，属于中医学风温、心悸、怔忡、胸痹、卒死等范畴。

【病因病机】

小儿素体正气亏虚是发病之内因，温热邪毒侵袭是发病之外因。病变部位主要在心，常涉及肺、脾、肾。

小儿肺脏娇嫩，卫外不固，脾常不足，易遭风热、湿热时邪所侵。外感风热邪毒多从鼻咽而入，先犯于肺卫；外感湿热邪毒多从口鼻而入，蕴郁于肠胃。继而邪毒由表入里，留而不去，内舍于心，导致心脉痹阻，心血运行不畅，或热毒之邪灼伤营阴，可致心之气阴亏虚。心气不足，血行无力，血流不畅，可致气滞血瘀；心阴耗伤，心脉失养，阴不制阳，可致心悸不宁；心阳受损，阳失振奋，气化失职，可致怔忡不安。病情迁延，伤及脾肺，脾虚水湿停聚，肺虚失于清肃，致痰浊内生，痰瘀互结，阻滞脉络。若原有素体阳气虚弱，病初即可出现心肾阳虚甚至心阳欲脱之危证。本病久延不愈者，常因医治不当如汗下太过，或疾病、药物损阴伤阳，气阴亏虚，心脉失养，出现以心悸为主的虚证，或者兼有瘀阻脉络的虚实夹杂证。

总之，本病以外感风热、湿热邪毒为发病主因，瘀血、痰浊为病变过程中的病理产物，耗气伤阴、血脉阻滞为主要病理变化，病程中或邪实正虚，或以虚为主，或虚中夹实，病机演变多端，要随证辨识，特别要警惕心阳暴脱变证的发生。

【临床诊断】

诊断要点

（1）临床诊断依据　①心功能不全、心源性休克或心脑综合征。②心脏扩大。X线、超声心动图检查具有表现之一。③心电图改变：Ⅰ、Ⅱ、aVF、V_5导联中2个或2个以上ST-T改变持续4天以上，及其他严重心律失常。④CK-MB升高，心肌肌钙蛋白（cTnI或cTnT）阳性。

（2）病原学诊断依据　①确诊指标：心内膜、心肌、心包（活检，病理）或心包穿刺液检查分离到病毒，或用病毒核酸探针查到病毒核酸，或特异性病毒抗体阳性。②参考依据：粪便、咽拭子或血液中分离到病毒，且恢复期血清同型抗体滴度较第一份血清升高或降低4倍以上；病程早期患儿血中特异性IgM抗体阳性；用病毒核酸探针自患儿血中查到病毒核酸。

（3）确诊依据　①具备临床诊断依据2项，可临床诊断为心肌炎。发病同时或发病前1～3周有病毒感染的证据者支持诊断。②同时具备病原学确诊依据之一，可确诊为病毒性心肌炎。具备病原学参考依据之一，可临床诊断为病毒性心肌炎。③凡不具备确诊依据，疑似病毒性心肌炎，应给予必要的治疗或随诊，并根据病情变化，确诊或除外心肌炎。④应除外风湿性心肌炎、中毒性心肌炎、先天性心脏病、结缔组织病以及代谢性疾病的心肌损害、甲状腺功能亢进症、原发性心肌病、原发性心内膜弹力纤维增生症、先天性房室传导阻滞、心脏自主神经功能异常、β受体功能亢进及药物引起的心电图改变。

（4）分期　①急性期：新发病，症状及检查阳性发现明显且多变，一般病程在半年以内。②迁延期：临床症状反复出现，客观检查指标迁延不愈，病程多在半年以上。③慢性期：进行性心脏增大，反复心力衰竭或心律失常，病情时轻时重，病程在1年以上。

【辨证论治】

1. 辨证要点　首先需辨明虚实：凡病程短暂，见胸闷胸痛、鼻塞咽痛、气短多痰，或恶心呕吐、腹痛腹泻、舌红苔黄，属实证；病程长达数月，见心悸气短、神疲乏力、面白多汗、舌淡或偏红、舌光少苔，属虚证。一般急性期以实证为主，迁延期、慢性期以虚证为主，后遗症期常虚实夹杂。其次应辨别轻重：神志清楚，神态自如，面色红润，脉实有力者，病情轻；若面色苍白，气急喘息，四肢厥冷，口唇青紫，烦躁不安，脉微欲绝或频繁结代者，病情危重。

2. 治疗原则　治疗原则为扶正祛邪、清热解毒、活血化瘀、温振心阳、养心固本。病初邪毒犯心者，治以清热解毒，养心活血；湿热侵心者，治以清化湿热，解毒达邪；气阴亏虚者，治以益气养阴，宁心安神；心阳虚弱者，治以温阳活血，养心通络；痰瘀阻络者，治以豁痰活血，化瘀通络。

3. 证治分类

（1）风热犯心

证候 发热，低热绵延，或不发热，鼻塞流涕，咽红肿痛，咳嗽有痰，肌痛肢楚，头晕乏力，心悸气短，胸闷胸痛，舌质红，舌苔薄，脉数或结代。

辨证 本证由外感风热邪毒，客于肺卫，袭肺损心所致。以风邪犯肺证候同时见头晕乏力、心悸气短、胸闷胸痛为辨证要点。本证病程多在 1 个月以内，一般不超过 3 个月，常见于急性期。

治法 清热解毒，宁心复脉。

方药 银翘散加减。常用金银花、薄荷、淡豆豉清热透表；板蓝根、贯众、虎杖、玄参清热解毒，凉血活血；太子参、麦冬益气养阴。

邪毒炽盛加黄芩、生石膏、栀子清热泻火；胸闷胸痛加丹参、红花、郁金活血化瘀；心悸、脉结代加五味子、柏子仁养心安神；腹痛泄泻加木香、扁豆、车前子行气化湿止泻。

（2）湿热侵心

证候 寒热起伏，全身肌肉酸痛，恶心呕吐，腹痛泄泻，心悸胸闷，肢体乏力，舌质红，苔黄腻，脉濡数或结代。

辨证 本证由湿热邪毒蕴于脾胃，留滞不去，上犯于心所致。可同时见肠胃湿热蕴结及心神不宁的表现。

治法 清热化湿，宁心复脉。

方药 葛根黄芩黄连汤加减。常用葛根清热解表；黄连、板蓝根清热解毒化湿；苦参、黄芩清化湿热；陈皮、石菖蒲、茯苓、郁金行气化湿安神。

胸闷气憋加瓜蒌、薤白理气宽胸；肢体酸痛加独活、羌活、木瓜祛湿通络；心悸、脉结代加丹参、珍珠母、龙骨宁心安神。

（3）气阴亏虚

证候 心悸不宁，活动后尤甚，少气懒言，神疲倦怠，头晕目眩，烦热口渴，夜寐不安，舌光红少苔，脉细数或促或结代。

辨证 本证由热毒犯心，病久耗气伤阴，气阴亏虚所致。此证为中后期最常见的证型。病程多逾 3 个月，但一般不超过 6 个月。若主证相符，恢复期或迁延期虽病程较长仍可考虑此证。本证偏气虚者少气懒言，神疲倦怠；偏阴虚者头晕目眩，烦热口渴，舌光红少苔。

治法 益气养阴，宁心复脉。

方药 炙甘草汤合生脉散加减。常用炙甘草、党参益气养心；桂枝温阳通脉；生地黄、阿胶滋阴养血以充血脉；麦冬、五味子养阴敛阴；酸枣仁宁心安神；丹参活血化瘀。

心脉不整，加磁石、鹿衔草镇心安神；便秘常可诱发或加重心律不齐，故大便偏干应重用火麻仁，加瓜蒌仁、柏子仁、桑椹等养血润肠。

（4）心阳虚弱

证候 心悸怔忡，神疲乏力，畏寒肢冷，面色苍白，头晕多汗，甚则肢体浮肿，呼吸急促，舌质淡胖或淡紫，脉缓无力或结代。

辨证 本证由病久外邪损伤心阳，或素体虚弱，复感外邪，心阳不振所致。以心悸怔忡、脉缓无力或结代，伴阳气虚弱的表现为临床特点。病情严重，心阳暴脱者可见大汗淋滴、四肢厥冷、唇紫息微、脉微细欲绝。

治法 温振心阳，宁心复脉。

方药 桂枝甘草龙骨牡蛎汤加减。常用桂枝、甘草辛甘助阳；党参（或人参）、黄芪补益元气；煅龙骨、煅牡蛎重镇安神，敛汗固脱。

形寒肢冷者，加熟附子、干姜温阳散寒；肢体浮肿者，加茯苓、防己利水消肿；头晕失眠者，加酸枣仁、五味子养心安神；阳气暴脱者，加人参、熟附子、干姜、麦冬、五味子回阳救逆，益气敛阴。

（5）痰瘀阻络

证候 心悸不宁，胸闷憋气，心前区痛如针刺，脘闷呕恶，面色晦暗，唇甲青紫，舌体胖，舌质紫暗，或舌边尖见有瘀点，舌苔腻，脉滑或结代。

辨证 本证由于病程迁延，伤及肺脾，痰饮内停，瘀血内阻，阻滞心络所致。本证病程多在6个月以上，常为心肌炎的迁延期或恢复期。亦有病程少于6个月者。痰瘀阻滞之实证征象为主，如胸闷憋气、心前区痛如针刺是本证特点。

治法 豁痰化瘀，宁心通络。

方药 瓜蒌薤白半夏汤合失笑散加减。常用全瓜蒌、薤白、半夏、姜竹茹豁痰宽胸；蒲黄、五灵脂、红花、郁金活血化瘀，行气止痛。

心前区痛甚加丹参、降香理气散瘀止痛；咳嗽痰多加白前、款冬花化痰止咳；夜寐不宁加远志、酸枣仁宁心安神。

【其他治疗】

1. 中药成药

（1）生脉饮口服液 每服5～10ml，1日2次。用于气阴两虚证。

（2）生脉注射液 每次5～10ml，加入10％葡萄糖注射液100～250ml中，静脉滴注。1日1次，2周为1疗程。用于气阴两虚证。

（3）丹参注射液 ＜3岁，1日4ml；＞3岁，1日8ml，加入10％葡萄糖注射液100～250ml中，静脉滴注。1日1次，2周为1疗程。用于痰瘀阻络证。

（4）参麦注射液 每次10～20ml，加入50％葡萄糖注射液20～30ml中，缓慢静脉注射，每隔15～60分钟重复1次，连用3～5次。血压回升稳定后，以30～60ml加入10％葡萄糖注射液中，缓慢静脉滴注。用于心阳虚衰，气阴欲脱，血压下降者。

（5）参附注射液 每次2ml，肌内注射，1日2次。或每次8～16ml，加入50％葡萄糖注射液30～40ml中，静脉注射。1～2次后，用30～60ml加入10％葡萄糖注射液250～500ml中，静脉滴注，1日1～2次。用于心阳虚衰，阳气欲脱者。

2. 针灸疗法

（1）体针 主穴取心俞、巨阙、间使、神门、血海，配穴取大陵、膏肓、丰隆、内关。用补法，得气后留针30分钟，隔日1次。

（2）耳针 取心、交感、神门、皮质下，隔日1次。或用王不留行籽压穴，用胶布固定，每日按压2～3次。

3. 西医治疗 本病危重症应采用中西医结合治疗。

（1）重症患儿应卧床休息以减轻心脏负担及减少耗氧量。心脏扩大及并发心力衰竭者，应延长卧床时间，至少 3～6 个月。

（2）针对心肌治疗。①大剂量维生素 C，100mg/kg，加入 10％葡萄糖注射液 100～150ml 静脉点滴，1 日 1 次。辅酶 Q_{10}，每日 1mg/kg，分 2 次口服。1，6-二磷酸果糖，每次 100～250mg/kg，静脉点滴，1 日 1 次。②免疫抑制剂。重症患儿可用地塞米松或氢化可的松静脉滴注。

（3）出现心力衰竭，可用强心剂如地高辛或毛花苷丙（西地兰），剂量为常规量的 1/3～2/3，注意防止洋地黄中毒。

（4）严重心律失常，选用心律平、慢心律等抗心律失常药。

【预防与调护】

1. 预防

（1）增强体质，积极预防呼吸道、肠道病毒感染。

（2）避免过度劳累，不宜剧烈运动。防止精神刺激。

2. 调护

（1）急性期应卧床休息，一般需休息 3～6 周，重者宜休息 6 个月～1 年。待体温稳定 3～4 周后，心衰控制、心律失常好转、心电图改变好转时，患儿可逐渐增加活动量。

（2）患儿烦躁不安时，给予镇静剂，尽量保持安静，以减轻心肌负担，减少耗氧量。饮食宜营养丰富而易消化，少量多餐。忌食过于肥甘厚腻或辛辣之品，不饮浓茶。

（3）密切观察患儿病情变化，一旦发现患儿心率明显增快或减慢、严重心律失常、呼吸急促、面色青紫，应立即采取各种抢救措施。

【医案选读】

案一　王某，女，12 岁。1990 年 3 月 4 日初诊。

自述心悸 2 月余，伴气短乏力、动则汗出、咽痛、食欲不振、时轻时重。曾在北京儿童医院诊为病毒性心肌炎，今前来求治。查体：面色苍白，咽红，扁桃体Ⅲ°肿大，未见脓性分泌物，舌质淡红，苔白腻，脉结代。听诊心尖部位可闻及第一心音低钝，频发早搏，心率 110 次/分。心电图示：ST-T Ⅱ上移，T Ⅱ、aVF 低平，T Ⅲ 倒置，频发室性早搏。实验室检查：血象：白细胞 12.5×10^9/L，中性粒细胞 60％，淋巴细胞 40％。谷草转氨酶 48 IU/L，α-羟丁酸脱氢酶 273 IU/L。辨证属邪毒内陷，心脉失养。治以清咽利喉，养血复脉。处方：辛夷 10g，苍耳子 10g，玄参 10g，板蓝根 10g，山豆根 5g，黄芪 15g，麦冬 10g，五味子 10g，丹参 15g，苦参 15g，蚤休 15g，阿胶（烊化）10g，青果 10g，锦灯笼 10g，焦山楂 10g，焦神曲 10g，焦麦芽 10g。1 日 1 剂，水煎服。7 剂。

二诊：服药后咽痛明显减轻，纳食增，心悸略减，仍动则汗出。上方去青果、锦灯笼，加生姜 3 片，大枣 5 枚，7 剂。

三诊：诸症明显减轻，效不更方。继以前方加减服用，3 个月痊愈。随访未复发。〔于作洋. 中国百年百名中医临床家丛书·刘弼臣. 第 1 版. 北京：中国中医药出版社. 2001：21〕

案二　李某，男，5 岁。1978 年 3 月 11 日初诊。

患病已 8 日，初则发热，形寒肢冷，呼吸气粗，心烦泛恶，胸闷憋气，精神困惫，面色欠华，小便微黄，大便溏，活动后心悸气短，经多方治疗未见好转，遂来就诊。刻下症见面色苍白，咳嗽痰多，气逆作喘，汗出唇绀，肢端发凉，舌质淡，苔白腻，脉结代。心率 160次/分，心律不规整，双肺可闻及湿啰音，肝肋下 3cm。胸透示心界扩大。诊断为病毒性心肌炎合并心力衰竭。曾用毒毛旋花子苷 K 每次 0.008mg/kg，后改为中药治疗。中医辨证为邪盛正衰，心阳欲脱。急宜温振心阳，益气固脱。宗参附龙牡救逆汤。处方如下：炮附子10g，五加皮 10g，五味子 10g，白芍 10g，生龙骨 15g，生牡蛎 15g，炙甘草 6g。1 剂，水煎。另用红参 15g，文火浓煎兑服。

二诊：服 1 剂后汗出，手足转温，面色微华，惟咳逆痰多，心悸胸闷，苔白，脉细无力。处方如下：炙甘草 6g，生龙骨 15g，生牡蛎 15g，五味子 10g，桂枝 10g，炮附子 10g，茯苓 10g，陈皮 10g，五加皮 10g，万年青 10g。1 日 1 剂，水煎服。6 剂。

三诊：服药后，患儿心衰已纠正。后予调肺养心冲剂治疗 3 个月，诸症消失，心电图正常。随访未复发。〔于作洋. 中国百年百名中医临床家丛书·刘弼臣. 第 1 版. 北京：中国中医药出版社. 2001：17〕

第四节　注意力缺陷多动症

注意力缺陷多动症又称轻微脑功能障碍综合征，是一种较常见的儿童时期行为障碍性疾病。以注意力不集中，自我控制差，动作过多，情绪不稳，冲动任性，伴有学习困难，但智力正常或基本正常为主要临床特征。本病男孩多于女孩，多见于学龄期儿童。发病与遗传、环境、产伤等有一定关系。本病预后较好，绝大多数患儿到青春期逐渐好转而痊愈。

本病在古代医籍中未见专门记载，根据其神志涣散、多语多动、冲动不安，可归入"脏躁"、"躁动"证中；由于患儿智能接近正常或完全正常，但活动过多，思想不易集中而导致学习成绩下降，故又与"健忘"、"失聪"有关。

【病因病机】

注意力缺陷多动症的病因主要有先天禀赋不足，或后天护养不当、外伤、病后、情志失调等。其主要病变在心、肝、脾、肾。因人的情志活动与内脏有着密切的关系，必须以五脏精气作为物质基础，五脏功能的失调，必然影响人的情志活动，使其失常。《素问·宣明五气》说："五脏所藏：心藏神，肺藏魄，肝藏魂，脾藏意，肾藏志。"若心气不足，心失所养可致心神失守而情绪多变，注意力不集中；肾精不足，髓海不充则脑失精明而不聪；肾阴不足，水不涵木，肝阳上亢，可有多动，易激动；脾虚失养则静谧不足，兴趣多变，言语冒失，健忘，脾虚肝旺，又加重多动与冲动之证。阴主静、阳主动，人体阴阳平衡，才能动静协调，如《素问·生气通天论》说："阴平阳秘，精神乃治。"若脏腑阴阳失调，则产生阴失内守、阳躁于外的种种情志、动作失常的病变。

1. 先天禀赋不足　父母体质较差，肾气不足，或妊娠期间孕妇精神调养失宜等，致使胎儿先天不足，肝肾亏虚，精血不充，脑髓失养，元神失藏。

2. 产伤外伤瘀滞　产伤及其他外伤可导致患儿气血瘀滞，经脉流行不畅，心肝失养而神魂不宁。

3. 后天护养不当　过食辛热炙煿，则心肝火炽；过食肥甘厚味，则酿生湿热痰浊；过食生冷，则损伤脾胃；病后失养，脏腑损伤，气血亏虚，均可导致心神失养、阴阳失调，而出现心神不宁、注意力涣散和多动。

4. 情绪意志失调　小儿为稚阴稚阳之体，肾精未充，肾气未盛。由于生长发育迅速，阴精相对不足，导致阴不制阳，阳胜而多动。小儿年幼，心脾不足，情绪未稳，若教育不当，溺爱过度，放任不羁，所欲不遂，则心神不定，脾意不藏，躁动不安，冲动任性，失忆善忘。

【临床诊断】

1. 诊断要点

（1）多见于学龄期儿童，男性多于女性。

（2）注意力涣散，上课时思想不集中，话多，坐立不安，在不该动的场合乱跑乱爬，喜欢做小动作，活动过度，做事粗心大意，不能按要求做事，经常忘事。

（3）情绪不稳，冲动任性，动作笨拙，学习成绩差，但智力正常。

（4）翻手试验、指鼻试验、指-指试验阳性。

2. 鉴别诊断

（1）正常顽皮儿童　虽有时出现注意力不集中，但大部分时间仍能正常学习，功课作业完成迅速。能遵守纪律，上课一旦出现小动作，经指出即能自我制约而停止。

（2）其他　应与教学方法不当致使孩子不注意听课及与年龄相称的好动相区别，以及与智能低下，或因视、听感觉功能障碍所致的注意力涣散与学习困难相区别。

【辨证论治】

1. 辨证要点　本病以脏腑、阴阳辨证为纲。脏腑辨证：在心者，注意力不集中，情绪不稳定，多梦烦躁；在肝者，易于冲动，好动难静，容易发怒，常不能自控；在脾者，兴趣多变，做事有头无尾，记忆力差；在肾者，脑失精明，学习成绩低下，记忆力欠佳，或有遗尿、腰酸乏力等。阴阳辨证：阴静不足，注意力不集中，自我控制差，情绪不稳，神思涣散；阳亢躁动，动作过多，冲动任性，急躁易怒。本病的本质为虚证，亦有标实之状，临床多见虚实夹杂之证。

2. 治疗原则　以调和阴阳为治疗原则。心肾不足者，治以补益心肾；肾虚肝亢者，治以滋肾平肝；心脾气虚者，治以补益心脾。病程中见有痰浊、痰火、瘀血等兼证，则佐以化痰、清热、祛瘀等治法。

3. 证治分类

（1）肝肾阴虚

证候　多动难静，急躁易怒，冲动任性，难以自控；神思涣散，注意力不集中，难以静坐；或有记忆力欠佳、学习成绩低下，或有遗尿、腰酸乏力，或有五心烦热、盗汗、大便秘结，舌质红，舌苔薄，脉细弦。

辨证　本证以急躁易怒，冲动任性，五心烦热，舌红，苔薄，脉细弦为特征。肾阴虚者，五心烦热，盗汗，腰酸乏力，记忆力差；肝阳亢者，急躁易怒，冲动任性；肾精亏者，脑失聪明，学习困难。

治法　滋养肝肾，平肝潜阳。

方药　杞菊地黄丸加减。常用枸杞子、熟地黄、山茱萸滋补肝肾；山药、茯苓健脾养心；菊花、牡丹皮、泽泻清肝肾之虚火；青龙齿、龟板宁神定志。

夜寐不安者，加酸枣仁、五味子养心安神；盗汗者，加浮小麦、煅龙骨、煅牡蛎敛汗固涩；易怒急躁者，加石决明、钩藤平肝潜阳；大便秘结者，加火麻仁、桑椹润肠通便。

（2）心脾两虚

证候　神思涣散，注意力不能集中，神疲乏力，形体消瘦或虚胖，多动而不暴躁，言语冒失，做事有头无尾，睡眠不实，记忆力差，伴自汗盗汗，偏食纳少，面色无华，舌质淡，苔薄白，脉虚弱。

辨证　本证以神思涣散，多动而不暴躁，记忆力差，神疲乏力，舌淡苔薄白，脉虚弱为特征。偏心气虚者，形体消瘦，睡眠不实，伴自汗盗汗；偏脾气虚者，形体虚胖，偏食纳少，面色无华，记忆力差。

治法　养心安神，健脾益气。

方药　归脾汤合甘麦大枣汤加减。常用党参、黄芪、白术、大枣、炙甘草、大枣补脾益气；茯神、远志、酸枣仁、龙眼肉、当归、淮小麦养心安神；木香理气醒脾。

思想不集中者，加益智仁、龙骨养心宁神；睡眠不熟者，加五味子、夜交藤养血安神；记忆力差，动作笨拙，苔厚腻者，加半夏、陈皮、石菖蒲化痰开窍。

（3）痰火内扰

证候　多动多语，烦躁不宁，冲动任性，难以制约，兴趣多变，注意力不集中，胸中烦热，懊憹不眠，纳少口苦，便秘尿赤，舌质红，苔黄腻，脉滑数。

辨证　本证以多动多语，烦躁不宁，难以制约，胸中烦热，懊憹不眠，舌质红，苔黄腻，脉滑数为特征。

治法　清热泻火，化痰宁心。

方药　黄连温胆汤加减。常用黄连清热泻火；陈皮、法半夏、胆南星燥化湿痰；竹茹、瓜蒌清热化痰；枳实理气化痰；石菖蒲化痰开窍；茯苓、珍珠母宁心安神。

烦躁易怒者，加钩藤、龙胆草平肝泻火；大便秘结者，加大黄通腑泻火。

【其他治疗】

1. 中药成药

（1）静灵口服液　6～14 岁，每服 10ml，1 日 2 次。用于肝肾阴虚证。

（2）杞菊地黄丸　每服 3～5g，或口服液 5～10ml，1 日 2～3 次。用于肝肾阴虚证。

（3）知柏地黄丸　每服 3～5g，1 日 2～3 次。用于肝肾阴虚证兼虚火上炎。

（4）人参归脾丸　每服 3～5g，1 日 2～3 次。用于心脾两虚证。

（5）柏子养心丸　每服 3～5g，1 日 2～3 次。用于心脾两虚证。

2. 推拿疗法　补脾经，揉内关、神门，按揉百会，摩腹，按揉足三里，揉心俞、肾俞、命门，捏脊，擦督脉、膀胱经第一侧线。

3. 针灸疗法

（1）体针　主穴取内关、太冲、大椎、曲池，配穴取百会、四神聪、隐白、神庭、心俞。捻转进针,用泻法,不留针。1日1次。

(2) 耳针　取心、神门、交感、脑点。浅刺不留针,1日1次。或用王不留行籽压穴,取穴同上。

4. 西医治疗　利他林:每日0.2~0.5mg/kg。从小剂量开始,用2~3日症状不改善时再加量,最大剂量不超过每日30mg。每日早晨和下午上课前半小时服,下午四时后不再服药。

【预防与调护】

1. 预防

(1) 孕妇应保持心情愉快,营养均衡,禁烟酒,慎用药物,避免早产、难产及新生儿窒息。

(2) 注意防止小儿脑外伤、中毒及中枢神经系统感染。

(3) 保证儿童有规律地生活,培养良好的生活习惯。

2. 调护

(1) 关心体谅患儿,对其行为及学习进行耐心的帮助与训练,要循序渐进,不责骂不体罚,稍有进步,给予表扬和鼓励。

(2) 训练患儿有规律地生活,起床、吃饭、学习等都要形成规律,不要过于迁就。加强管理,及时疏导,防止攻击性、破坏性及危险性行为发生。

(3) 保证患儿营养,补充蛋白质、水果及新鲜蔬菜,避免食用有兴奋性和刺激性的饮料和食物。

【医案选读】

何某,男,10岁。1993年4月初诊。

患儿纳差,面色不华,寐少,时有短气,多动不宁,不能按时完成作业,注意力不集中,校对试验水平差,二便正常,舌质淡,苔少,脉细。诊断为注意力缺陷多动症。辨证:心脾两虚,心神不宁。治法:补益心脾,宁心定神。处方:党参8g,白术6g,茯苓20g,黄芪10g,山药10g,菖蒲10g,远志6g,酸枣仁20g,钩藤10g,夜交藤10g,炙甘草5g,生龙骨15g,生牡蛎15g,生稻芽15g,焦麦芽15g,焦山楂15g,焦神曲15g。

服上药14剂后,患儿纳食明显增多,面色好转,睡眠亦明显安稳,但上课仍不能认真听讲,精神不集中。上方去焦三仙、夜交藤,加五味子6g,麦冬8g,取生脉散之意,养心敛气;加珍珠母15g,镇心安神。再进30剂后,家长反映患儿上课能坚持听讲,回家后能主动完成作业。再查校对试验水平已在正常范围。〔宋文芳,等.中国百年百名中医临床家丛书·宋祚民.第1版.北京:中国中医药出版社.2001:66〕

第五节　多发性抽搐症

多发性抽搐症又称抽动-秽语综合征。其临床特征为慢性、波动性、多发性运动肌快速抽搐,并伴有不自主发声和语言障碍。起病在2~12岁之间,病程持续时间长,可自行缓解或加重。本病发病无季节性,男孩发病率较女孩约高3倍。

本病以肢体抽掣及喉中发出怪声或口出秽语为主要临床表现,可归属于中医的慢惊风、抽搐等范畴。

【病因病机】

多发性抽搐症的病因是多方面的，与先天禀赋不足、产伤、窒息、感受外邪、情志失调等因素有关，多由五志过极，风痰内蕴而引发。病位主要在肝，与心、脾、肾密切相关。因肝体阴而用阳，为风木之脏，主藏血，喜条达而主疏泄，其声为呼，其变动为握，故《小儿药证直诀·肝有风甚》指出："凡病或新或久，皆引肝风，风动而上于头目，目属肝，肝风入于目，上下左右如风吹，不轻不重，儿不能任，故目连劄也。"

1. 气郁化火 "人有五脏化五气，以生喜怒悲忧恐。"肝主疏泄，性喜条达，若情志失调，五脏失和，则气机不畅，郁久化火，引动肝风，上扰清窍，则见皱眉眨眼、张口歪嘴、摇头耸肩、口出异声秽语。气郁化火，耗伤阴精，肝血不足，筋脉失养，虚风内动，故伸头缩脑、肢体颤动。

2. 脾虚痰聚 禀赋不足或病后失养，损伤脾胃，脾虚不运，水湿潴留，聚液成痰，痰气互结，壅塞胸中，心神被蒙，则胸闷易怒、脾气乖戾、喉发怪声；脾主肌肉四肢，脾虚则肝旺，肝风挟痰上扰走窜，故头项、四肢、肌肉抽动。

3. 阴虚风动 素体真阴不足，或热病伤阴，或肝病及肾，肾阴虚亏，水不涵木，虚风内动，故头摇肢搐。阴虚则火旺，木火刑金，肺阴受损，金鸣异常，故喉发异声。

【临床诊断】

1. 诊断要点

（1）起病年龄在2～12岁，可有疾病后及情志失调的诱因或有家族史。

（2）不自主的眼、面、颈、肩及上下肢肌肉快速收缩，以固定方式重复出现，无节律性，入睡后消失。在抽动时，可出现异常的发音，如咯咯、咳声、呻吟声或粗言秽语。

（3）抽动能受意志遏制，可暂时不发作。

（4）病状呈慢性过程，但病程呈明显波动性。

（5）实验室检查多无特殊异常，脑电图正常或非特异性异常。智力测试基本正常。

2. 鉴别诊断

（1）**注意力缺陷多动症** 以注意力不集中和动作过多为主要临床特点。与多发性抽搐症以肌肉不自主抽搐为主有明显区别。但两病也常并见。

（2）**风湿性舞蹈病** 6岁以后多见，女孩居多，是风湿热主要表现之一。表现为四肢较大幅度的无目的而不规则的舞蹈样动作，生活经常不能自理，常伴肌力及肌张力减低，并可有风湿热其他症状。

（3）**肌阵挛** 肌阵挛是癫痫中的一个类型，往往是一组肌群突然抽动，病儿可表现突然的前倾和后倒，肢体或屈或伸。

（4）**习惯性抽搐** 4～6岁多见。往往只有一组肌肉抽搐，如眨眼、皱眉、龇牙或咳嗽。发病前常有某些诱因，此症一般轻，预后较好。但此症与多发性抽搐症并无严格的界限，有些病儿能发展为多发性抽搐症。

【辨证论治】

1. 辨证要点 本病以八纲辨证为主，重在辨阴阳虚实。其标在风火痰湿，其本在肝脾肾三脏，尤与肝最为密切。往往三脏合病，虚实并见，风火痰湿并存，变异多端。气郁化火者，病初多为肝阳上亢，属实证；其面红耳赤，急躁易怒，抽动频繁，舌红苔黄。脾虚痰聚者，为本虚标实，虚实夹杂；其面黄体瘦，胸闷作咳，抽动无常，舌淡苔白或腻。阴虚风动者，为肝肾不足，属虚证；其形体消瘦，两颧潮红，抽动无力，舌红苔少。

2. 治疗原则 多发性抽搐症的治疗，以平肝息风为基本法则。气郁化火者，宜清肝泻火，息风镇惊；脾虚痰聚者，宜健脾化痰，平肝息风；阴虚风动者，宜滋阴潜阳，柔肝息风。

3. 证治分类

（1）气郁化火

证候 面红耳赤，烦躁易怒，皱眉眨眼，张口歪嘴，摇头耸肩，发作频繁，抽动有力，口出异声秽语，大便秘结，小便短赤，舌红苔黄，脉弦数。

辨证 本证以起病较急，病程较短，面红耳赤，烦躁易怒，发作频繁，抽动有力，舌红苔黄，脉弦数为特征。兼痰火者，粗言骂人，喜怒不定，睡眠不安，舌红苔黄腻，脉滑数。

治法 清肝泻火，息风镇惊。

方药 清肝达郁汤加减。常用栀子、菊花、牡丹皮清肝泻火；柴胡、薄荷、青橘叶疏肝解郁；钩藤、白芍、蝉蜕平肝息风；琥珀、茯苓宁心安神；甘草调和诸药。

肝火旺者，加龙胆草清泻肝火；大便秘结者，加槟榔、瓜蒌仁顺气导滞；喜怒不定，喉中有痰者，加浙贝母、竹茹清化痰热。

（2）脾虚痰聚

证候 面黄体瘦，精神不振，胸闷作咳，喉中声响，皱眉眨眼，嘴角抽动，肢体动摇，发作无常，脾气乖戾，夜睡不安，纳少厌食，舌质淡，苔白或腻，脉沉滑或沉缓。

辨证 本证以面黄体瘦，精神不振，胸闷纳少，舌淡苔白或腻，脉滑为特征。

治法 健脾化痰，平肝息风。

方药 十味温胆汤加减。常用党参、茯苓健脾助运；陈皮、半夏燥湿化痰；枳实顺气消痰；远志、枣仁化痰宁心；钩藤、白芍、石决明平肝息风；甘草调和诸药。

痰热甚者，去半夏，加黄连、瓜蒌皮清化痰热；纳少厌食者，加焦神曲、炒麦芽调脾开胃。

（3）阴虚风动

证候 形体消瘦，两颧潮红，五心烦热，性情急躁，口出秽语，挤眉眨眼，耸肩摇头，肢体震颤，睡眠不宁，大便干结，舌质红绛，舌苔光剥，脉细数。

辨证 本证以形体消瘦，两颧潮红，五心烦热，舌红绛，苔光剥，脉细数为特征。

治法 滋阴潜阳，柔肝息风。

方药 大定风珠加减。常用龟板、鳖甲、生牡蛎滋阴潜阳；生地黄、阿胶、鸡子黄、麦冬、麻仁、白芍柔肝息风；甘草调和诸药。

心神不定，惊悸不安者，加茯神、钩藤、炒枣仁养心安神；血虚失养者，加何首乌、玉竹、沙苑子、天麻养血柔肝。

【其他治疗】

1. 中药成药

（1）当归龙荟丸 每服2～3g，1日2～3次。用于气郁化火证。

（2）泻青丸　每服 3～5g，1 日 2～3 次。用于气郁化火证。

（3）琥珀抱龙丸　每服 1 丸，1 日 2 次。用于脾虚痰聚及痰热者。

（4）杞菊地黄丸　每服 3～6g，1 日 2～3 次。用于阴虚风动证。

2. 推拿疗法　推脾土，揉脾土，揉五指节，运内八卦，分阴阳，推上三关，揉涌泉、足三里。

3. 针灸疗法

（1）体针　主穴：太冲、风池、百会。配穴：印堂、迎香、四白、地仓、内关、丰隆、神门。

（2）耳针　皮质下、神门、心、肝、肾，每次选 2～3 穴。耳穴埋针，每周 2 次。每日可按压 2～3 次，每次 5 分钟。

4. 西医治疗　主要选用针对抽动症状的药物治疗。

（1）氟哌啶醇　开始每日 0.05mg/kg，分 2～3 次服，5～7 日后酌情增加至每次 0.1mg/kg，1 日 2～3 次。副作用多见锥体外系反应，如肌张力不全、震颤等。

（2）硫必利（泰必利）　每日 4～8mg/kg，分 2～3 次服。效果稍差而副作用少。

【预防与调护】

1. 预防

（1）平时注意合理的教养，并重视儿童的心理状态，保证儿童有规律性地生活，培养良好的生活习惯。

（2）不过食辛辣炙煿的食物或兴奋性、刺激性的饮料。

2. 调护

（1）关爱患儿，耐心讲清病情，给予安慰和鼓励，不在精神上施加压力，不责骂或体罚。

（2）饮食宜清淡，不进食兴奋性、刺激性的饮料。

（3）注意休息，不看紧张、惊险、刺激的影视节目，不宜长时间看电视、玩电脑和游戏机。

【医案选读】

郑某，男，11 岁。1997 年 10 月 23 日就诊。

患儿不自主地皱眉眨眼，面肌瞤动，口角抽搐，点头耸肩约 5 个月。初起时家长不在意，认为小孩调皮而已，但病情日渐加重，发病 2 月方到某医院神经专科诊治，诊断为多发性抽搐症，用药治疗 3 月多，病情未见明显好转。初诊时患儿症状如前述，舌质红，苔薄黄，脉弦细数。辨证为肝风上扰，治以平肝息风，安神定志。处方：蝉蜕 10g，僵蚕 10g，菖蒲 10g，钩藤 12g，栀子 12g，菊花 12g，白芍 12g，天竺黄 12g，郁金 12g，茯苓 15g，龙齿（先煎）20g，甘草 6g。水煎服，每天 1 剂，连服 3 天。服药后抽动明显减少。守上方随症加减。前后服药 20 余剂，症状完全消失。随访 1 年多未见复发。〔肖旭腾，等．定风安神汤治疗儿童抽动症 46 例疗效观察．新中医．2001；33（10）：20〕

第六节　惊　风

惊风是小儿时期常见的急重病证，临床以抽搐、神昏为主要症状。惊风是一个证候，可发生在许多疾病之中，以1～5岁的儿童发病率最高，一年四季均可发生。临床抽搐时的主要表现可归纳为八种，即搐、搦、掣、颤、反、引、窜、视，古人称之为惊风八候。

惊风一般分为急惊风、慢惊风两大类。凡起病急暴、属阳属实者，称为急惊风；凡病久中虚，属阴属虚者，称为慢惊风；慢惊风中若出现纯阴无阳的危重证候，称为慢脾风。西医学称惊风为小儿惊厥。

急　惊　风

急惊风为痰、热、惊、风四证俱备，临床以高热、抽风、神昏为主要表现，多由外感时邪、内蕴湿热和暴受惊恐而引发。

【病因病机】

1. 外感时邪　时邪包括六淫之邪和疫疠之气。小儿肌肤薄弱，卫外不固，若冬春之季，寒温不调，气候骤变，感受风寒或风热之邪，邪袭肌表或从口鼻而入，易于传变，郁而化热，热极生风；小儿元气薄弱，真阴不足，易受暑邪，暑为阳邪，化火最速，传变急骤，内陷厥阴，引动肝风；暑多夹湿，湿蕴热蒸，化为痰浊，蒙蔽心窍，痰动则风生；若感受疫疠之气，则起病急骤，化热化火，逆传心包，火极动风。

2. 内蕴湿热　饮食不洁，误食污秽或毒物，湿热疫毒蕴结肠腑，内陷心肝，扰乱神明，而致痢下秽浊、高热昏厥、抽风不止，甚者肢冷脉伏、口鼻气凉、皮肤花斑。

3. 暴受惊恐　小儿元气未充，神气怯弱，若猝见异物，乍闻异声，或不慎跌仆，暴受惊恐，惊则气乱，恐则气下，致使心失守舍，神无所依。轻者神志不宁，惊惕不安；重者心神失主，痰涎上壅，引动肝风，发为惊厥。

【临床诊断】

诊断要点

（1）多见于3岁以下婴幼儿，5岁以上则逐渐减少。

（2）以四肢抽搐，颈项强直，角弓反张，神志昏迷为主要临床表现。

（3）有接触疫疠之邪，或暴受惊恐史。

（4）有明显的原发疾病，如感冒、肺炎喘嗽、疫毒痢、流行性腮腺炎、流行性乙型脑炎等。中枢神经系统感染者，神经系统检查病理反射阳性。

（5）必要时可做大便常规、大便细菌培养、血培养、脑脊液等检查，以协助诊断。

【辨证论治】

1. 辨证要点

（1）辨表热、里热　神昏、抽搐为一过性，热退后抽搐自止为表热；高热持续，反复抽搐，昏迷为里热。

（2）辨痰热、痰火、痰浊　神志昏迷，高热痰鸣，为痰热上蒙清窍；妄言谵语，狂躁不宁，为痰火上扰清空；深度昏迷，嗜睡不动，为痰浊内陷心包，蒙蔽心神。

（3）辨外风、内风　外风邪在肌表，清透宣解即愈，如高热惊厥，为一过性证候，热退惊风可止；内风病在心肝，热、痰、风三证俱全，反复抽搐，神志不清，病情严重。

（4）辨外感惊风，区别时令、季节与原发疾病　六淫致病，春季以春温为主，兼加火热，症见高热、抽风、神昏、呕吐、发斑；夏季以暑热为主，暑必夹湿，暑喜归心，其症以高热、神昏为主，兼见抽风，常热、痰、风三证俱全；若夏季高热、抽风、昏迷，伴下痢脓血，则为湿热疫毒，内陷厥阴。

（5）辨轻重　一般说来，抽风发作次数较少（仅1次），持续时间较短（5分钟以内），发作后无神志障碍者为轻证；若发作次数较多（2次以上），或抽搐时间较长，发作后神志不清者为重证。尤其是高热持续不退，并有抽风反复发作时，应积极查明原发病，尽快早期治疗，控制发作，否则可危及生命。

2. 治疗原则　急惊风的主证是热、痰、惊、风，治疗应以清热、豁痰、镇惊、息风为基本法则。热甚者应先清热，痰壅者给予豁痰，惊重者治以镇惊，风盛者急施息风。然而急惊之热有表热和里热的不同，痰有痰火和痰浊的区别，风有外风和内风的差异，惊有恐惧、惊惕的虚证和惊跳、号叫的实证。因此，在清热中有解肌透表、苦寒解毒的差异；豁痰中有芳香开窍、清心涤痰的区别；镇惊有平肝镇惊、养血安神的分类；息风有祛风和息风的不同。在急惊的治则中既要顾及息风镇惊的作用，又不可忽视原发病的治疗，分清主次，辨证结合辨病施治，治标与治本并举。

3. 证治分类

（1）风热动风

证候　起病急骤，发热，头痛，鼻塞，流涕，咳嗽，咽痛，随即出现烦躁、神昏、惊风，舌苔薄白或薄黄，脉浮数。

辨证　本证多发于5岁以下小儿，尤以3岁以下小儿更为常见。一般先见风热表证，很快发作抽风，持续时间不长，体温常在38.5℃以上，并多见于体温的上升段，一般一次发热只抽一次，抽两次者少见。

治法　疏风清热，息风定惊。

方药　银翘散加减。常用金银花、连翘、薄荷、荆芥穗、防风、牛蒡子疏风清热；钩藤、僵蚕、蝉蜕祛风定惊。

高热不退者，加生石膏、羚羊角粉清热息风；喉间痰鸣者，加天竺黄、瓜蒌皮清化痰热；咽喉肿痛，大便秘结者，加生大黄、黄芩清热泻火；神昏抽搐较重者，加服小儿回春丹清热定惊。

（2）气营两燔

证候　多见于盛夏之季，起病较急，壮热多汗，头痛项强，恶心呕吐，烦躁嗜睡，抽搐，口渴便秘，舌红苔黄，脉弦数。病情严重者高热不退，反复抽搐，神志昏迷，舌红苔黄腻，脉滑数。

辨证 本证多见于夏至之后，壮热不退，头痛项强抽搐，常见神昏，同时见恶心呕吐为本证特征。暑热重者高热、多汗而热不退、烦躁口渴；暑湿重者嗜睡神昏、呕恶苔腻。

治法 清气凉营，息风开窍。

方药 清瘟败毒饮加减。常用生石膏、知母、连翘、黄连、栀子、黄芩清气解热；赤芍、玄参、生地黄、水牛角、牡丹皮清营保津；羚羊角粉、钩藤、僵蚕息风止惊。

昏迷较深者，可选用牛黄清心丸或紫雪息风开窍；大便秘结加大黄、玄明粉通腑泻热；呕吐加半夏、玉枢丹降逆止呕。

（3）邪陷心肝

证候 起病急骤，高热不退，烦躁口渴，谵语，神志昏迷，反复抽搐，两目上视，舌质红，苔黄腻，脉数。

辨证 疫邪病发一方，相互染易，起病急骤，传变迅速。迅速见到发热、神昏、抽搐是本证特征。其证候陷心为主者谵语、神昏；陷肝为主者反复抽风。本证以惊、风二证为主，热、痰二证则可重可轻。

治法 清心开窍，平肝息风。

方药 羚角钩藤汤加减。常用羚羊角粉、钩藤、僵蚕、菊花平肝息风；石菖蒲、川贝母、广郁金、龙骨、胆南星豁痰清心；栀子、黄芩清热解毒。

神昏抽搐较甚者，加服安宫牛黄丸清心开窍；便秘者加大黄、芦荟通腑泄热；头痛剧烈者，加石决明、龙胆草平肝降火。

（4）湿热疫毒

证候 持续高热，频繁抽风，神志昏迷，谵语，腹痛呕吐，大便黏腻或夹脓血，舌质红，苔黄腻，脉滑数。

辨证 本证多见于夏秋之季，由饮食不洁、感受湿热疫毒产生。初起即见高热，继而迅速神昏、抽搐反复不止。早期可无大便或大便正常，需灌肠或肛门内采取大便方见脓血，此后才出现脓血便。

治法 清热化湿，解毒息风。

方药 黄连解毒汤合白头翁汤加减。常用黄连、黄柏、栀子、黄芩清热泻火解毒；白头翁、秦皮、马齿苋清肠化湿；羚羊角粉、钩藤息风止痉。

呕吐腹痛明显者，加用玉枢丹辟秽解毒止吐；大便脓血较重者，可用生大黄水煎灌肠，清肠泄毒。

本证若出现内闭外脱，症见面色苍白、神情淡漠、呼吸浅促、四肢厥冷、脉微细欲绝者，改用参附龙牡救逆汤灌服或参附注射液静脉滴注，回阳固脱急救。

（5）惊恐惊风

证候 暴受惊恐后惊惕不安，身体战栗，喜投母怀，夜间惊啼，甚至惊厥、抽风，神志不清，大便色青，脉律不整，指纹紫滞。

辨证 本病患儿常有惊吓史，平素情绪紧张，胆小易惊，或在原有惊风病变基础上因惊吓而诱使发作、加重。证候以惊惕战栗，喜投母怀，夜间惊啼为特征。

治法 镇惊安神，平肝息风。

方药 琥珀抱龙丸加减。常用琥珀粉、远志镇惊安神；石菖蒲、胆南星、天竺黄豁痰开窍；人参、茯苓健脾益气；全蝎、钩藤、石决明平肝息风。

呕吐者加竹茹、姜半夏降逆止呕；痉中肢体颤动，惊啼不安者，加用磁朱丸重镇安神；气虚血少者，加黄芪、当归、炒枣仁益气养血安神。

【其他治疗】

1. 中药成药

（1）小儿回春丹 1岁以下每服0.3～0.5g，2～3岁每服0.9g，1日2次。用于风热动风证。

（2）安宫牛黄丸 每服1/2～1丸。用于邪陷心肝证。

（3）牛黄镇惊丸 每服1/2～1丸，1日1～2次。用于惊恐惊风证。

（4）羚羊角粉 每服0.3～0.6g。用于急惊风各证。

2. 针灸疗法

（1）体针 急惊风中的外感惊风，取穴人中、合谷、太冲、手十二井（少商、商阳、中冲、关冲、少冲、少泽），或十宣、大椎。以上各穴均施行捻转泻法，强刺激。人中穴向上斜刺，用雀啄法。手十二井或十宣点刺放血。湿热惊风，取穴人中、中脘、丰隆、合谷、内关、神门、太冲、曲池。上穴施以提插捻转泻法，留针20～30分钟，留针期间3～5分钟施术1次。

（2）耳针 取穴神门、脑（皮质下）、心、脑点、交感。强刺激，每隔10分钟捻转1次，留针60分钟。

3. 推拿疗法

（1）急惊风欲作时，大敦穴上拿之，或鞋带穴拿之。

（2）惊风发作时，身向前屈者，将委中穴掐住；身向后仰者，掐膝眼穴。牙关不利，神昏窍闭，掐合谷穴。

4. 西医治疗 尽快控制惊厥发作，同时积极寻找原发感染，确定发热的原因，退热和抗感染同时进行。

（1）退热 物理降温，用冷湿毛巾敷额头处，过高热时头、颈侧放置冰袋。药物降温，安乃近滴鼻，或用安痛定每次1～2ml肌内注射。

（2）抗惊厥 地西泮（安定），每次0.3～0.5mg/kg，最大剂量不超过10mg，静脉缓慢注射，惊厥止则停用，注射过程中注意防止呼吸抑制。10%水合氯醛40～60 mg/kg，保留灌肠；或用苯巴比妥钠，每次8～10mg/kg，肌内注射。

（3）预防脑损伤 减轻惊厥后脑水肿。惊厥持续30分钟以上者，给予吸氧，并用高张葡萄糖1g/kg静脉注射；或用20%甘露醇1～2g/kg，于20～30分钟内快速静脉滴注，必要时6～8小时重复1次。

【预防与调护】

1. 预防

（1）加强体育锻炼，增强体质，减少疾病。

（2）避免时邪感染；注意饮食卫生，不吃腐败变质食物；避免跌仆惊骇。

（3）按时免疫接种，预防传染病。

（4）有高热惊厥史的患儿，在发热初期，及时给予解热降温药物，必要时加服抗惊厥药物。

（5）对于暑温、疫毒痢的患儿，要积极治疗原发病，防止惊厥反复发作。

2. 调护

（1）抽搐发作时，切勿强制按压，以防骨折。应将患儿平放，头侧位，并用纱布包裹压舌板，放于上、下牙齿之间，以防咬伤舌体。

（2）保持呼吸道通畅。痰涎壅盛者，随时吸痰，同时注意给氧。

（3）保持室内安静，避免过度刺激。

（4）随时观察患儿面色、呼吸及脉搏变化，防止突然变化。

【医案选读】

案一　俞某，女，12岁。

患儿始见右腮部肿痛，继即高热头痛，体温39℃～40℃，持续8天不退，曾使用抗生素、激素等治疗未见改善，第9天症情加重，乃邀请会诊。

查患儿头痛剧烈，频繁呕吐，精神萎靡，嗜睡，两目闭而不张，颈强有抵抗，体温39.4℃，肢体时时抽动，右腮部坚硬肿痛。自觉腹胀难忍，不思进食，大便3日未更，舌苔黄厚腻，舌质红干，脉数有力。辨证为痄腮邪毒化火，热结阳明，挟风内陷厥阴。治当苦辛通降，解毒搜风。处方：姜川连3g，半夏8g，干姜3g，生石膏（先煎）30g，生大黄（后下）10g，玄明粉（分2次冲服）10g，僵蚕10g，全蝎5g，蜈蚣2条。

当日上午11时开始服药，少量多次，以防呕吐，1剂中药分8次服完。当晚10时左右，头痛减轻，腹中鸣响，但未大便，体温渐降至38℃，夜间能安静入睡。

次日复诊，体温已降为37℃，两目张开有神，头痛止，未抽风，呕吐止，但仍感脘腹不适，不思进食，见食干呕，舌苔虽仍厚腻，苔面见有浮糙。风火邪毒虽杀，而阳明结热未除，嘱接服原方。午后大便畅解，量多色褐，秽臭异常，精神好转，能进稀粥、烂面，身热未起，病情已稳定。

第3日复诊时，患儿精神已佳，腮肿消退。原方中去黄连、大黄、干姜、全蝎、蜈蚣，加玄参15g，金银花15g，生甘草5g，以善其后。〔汪受传．中国现代名中医医案精华·江育仁医案．第1版．北京：北京出版社．1990：246〕

案二　吕某，女，4个月。因发热、抽风半月余，于1976年3月22日就诊。

患儿于半月前高烧达40℃，呕吐，抽风，至今未见好转，故来诊。查体：体温41℃，神志不清，两眼上翻，上下肢阵发抽搐，面色潮红，舌质红绛，苔黄褐，指纹青紫达命关。血钙2.4mmol/L，碱性磷酸酶10U/L，白细胞10×10^9/L，胸透双肺纹理增强。印象：中毒性脑病。证属邪毒炽盛，气营两燔，热陷厥阴之急惊风。治宜清气凉营，平肝息风，佐以解毒开窍。方用清瘟败毒饮加减。生石膏15g，水牛角片15g，羚羊角粉（冲）1.5g，生地10g，丹皮6g，赤芍6g，僵蚕6g，钩藤6g，地龙6g，石菖蒲6g，丹参6g，天竺黄4.5g，金银花15g，黄连3g，甘草1.5g。水煎服。

1剂后热减，抽风明显缓解。4剂后热退，抽风停止。6剂后，纳乳增加，精神好转。

为促进正气恢复，防止后遗症发生，改服香砂六君子汤，益气健脾，以善其后。追踪观察 5 年，未发现异常。〔张奇文．幼科条辨·急惊风．第 1 版．济南：山东科学技术出版社．1982：261〕

慢 惊 风

慢惊风来势缓慢，抽搐无力，时作时止，反复难愈，常伴昏迷、瘫痪等症。

【病因病机】

1. 脾胃虚弱 由于暴吐暴泻，或他病妄用汗、下之法，导致中焦受损，脾胃虚弱。脾土既虚，则脾虚肝旺，肝亢化风，致成慢惊之证。

2. 脾肾阳衰 若胎禀不足，脾胃素虚，复因吐泻日久，或误服寒凉，伐伤阳气，以致脾阳式微，阴寒内盛，不能温煦筋脉，而致时时搐动之慢脾风证。

3. 阴虚风动 急惊风迁延失治，或温热病后期，阴液亏耗，肝肾精血不足，阴虚内热，灼烁筋脉，以致虚风内动而成慢惊。

总之，慢惊风患儿体质多羸弱，素有脾胃虚弱或脾肾阳虚，而致脾虚肝亢或虚极生风。此外，也有急惊风后驱邪未尽，而致肝肾阴虚，虚风内动。病位在肝、脾、肾，性质以虚为主，也可见虚中夹实证。

【临床诊断】

诊断要点

（1）具有反复呕吐、长期泄泻、急惊风、解颅、佝偻病、初生不啼等病史。

（2）多起病缓慢，病程较长。症见面色苍白，嗜睡无神，抽搐无力，时作时止；或两手颤动，筋惕肉瞤，脉细无力。

（3）根据患儿的临床表现，结合血液生化、脑电图、脑脊液、头颅 CT 等检查，以明确诊断原发病。

【辨证论治】

1. 辨证要点 慢惊风病程较长，起病缓慢，神昏、抽搐症状相对较轻，有时仅见手指蠕动。辨证多属虚证，继辨脾、肝、肾及阴、阳。脾胃虚弱者，精神萎靡，嗜睡露睛，不欲饮食，大便稀溏，抽搐无力，时作时止；脾肾阳衰者，神萎昏睡，面白无华，四肢厥冷，手足震颤；肝肾阴虚者，低热虚烦，手足心热，肢体拘挛或强直，抽搐时轻时重，舌绛少津。

2. 治疗原则 慢惊风一般属于虚证，有虚寒和虚热的区别，其治疗大法应以补虚治本为主，常用的治则有温中健脾，温阳逐寒，育阴潜阳，柔肝息风。

3. 证治分类

（1）脾虚肝亢

证候 精神萎靡，嗜睡露睛，面色萎黄，不欲饮食，大便稀溏，色带青绿，时有肠鸣，四肢不温，抽搐无力，时作时止，舌淡苔白，脉沉弱。

辨证 本病以脾胃虚弱为主，常发生于婴幼儿，初期有精神萎靡，面色萎黄，嗜睡露睛等临床症状，继而脾不制肝而动风，出现抽搐反复发作，但程度较轻。一般不伴有高热，此点可与急惊风鉴别。

治法　温中健脾，缓肝理脾。

方药　缓肝理脾汤加减。常用人参、白术、茯苓、炙甘草健脾益气；白芍、钩藤柔肝止痉；干姜、肉桂温运脾阳。

抽搐频发者，加天麻、蜈蚣息风止痉；泄泻日久，将干姜改为煨姜，加山楂炭、葛根温中止泻；纳呆食少者，加焦神曲、焦山楂、砂仁开胃消食；四肢不温，大便稀溏者，改用附子理中汤温中散寒，健脾益气。

（2）脾肾阳衰

证候　精神萎顿，昏睡露睛，面白无华或灰滞，口鼻气冷，额汗不温，四肢厥冷，溲清便溏，手足蠕动震颤，舌质淡，苔薄白，脉沉微。

辨证　本病多发生在暴泻久泻之后，体内阳气衰竭，病至于此，为虚极之候，阳虚极而生内风，属慢脾风证。临床除上述阳气虚衰症状外，还可见心悸气促、脉微细欲绝等危象。

治法　温补脾肾，回阳救逆。

方药　固真汤合逐寒荡惊汤加减。常用人参、白术、山药、茯苓、黄芪、炙甘草健脾补肾；炮附子、肉桂、炮姜、丁香温补元阳。

汗多者，加煅龙骨、煅牡蛎、五味子收敛止汗；恶心呕吐者，加吴茱萸、胡椒、半夏温中降逆止呕。

慢惊风脾肾阳衰证为亡阳欲脱之证，上述症状但见一二者，即应投以益气回阳固脱之品，不可待诸症悉具再用药，否则延误投药时机，可危及患儿生命。

（3）阴虚风动

证候　精神疲惫，形容憔悴，面色萎黄或时有潮红，虚烦低热，手足心热，易出汗，大便干结，肢体拘挛或强直，抽搐时轻时重，舌绛少津，苔少或无苔，脉细数。

辨证　本病多发于急惊风之后，痰热炼灼阴津，筋脉失养，故见抽搐反复发作、低热、舌红少苔、脉细数等症。部分患儿可伴有筋脉失养之肢体活动障碍，甚至痿废不用。

治法　育阴潜阳，滋肾养肝。

方药　大定风珠加减。常用生白芍、生地黄、麻仁、五味子、当归滋阴养血；龟板、鳖甲、生龙骨、生牡蛎潜阳息风。

日晡潮热者，加地骨皮、银柴胡、青蒿清热除蒸；抽搐不止者，加天麻、乌梢蛇息风止痉；汗出较多者，加黄芪、浮小麦固表止汗；肢体麻木，活动障碍者，加赤芍、川芎、地龙活血通络；筋脉拘急，屈伸不利者，加黄芪、党参、鸡血藤、桑枝益气养血通络。

【其他治疗】

1. 推拿疗法　运五经，推脾土，揉脾土，揉五指节，运内八卦，分阴阳，推上三关，揉涌泉，掐足三里。

2. 针灸疗法

（1）体针　取穴脾俞、胃俞、中脘、天枢、气海、足三里、太冲，其中太冲穴施捻转泻法，余穴皆用补法，用于脾虚肝亢证。取穴脾俞、肾俞、章门、关元、印堂、三阴交，诸穴均用补法，用于脾肾阳虚证。取穴关元、百会、肝俞、肾俞、曲泉、三阴交、太溪、太冲，诸穴均用补法，用于阴虚风动证。

（2）艾灸　取穴大椎、脾俞、命门、关元、气海、百会、足三里。用于脾虚肝亢证、脾肾阳虚证。

【预防与调护】

1. 预防

（1）加强体育锻炼，增强体质，提高抗病能力。

（2）注意饮食卫生，避免食入不洁食物。

（3）积极治疗原发病，尤其要防止急惊风反复发作。

2. 调护

（1）抽搐发作时，切勿强行牵拉，以防伤及筋骨。

（2）保持呼吸道通畅。痰涎壅盛者，随时吸痰，同时注意给氧。

（3）抽搐时要禁食；搐止后以流质素食为主，不会吞咽者，给予鼻饲；病情好转后，给予高营养、易消化食物。

（4）对于长期卧床的患儿，要经常改变体位，勤擦澡，多按摩，防止发生褥疮。

【医案选读】

王某，男，2 岁。1979 年春，因肺炎合并营养不良性贫血，住院半月余，邀中医会诊。

烦热咳喘，痰黏难出，体弱神疲，四肢拘急，手足蠕动，舌绛无苔，脉沉细无力。证属热邪久羁，阴液枯竭之候。此时，若苦寒清热则阴愈伤，若仅甘润养阴则热不解，故方用大定风珠，育阴潜阳，加大青叶、天竺黄清热豁痰。处方：生地 6g，白芍 6g，麦冬 6g，生牡蛎 10g，龟板 10g，鳖甲 10g，阿胶（烊化）6g，五味子 2g，火麻仁 10g，炙甘草 3g，大青叶 6g，天竺黄 3g。水煎，日服 3 次，每次 40ml。

二诊：药进 2 剂，烦热大减，喘轻痰少，药已中病，故嘱原方再服 2 剂。

三诊：药后烦热虽除，但神情不佳，昏睡面青，气息微弱，肢端欠温，舌津不足，此为阴液既伤，复有阳气欲脱之虞。急宜回阳救脱，即投参附汤加石菖蒲，用党参 6g，附子 3g，石菖蒲 3g，浓煎鼻饲 3 次，每次 30ml。当晚目开神醒，四肢转温，舌红津回，后仍以大定风珠加党参 6g，石菖蒲 3g，远志 6g，大枣 3 枚，连服 3 剂，诸症渐平而愈。〔张奇文. 幼科条辨·慢惊风. 第 1 版. 济南：山东科学技术出版社. 1982：261〕

第七节　癫　痫

癫痫是以突然仆倒，昏不识人，口吐涎沫，两目上视，肢体抽搐，惊掣啼叫，喉中发出异声，片刻即醒，醒后一如常人为特征，具有反复发作为特点的一种疾病。据我国 1986 年 6 省市调查，其发病率为 35/10 万/年，其中儿童癫痫的发病率约为成人的 10 倍。本病多发生于 4 岁以上的儿童，男女之比为（1.1～1.7）：1。

【病因病机】

能够引起癫痫发作的原因颇为复杂，归纳起来，不外乎顽痰内伏、暴受惊恐、惊风频发、外伤血瘀等。其病位主要在心、肝、脾、肾。肾为先天之本，脾为后天之本，先天禀赋不足、元阴亏乏，后天调摄失宜、脾失运化，均可造成气机不利，津液运行不畅，日久可使痰浊内生。若复受于惊，惊则气乱，痰随气逆，上蒙心窍则神昏；横窜经络，引动肝风则抽搐。

1. 顽痰内伏 痰之所生，常因小儿脾常不足，内伤积滞，水聚为痰，痰阻经络，上逆窍道，阻滞脏腑气机升降之道，致使阴阳气不相顺接，清阳被蒙，因而作痫。正如《医学纲目·肝胆部》所言："痰溢膈上，则眩甚仆倒于地，而不知人，名之曰癫痫。"

2. 暴受惊恐 惊吓是小儿癫痫的常见原因之一。小儿受惊有先、后天之分。先天之惊多指胎中受惊，儿在母腹之中，动静莫不随母，若母惊于外，则胎感于内，势必影响胎儿，生后若有所犯，则引发癫痫。此如《素问·奇病论》所云："人生而有病颠疾者，病名曰何？安所得之？岐伯曰：病名为胎病。此得之在母腹中时，其母有所大惊，气上而不下，精气并居，故令子发为颠疾也。"后天之惊与小儿生理特点有关，小儿神气怯弱，元气未充，尤多痰邪内伏，若乍见异物，卒闻异声，或不慎跌仆，暴受惊恐，可致气机逆乱，痰随气逆，蒙蔽清窍，阻滞经络，则发为癫痫。

3. 惊风频发 外感瘟疫邪毒，化热化火，火盛生风，风盛生痰，风火相煽，痰火交结，可发惊风。惊风频作，未得根除，风邪与伏痰相搏，进而扰乱神明，闭塞经络，亦可继发癫痫。《证治准绳·幼科》曾有"惊风三发便为痫"之论，所谓三发是指惊风多次发作不愈而言，日后可致癫痫。

4. 外伤血瘀 难产手术或颅脑外伤，血络受损，血溢络外，瘀血停积，脑窍不通，以致精明失主，昏乱不知人，筋脉失养，一时抽搐顿作，发为癫痫。正如《普济方·婴孩一切痫门·候痫法》所论："大概血滞心窍，邪气在心，积惊成痫。"

此外，先天元阴不足，肝失所养，克脾伤心，故小儿出生后亦可发为癫痫。诚如《慎斋遗书·羊癫门》所云："羊癫风，系先天元阴不足，以致肝邪克土伤心故也。"

癫痫反复发作，次数频繁，症状较重，病程迁延或失治误治，致使寒痰凝滞，阻塞经络，蒙闭孔窍，可见虚证或虚实夹杂之证。一般以脾虚痰伏较为常见。《幼幼集成·痫疾证治》云："从前攻伐太过，致中气虚衰，脾不运化，津液为痰，偶然有触，则昏晕卒倒，良久方苏。"脾虚日久可致肾虚，最后形成脾肾两虚。

【临床诊断】

1. 诊断要点

（1）主症：①卒然仆倒，不省人事。②四肢抽搐，项背强直。③口吐涎沫，牙关紧闭。④目睛上视。⑤瞳仁散大，对光反射迟钝或消失。

（2）反复发作，可自行缓解。

（3）急性起病，经救治多可恢复，若日久频发，则可并发健忘、痴呆等症。

（4）病发前常有先兆症状，发病可有诱因。

（5）脑电图表现异常。

主症中有①、②、⑤，并具备（2）、（3）两项条件者，结合先兆、诱因、脑电图等方面的特点，即可确定诊断。

2. 鉴别要点　惊风：急惊风急性起病，以高热、神昏、抽风为主要表现；慢惊风则来势缓慢，抽搐无力，有体质羸弱的明显征象。癫痫一般无发热，有反复发作史，发时抽搐、神昏，平时则如常人，脑电图检查可见癫痫波型。

【辨证论治】

1. 辨证要点　本病的发作期以病因辨证为主，常见的病因有惊、风、痰、瘀等。惊痫发病前常有惊吓史，发作时多伴有惊叫、恐惧等精神症状；风痫易由外感发热诱发，发作时抽搐明显，或伴有发热等症；痰痫发作以神识异常为主，常有失神，摔倒，手中持物坠落等；瘀血痫通常有明显的颅脑外伤史，头部疼痛位置较为固定。癫痫虚证的辨证，以病位为主，区分脾虚痰盛与脾肾两虚。

2. 治疗原则　癫痫的治疗，宜分标本虚实，实证以治标为主，着重豁痰顺气、息风开窍定痫；虚证以治本为重，宜健脾化痰，柔肝缓急；癫痫持续状态可用中西药配合抢救。对于反复发作，单纯中药治疗效果欠佳者，可配合针灸、割治及埋线等方法综合治疗。

本病治疗时间较长，一般在临床症状消失后，仍应服药2～3年，如遇青春期则再延长1～2年，方可逐渐停药，切忌骤停抗癫痫药，以防反跳，加重癫痫发作。癫痫发作基本控制后，可将抗癫痫中药汤剂改为丸剂、散剂或糖浆剂，服用较为方便，易于长期用药。

3. 证治分类

（1）惊痫

证候　起病前常有惊吓史。发作时惊叫，吐舌，急啼，神志恍惚，面色时红时白，惊惕不安，如人将捕之状，四肢抽搐，舌淡红，舌苔白，脉弦滑，乍大乍小，指纹色青。

辨证　本证多有惊吓病史，或较强的精神刺激（如家庭暴力等）。平时胆小易惊，烦躁易怒，寐中不安或坐起喊叫，发作时以惊叫急啼，精神恐惧为特点，神昏、抽搐症状较重。详细询问家族史，部分患儿与遗传因素有关。

治法　镇惊安神。

方药　镇惊丸加减。常用茯神、枣仁、远志、朱砂、珍珠宁心安神；石菖蒲、半夏、胆南星豁痰开窍；钩藤、天麻息风止痉；水牛角、牛黄、黄连清火解毒；甘草调和诸药。

抽搐发作频繁者加蜈蚣、全蝎、僵蚕、白芍柔肝息风；夜间哭闹者加磁石、琥珀粉镇惊安神；头痛者加菊花、石决明清肝泻火。

上方中朱砂用量需慎重，一般以每日0.5～1g（冲服）为宜，服药时间应控制在1个月之内，否则易致汞中毒。全蝎、蜈蚣、僵蚕等动物类药物，以研末另冲服为宜。

（2）痰痫

证候　发作时痰涎壅盛，喉间痰鸣，瞪目直视，神志恍惚，状如痴呆、失神，或仆倒于地，手足抽搐不甚明显，或局部抽动，智力逐渐低下，或头痛、腹痛、呕吐、肢体疼痛，骤发骤止，日久不愈，舌苔白腻，脉弦滑。

辨证　本证由痰浊留滞，蒙蔽心窍而致。表现为抽搐较轻，但神识症状较重，如失神、平地摔倒等。亦有无神昏抽搐，仅见头痛、腹痛、呕吐、肢体疼痛，骤发骤止，久治不愈者，此为痰气逆乱，扰腑阻络，致使气机阻滞，腑气不通所致。

治法 豁痰开窍。

方药 涤痰汤加减。常用石菖蒲、胆南星、陈皮、清半夏、茯苓、青礞石豁痰开窍；枳壳、沉香、川芎行气降逆活血；朱砂、天麻安神息风。

眨眼、点头，发作频繁者加天竺黄、琥珀粉、莲子心清心逐痰；头痛加菊花、苦丁茶疏风清热；腹痛加白芍、甘草、延胡索、川楝子行气止痛；呕吐加代赭石、竹茹降逆止呕；肢体疼痛加威灵仙、鸡血藤祛风通络。

（3）风痫

证候 发作时突然仆倒，神志不清，颈项及全身强直，继而四肢抽搐，两目上视或斜视，牙关紧闭，口吐白沫，口唇及面部色青，舌苔白，脉弦滑。

辨证 本证多由急惊风反复发作变化而来。初次发作多因外感高热引起，年龄在5岁以下，尤其是3岁以下的婴幼儿更为多见，以后逐渐发展为低热抽搐、无热抽搐。证候表现以抽风为主，一般是先强直，后阵挛、抽搐，并伴有神志不清，口吐白沫，口唇色青等。发作时间较长者，可危及生命。

治法 息风止痉。

方药 定痫丸加减。常用羚羊角粉、天麻、钩藤、全蝎、蜈蚣息风止痉；石菖蒲、胆星、半夏豁痰开窍，远志、茯苓、朱砂镇惊安神，川芎、枳壳活血行气。

伴高热者加生石膏、连翘、黄芩清热息风；大便秘结加大黄、风化硝、芦荟泻火通便；烦躁不安者加黄连、竹叶清热安神。久治不愈，出现肝肾阴虚、虚风内动之象，可加用白芍、龟板、当归、生地黄滋阴柔肝止痉。

（4）瘀血痫

证候 发作时头晕眩仆，神识不清，单侧或四肢抽搐，抽搐部位及动态较为固定，头痛，大便干硬如羊屎，舌红或见瘀点，舌苔少，脉涩，指纹沉滞。

辨证 本证常有明显的产伤或脑外伤病史。若因产伤发作者，初发年龄多在8个月之内；因颅脑外伤而致发作者，多在伤后2个月之内。年长女孩的发作，还可与月经周期有关，一般在行经前或经期血量较少时易于发作。每次发作的部位、症状大致相同，发作有一定的周期性，有体外或体内瘀血留滞症状。

治法 化瘀通窍。

方药 通窍活血汤加减。常用桃仁、红花、川芎、赤芍活血化瘀；老葱、石菖蒲豁痰通窍；天麻、羌活息风止痉。

头痛剧烈、肌肤枯燥色紫者加参三七、阿胶、丹参、五灵脂养血活血；大便秘结加麻仁、芦荟润肠通便；频发不止者，加失笑散行瘀散结。

（5）脾虚痰盛

证候 癫痫发作频繁或反复发作，神疲乏力，面色无华，时作眩晕，食欲欠佳，大便稀薄，舌质淡，苔薄腻，脉细软。

辨证 本证多因反复发作，耗伤机体气阴而致。临床表现以脾胃损伤为主，脾为生痰之源，痰浊阻络，滞而不去，痫久难愈。

治法 健脾化痰。

方药　六君子汤加味。常用人参、白术、茯苓、甘草健脾益气；陈皮、半夏行气化痰；天麻、钩藤、乌梢蛇平肝息风。

大便稀薄者加山药、扁豆、藿香健脾燥湿；纳呆食少者加山楂、神曲、砂仁醒脾开胃。

（6）脾肾两虚

证候　发病年久，屡发不止，瘛疭抖动，时有眩晕，智力迟钝，腰膝酸软，神疲乏力，少气懒言，四肢不温，睡眠不宁，大便稀溏，舌淡红，舌苔白，脉沉细无力。

辨证　本证多因抽搐发作较重，经久不愈，耗气伤阳，致使脾肾阳虚。发作多以瘛疭、抖动为主，体质较差，智力发育迟滞较为明显。

治法　补益脾肾。

方药　河车八味丸加减。常用紫河车、鹿茸培补肾元；生地黄、茯苓、山药、泽泻补气健脾利湿；五味子、麦冬、牡丹皮清热养阴生津；肉桂、附子温补肾阳。

抽搐频繁者加鳖甲、白芍滋阴息风；智力迟钝者，加益智仁、石菖蒲补肾开窍；大便稀溏者，加扁豆、炮姜温中健脾。

【其他治疗】

1. 中药成药　医痫丸：每服1～2丸，1日2次。用于惊痫。

2. 外治疗法　吴茱萸敷贴：将生吴茱萸研细末，加冰片少许，取生面粉适量，用凡士林调为膏状。贴敷时，先将吴茱萸涂在穴位上，覆盖纱布块，外用胶布固定（夏季纱布块宜小，透气好）。风痫者以吴茱萸敷神阙穴，痰痫者敷脾俞穴，惊痫者敷肝俞穴，其他或混合发作型以贴神阙为主，另可任选肝俞、脾俞穴之一。并根据症状适当加穴，如痰多加膻中，夜晚多发者加涌泉，热重者加大椎。隔日1次，每次12小时（从晚8时到早8时为佳）。治疗1个月为1疗程，连续治疗12～16个疗程。

3. 针灸疗法

（1）体针　实证取人中、合谷、十宣、涌泉，针刺，用泻法；虚证取大椎、神门、心俞、丰隆、内关，针刺，平补平泻法。均隔日1次。

癫痫持续状态，针刺取穴：①内关、人中、风府、大椎、后溪、申脉。②长强、鸠尾、阳陵泉、筋缩。②头维透率谷、百会透强间。

（2）耳针　选穴：胃、皮质下、神门、枕、心。每次选用3～5穴，留针20～30分钟，间歇捻针。或埋针3～7天。

4. 埋线疗法　常用穴：大椎、腰奇、鸠尾。备用穴：翳风。每次选用2～3穴，埋入医用羊肠线，隔20日1次，常用穴和备用穴轮换使用。

5. 西医治疗　癫痫持续状态：一次癫痫发作持续时间长达30分钟以上，或者虽有间歇期，但意识不能恢复，反复发作连续30分钟以上者，称为癫痫持续状态。癫痫持续状态的治疗原则是：①控制惊厥发作，选用强有力的抗惊厥药物，经注射途径给药。②维持生命功能，预防和控制并发症，特别应注意避免脑水肿、酸中毒、过高热、呼吸循环衰竭、低血糖等的发生。③积极寻找病因，针对病因处理。④发作停止以后，立即开始长期抗癫痫药物治疗。

抗惊厥药物：①地西泮（安定）：是治疗各型癫痫持续状态的首选药物。剂量为每次

0.25～0.5mg/kg，或按每次每岁 1～2mg，婴儿期可按每次 0.3mg/kg 计算。原药液不经稀释，静脉慢推，注射速度每分钟 1mg，新生儿则需每分钟 0.1～0.2mg。必要时 20 分钟后重复应用 1 次，在 24 小时内可重复应用 2～4 次。②苯巴比妥钠：每次 5～10mg/kg，肌内注射。

对于癫痫持续状态的病儿要采取严密的监护措施，维持正常的呼吸、循环、血压、体温，并避免发生缺氧、缺血性脑损伤。

【预防与调护】

1. 预防

（1）孕期保健：孕妇宜保持心情舒畅，情绪稳定，避免精神刺激，避免跌仆或撞击腹部。

（2）预防产伤、外伤：孕妇应定期进行产前检查，临产时注意保护胎儿，及时处理难产，使用产钳或胎头吸引器时要特别慎重，避免窒息，注意防止颅脑外伤。

（3）防受惊恐：禁止观看恐怖性影视剧，避免惊吓。

（4）预防后遗症：对于急惊风，若是流行性乙型脑炎、中毒性菌痢等疾病治疗必须彻底，除痰务尽，慎防留有痰湿阻络扰心等后遗症。

2. 调护

（1）控制发作诱因，如高热、惊吓、紧张、劳累、情绪激动等。发作期禁止玩电子游戏机等。

（2）嘱咐患儿不要到水边、火边玩耍，或持用刀剪锐器，以免发生意外。

（3）抽搐时，切勿强力制止，以免扭伤筋骨，应使患儿保持侧卧位，用纱布包裹压舌板放在上下牙齿之间，使呼吸通畅，痰涎流出，避免咬伤舌头或发生窒息。

（4）抽搐发作后，往往疲乏昏睡，应保证患儿休息，避免噪音，不要急于呼叫，使其正气得以恢复。

【医案选读】

周某，男，8 岁。1983 年 12 月 3 日初诊。

患儿 3 年前无明显诱因，突然昏倒，不省人事，四肢抽动，约半分钟缓解。曾到某医院就诊，诊为"癫痫"，给予安定、丙戊酸钠等药治疗，效果欠佳。现仍每 3～6 个月发病 1 次，每次发病持续 1 周左右，在发病期间，每日发作 7～8 次，发作时表现为四肢抖动，两目直视，约 30 秒钟缓解。患儿面色萎黄，形体消瘦，纳呆食少，夜寐不安，舌淡红苔白，脉沉细。脑电图示：轻度不正常脑电图。诊为脾虚痰盛型癫痫。治以益气健脾，豁痰开窍之法。药用太子参 10g，石菖蒲 15g，茯苓 10g，胆南星 10g，羌活 6g，清半夏 10g，川芎 6g，青果 20g，天麻 6g，橘红 6g，琥珀（冲服）0.5g。水煎服，每日 1 剂。共服 50 剂，并嘱其渐减西药。

二诊：药后平和，未抽搐，余无不适，西药已停服。嘱原方改研细末，每日 3 次，每次 5g，装胶囊吞服。服 1 年。

1 年后复查脑电图，示"正常脑电图"。2 年后随访，未见复发，已上小学。〔马融.小儿痰痫治验.河北中医.1986；（6）：33〕

第七章

肾系疾病

第一节　急性肾小球肾炎

急性肾小球肾炎简称急性肾炎，是儿科常见的免疫反应性肾小球疾病，临床以急性起病，浮肿、少尿、血尿、蛋白尿及高血压为主要特征。本病多见于感染之后，尤其是溶血性链球菌感染之后，故称为急性链球菌感染后肾炎。

本病是小儿时期常见的一种肾脏疾病。多发生于3～12岁儿童。发病前多有前驱感染史。发病后病情轻重悬殊，轻者除实验室检查异常外，临床无明显症状，重者可出现并发症（高血压脑病、急性循环充血及急性肾功能衰竭）。近年来，由于采取中西医结合的治疗措施，严重并发症明显减少，预后大多良好。多数患儿于发病2～4周内浮肿消退，肉眼血尿消失，血压正常，残余少量蛋白尿，镜下血尿多于3～6个月内消失。

中医古代文献中无肾炎病名记载，但据其临床表现，多属"水肿"、"尿血"范畴。如《灵枢·论疾诊尺》说："视人之目窠上微痈（通"壅"），如新卧起状，其颈脉动，时咳，按其手足上，窅而不起者，风水肤胀也。"对于本病的病机，《医宗金鉴·幼科杂病心法要诀》说："小儿水肿，皆因水停于肺脾二经。"其治疗，早在《素问·汤液醪醴论》就有"开鬼门、洁净府"，即发汗、利小便的记载，历代还有逐水、清热等多种治法。

【病因病机】

1. 感受风邪　风寒或风热客于肺卫，阻于肌表，导致肺气失宣，肃降无权，水液不能下达，以致风遏水阻，风水相搏，流溢肌肤而发为水肿，称之为"风水"。

2. 疮毒内侵　皮肤疮疖，邪毒内侵，湿热郁遏肌表，内犯肺脾，致使肺失通调，脾失健运，水无所主，流溢肌肤，发为水肿。又湿热下注，灼伤膀胱血络而产生尿血。

在疾病发展过程中，若水湿泛滥、热毒炽盛，正气受损，正不胜邪，可出现一系列危重变证：①邪陷心肝：湿热邪毒，郁阻脾胃，内陷厥阴，致使肝阳上亢，肝风内动，心窍闭阻，而出现头痛、眩晕，甚则神昏、抽搐。②水凌心肺：水邪泛滥，上凌心肺，损及心阳，闭阻肺气，心失所养，肺失肃降，而出现喘促、心悸，甚则紫绀。③水毒内闭：湿浊内盛，脾肾衰竭，三焦壅塞，气机升降失司，水湿失运，不得通泄，致使水毒内闭，而发生少尿、无尿。此证亦称"癃闭"、"关格"。

急性期因湿热水毒伤及肺脾肾，致恢复期肺脾肾三脏气阴不足、湿热留恋，而见血尿日久不消，并伴阴虚、气虚之证。

总之，急性肾炎的主要病因为外感风邪、湿热、疮毒，导致肺脾肾三脏功能失调，其中以肺脾功能失调为主。风、热、毒与水湿互结，通调、运化、开阖失司，水液代谢障碍而为肿；热伤下焦血络而致尿血。重症水邪泛滥可致邪陷心肝、水凌心肺、水毒内闭之证。若湿热久恋，伤阴耗气，可致阴虚邪恋或气虚邪恋，使病程迁延；病久入络，致脉络阻滞，尚可出现尿血不止、面色晦滞、舌质紫等瘀血之症。

【临床诊断】

诊断要点

（1）前驱感染病史。发病前 1～4 周多有呼吸道或皮肤感染、猩红热等链球菌感染或其他急性感染史。

（2）急性起病，急性期一般为 2～4 周。

（3）浮肿及尿量减少。浮肿为紧张性，浮肿轻重与尿量有关。

（4）起病即有血尿，呈肉眼血尿或镜下血尿。

（5）1/3～2/3 患儿病初有高血压，常为 120～150/80～110mmHg（16.0～20.0/10.7～14.4kPa）。

非典型病例可无水肿、高血压及肉眼血尿，仅发现镜下血尿。

（6）重症早期可出现以下并发症。

①高血压脑病：血压急剧增高，常见剧烈头痛及呕吐；继之出现视力障碍，嗜睡，烦躁；或阵发性惊厥，渐至昏迷；少数可见暂时偏瘫失语，严重时发生脑疝。具有高血压伴视力障碍、惊厥、昏迷三项之一者即可诊断。

②严重循环充血：可见气急咳嗽，胸闷，不能平卧，肺底部湿啰音，肺水肿，肝大压痛，心率快、奔马律等。

③急性肾功能衰竭：严重少尿或无尿患儿可出现血尿素氮及肌酐升高、电解质紊乱和代谢性酸中毒。一般持续 3～5 日，在尿量逐渐增多后，病情好转。若持续数周仍不恢复，则预后严重，可能为急进性肾炎。

（7）尿检均有红细胞增多，尿红细胞形态为肾小球性红细胞，可伴有不同程度的血清总补体及 C3 的一过性明显下降，尿蛋白抗链球菌溶血素"O"抗体（ASO）可增高。

【辨证论治】

1. 辨证要点 急性肾炎以八纲辨证为纲，重在辨虚实。急性期为正盛邪实阶段，起病急，变化快，浮肿及血尿多较明显。恢复期多为虚证，有阴虚与气虚之不同，且多有湿热留恋。共同特点为浮肿消退，尿量增加，肉眼血尿消失，但镜下血尿或蛋白尿未恢复。

本病还需辨证候的轻重。轻证一般以风水相搏证、湿热内侵证等常证的证候表现为主，其水肿、尿量减少及血压增高多为一过性；重证则为全身严重浮肿，持续尿少、尿闭，并可在短期内出现邪陷心肝、水凌心肺、水毒内闭的危急证候。在辨证中应密切注意尿量变化。因尿量越少，持续时间越长，浮肿越明显，出现变证的可能性也越大。

阳水与阴水间的相互转化：本病急性期因病程较短，多属正盛邪实，为阳水范畴。但若因邪气过盛，出现变证，或因病情迁延不愈，则可由实转虚，由阳水转为阴水，表现为正虚邪恋、虚实夹杂的证候。

2. 治疗原则　本病的治疗原则，应紧扣急性期以邪实为患，恢复期以正虚邪恋为主的病机。急性期以祛邪为旨，宜宣肺利水、清热凉血、解毒利湿；恢复期则以扶正兼祛邪为要，并应根据正虚与余邪孰多孰少，确定补益及祛邪的比重。如在恢复期之早期，以湿热未尽为主，治宜祛除湿热余邪，佐以扶正（养阴或益气）；后期湿热已渐尽，则应以扶正为主，佐以清热或化湿。若纯属正气未复，则宜用补益为法。但应注意，治疗本病，不宜过早温补，以免留邪而迁延不愈。应掌握补益不助邪、祛邪不伤正的原则。

对于变证，应根据证候分别采用平肝息风、清心利水，或泻肺逐水、温补心阳，或通腑泄浊为主。积极配合西药综合抢救治疗。

3. 证治分类

（1）急性期

常证

①风水相搏

证候　水肿自眼睑开始迅速波及全身，以头面部肿势为著，皮色光亮，按之凹陷随手而起，尿少色赤，微恶风寒或伴发热，咽红咽痛，骨节酸痛，鼻塞咳嗽，舌质淡，苔薄白或薄黄，脉浮。

辨证　本证多见于病程早期，多由外感风邪而诱发。以起病急，水肿发展迅速，全身浮肿，头面部为甚，伴风热或风寒表证为特点。

治法　疏风宣肺，利水消肿。

方药　麻黄连翘赤小豆汤合五苓散加减。常用麻黄、桂枝发散风寒，宣肺利水；连翘清热解毒；配杏仁、茯苓、猪苓、泽泻、车前草等宣肺降气，利水消肿；甘草调和诸药。

咳嗽气喘，加葶苈子、苏子、射干、桑白皮等泻肺平喘；偏风寒证见骨节酸楚疼痛，加羌活、防己疏风散寒；偏风热证见发热，汗出，口干或渴，苔薄黄者，加金银花、黄芩疏风清热；血压升高明显，去麻黄，加浮萍、钩藤、牛膝、夏枯草利水平肝泻火；血尿严重加大蓟、小蓟、茜草、仙鹤草以凉血止血。本证风热蕴结于咽喉者，可用银翘散合五苓散加减以疏风清热、利咽解毒、利水消肿。

②湿热内侵

证候　浮肿或轻或重，小便黄赤而少，甚者尿血，烦热口渴，头身困重，常有近期疮毒史，舌质红，苔黄腻，脉滑数。

辨证　本证常见于疮毒内归患儿，或病程中期、后期，水肿减轻或消退之后，也可见于水肿持续阶段。以血尿，烦热口渴，头身困重，舌红苔黄腻为特点。

治法　清热利湿，凉血止血。

方药　五味消毒饮合小蓟饮子加减。常用金银花、野菊花、蒲公英、紫花地丁清热解毒；栀子清泄三焦之火；猪苓、淡竹叶利湿清热；小蓟、蒲黄、当归凉血止血并能散瘀，使血止而不留瘀。

小便赤涩加白花蛇舌草、石韦、金钱草清热利湿；口苦口黏，加茵陈蒿、龙胆草燥湿清热；皮肤湿疹加苦参、白鲜皮、地肤子燥湿解毒，除风止痒；大便秘结加生大黄泻火降浊；口苦心烦加龙胆草、黄芩泻火除烦。

变证

③邪陷心肝

证候　肢体面部浮肿，头痛眩晕，烦躁不安，视物模糊，口苦，恶心呕吐，甚至抽搐、昏迷，尿短赤，舌质红，苔黄糙，脉弦数。

辨证　本证多见于病程早期，血压明显增高者。以头痛眩晕，烦躁，呕吐，甚至抽搐昏迷为特点。

治法　平肝泻火，清心利水。

方药　龙胆泻肝汤合羚角钩藤汤加减。常用龙胆草清肝经实火、黄芩、菊花清热解毒；羚羊角粉、钩藤、白芍平肝息风；栀子、生地黄、泽泻、车前子、竹叶清心利水。

大便秘结加生大黄、玄明粉通便泻火；头痛眩晕较重加夏枯草、石决明清肝火、潜肝阳；恶心呕吐加半夏、胆南星化浊降逆止呕；昏迷抽搐可加服牛黄清心丸或安宫牛黄丸解毒息风开窍。

④水凌心肺

证候　全身明显浮肿，频咳气急，胸闷心悸，不能平卧，烦躁不宁，面色苍白，甚则唇指青紫，舌质暗红，舌苔白腻，脉沉细无力。

辨证　本证也多见于病程早期，水肿严重的患儿。以全身严重浮肿，频咳气急，胸闷心悸，不能平卧为特点。

治法　泻肺逐水，温阳扶正。

方药　己椒苈黄丸合参附汤加减。常用葶苈子、大黄泻肺逐水；防己、椒目、泽泻、桑白皮、茯苓皮、车前子利水消肿；人参、附子温阳扶正。

若见面色灰白，四肢厥冷，汗出脉微，是心阳虚衰之危象，应急用独参汤或参附龙牡救逆汤回阳固脱。

本证之轻证，也可用三子养亲汤加减，以理肺降气，利水消肿。常用苏子、葶苈子、白芥子、香橼皮、大腹皮、陈葫芦、炙麻黄、杏仁、甘草。

⑤水毒内闭

证候　全身浮肿，尿少或尿闭，色如浓茶，头晕头痛，恶心呕吐，嗜睡，甚则昏迷，舌质淡胖，苔垢腻，脉象滑数或沉细数。

辨证　本证多见于病程早期，尿少尿闭为其突出证候，同时伴头晕头痛、恶心呕吐、嗜睡或昏迷等危重征象。

治法　通腑泄浊，解毒利尿。

方药　温胆汤合附子泻心汤加减。常用生大黄、黄连、黄芩清实火，泄浊毒；姜半夏、陈皮、竹茹、枳实降气化浊；茯苓、车前子利水消肿；制附子、生姜温阳气，化湿浊。

呕吐频繁者，服玉枢丹辟秽止呕。不能进药者，可用上方浓煎成 100～200ml，待温，作保留灌肠，每日 1～2 次；也可用解毒保肾液以降浊除湿解毒，药用生大黄 30g，六月雪 30g，蒲公英 30g，益母草 20g，川芎 10g，浓煎 200ml，每日分 2 次保留灌肠。昏迷惊厥加用安宫牛黄丸或紫雪，水溶化后鼻饲。

（2）恢复期　若浮肿消退、尿量增加、血压下降、血尿及蛋白尿减轻，即标志病程进入了恢复期。此期为正气渐虚，余邪留恋阶段，其中在恢复期早期，常以湿热留恋为主。

①阴虚邪恋

证候　乏力头晕，手足心热，腰酸盗汗，或有反复咽红，舌红苔少，脉细数。

辨证　本证为恢复期最常见的证型，可见于素体阴虚，或急性期曾热毒炽盛者。临床以手足心热，腰酸盗汗，舌红苔少，镜下血尿持续不消等为特点。

治法　滋阴补肾，兼清余热。

方药　知柏地黄丸合二至丸加减。常用知母、黄柏滋阴降火；生地黄、山茱萸、怀山药"三补"，牡丹皮、泽泻、茯苓"三泻"，滋补肾阴、泻湿浊、清虚热；女贞子、旱莲草滋阴清热，兼以止血。

血尿日久不愈加仙鹤草、茜草凉血止血；舌质暗红，加参三七、琥珀化瘀止血；反复咽红，加玄参、山豆根、板蓝根清热利咽。

②气虚邪恋

证候　身倦乏力，面色萎黄，纳少便溏，自汗出，易于感冒，舌淡红，苔白，脉缓弱。

辨证　本证多见于素体肺脾气虚患儿。临床以乏力纳少，便溏或大便不实，自汗，易于感冒为特点。

治法　健脾益气，兼化湿浊。

方药　参苓白术散加减。常用党参、黄芪、茯苓、白术、山药益气健脾；砂仁、陈皮、白扁豆、薏苡仁行气健脾化湿；甘草调和诸药。

血尿持续不消，可加参三七、当归养血化瘀止血；舌质淡暗或有瘀点，加丹参、红花、泽兰活血化瘀。

【其他治疗】

1. 中药成药

(1) 银黄口服液　每服 5～10ml，1 日 2～3 次。用于急性期风热及热毒证。

(2) 肾炎清热片　每服 3g，1 日 2～3 次。用于急性期风热、热毒、湿热等证。

(3) 肾炎消肿片　每服 2 片，1 日 2～3 次。用于急性期寒湿证，也可用于恢复期气虚邪恋证。

(4) 清开灵注射液　每次 10～20ml，加入 5% 葡萄糖注射液 100～250ml 中，静脉滴注，1 日 1 次。用于急性期热毒证或邪陷心肝证。

(5) 知柏地黄丸　每服 3g，1 日 2～3 次。用于恢复期阴虚邪恋证。

2. 西医治疗

(1) 常规治疗　①抗感染：使用对溶血性链球菌敏感的抗生素，以清除病灶。常用青霉素 G，每日 5 万 U/kg，分 2 次肌注，连用 7～10 天。青霉素过敏者改用红霉素。②对症处理：水肿显著者可用呋塞米（速尿），每次 1～2mg/kg，每日 2～3 次口服；尿量显著减少伴氮质血症者，可肌注或静脉注射，每 6～8 小时 1 次。高血压者可选用硝苯地平，每次 0.2～0.3mg/kg，每日 3～4 次口服。

(2) 并发症治疗　①高血压脑病：应快速降压，可选用硝普钠 25mg 加入 5% 葡萄糖注射液 500ml 中（50μg/ml），以每分钟 0.02ml/kg（1μg/ml）速度静脉点滴，此药滴入即起降压作用，无效时可增加滴速，但最大不超过每分钟 0.16ml/kg。也可肌注利血平或口服卡托普利降压。

快速利尿，可用呋塞米，每次 1～2mg/kg，加入 5％葡萄糖注射液 20ml 中稀释后缓慢静脉推注。同时保持呼吸道通畅，及时给氧。

②急性循环充血：严格限制钠水摄入、快速利尿、降压，以减轻心脏前后负荷。仍不能控制症状时，需采用腹膜透析，以迅速缓解循环过度负荷。

③急性肾功能衰竭：严格控制水分入量，"量出为入"。每日液量＝尿量＋不显性失水＋异常损失－食物代谢和组织分解所产生的内生水。不显性失水按 400ml/(m²·d)，儿童 10ml/(kg·d)，内生水按 100ml/(m²·d)。宜选用低蛋白、低盐、低钾和低磷饮食。少尿和尿闭者应快速利尿。同时应纠正水电解质紊乱及酸中毒，必要时透析。

【预防与调护】

1. 预防

（1）平时加强锻炼，增强体质，以增加抵抗力。

（2）积极预防各种感染。已患感染性疾病者及时治疗。

2. 调护

（1）彻底治疗呼吸道、皮肤、口腔、中耳等各部位感染。

（2）病初应注意休息，尤其水肿、尿少、高血压明显者应卧床休息。待血压恢复，水肿消退，尿量正常后逐渐增加活动。

（3）水肿期及血压增高者，应限制盐和水摄入。每日准确记录尿量、入水量和体重，监测血压。

（4）急性期应限制蛋白质摄入。

【医案选读】

陈某，男，4 岁。

主诉：浮肿 5 天。浮肿前曾患皮肤湿疹，经治已愈。见浮肿后外院已用青霉素治疗，浮肿未消而来就诊。刻诊面目周身浮肿，尿少，腹部胀满，舌苔薄白，脉浮滑。尿常规：蛋白＋＋＋，红细胞＋＋＋，脓细胞＋，颗粒管型＋。诊为风水肿（急性肾炎）。良由风邪外客，脾湿不化，夫面肿曰风、足肿曰湿，风湿相搏，故一身悉肿。拟从肺脾同治。缘肺主一身之气化，且肺主皮毛，宣肺则可以胜湿；脾主运化，脾健则水湿自行矣。

处方：炙麻黄 3g，桂枝 3g，防风 3g，防己 3g，生白术 6g，生姜皮 3g，猪苓 6g，茯苓 6g，冬瓜皮 10g，赤小豆 15g。

服药 3 剂，小便增多，肿势见退。6 剂后，浮肿大消，腹胀轻微。服药 12 剂，浮肿、腹胀尽消，二便正常。中土已有生金制水之权，拟从原意，减宣肺之剂，增益气之品，巩固疗效。

处方：黄芪 10g，党参 10g，防风 3g，防己 3g，生白术 6g，泽泻 6g，桂枝 3g，猪苓 6g，茯苓 6g，赤小豆 15g。

3 剂后，诸恙均退，精神振作，胃纳正常，尿常规正常。改用加味五苓片善后。〔汪受传．中国现代名中医医案精华·江育仁医案．第 1 版．北京：北京出版社．1990：254〕

第二节　肾病综合征

肾病综合征（简称肾病）是一组由多种病因引起的临床症候群，以大量蛋白尿、低蛋白血症、高脂血症及不同程度的水肿为主要特征。

肾病是一种常见病，多发生于 2～8 岁小儿，其中以 2～5 岁为发病高峰，男多于女。多数患儿经恰当治疗预后良好，但部分患儿病情反复，病程迁延，预后欠佳。

小儿肾病属中医学水肿范畴，且多属阴水，以肺脾肾三脏虚弱为本，尤以脾肾亏虚为主。《诸病源候论·水通身肿候》云："水病者，由脾肾俱虚故也。肾虚不能宣通水气，脾虚又不能制水，故水气盈溢，渗液皮肤，流遍四肢，所以通身肿也。"

【病因病机】

小儿禀赋不足，久病体虚，外邪入里，致肺脾肾三脏亏虚是发生本病的主要因素。而肺脾肾三脏功能虚弱，气化、运化功能失常，封藏失职，精微外泄，水液停聚则是本病的主要发病机理。

1. 肺脾肾脏亏虚　人体水液的正常代谢，水谷精微输布、封藏，均依赖肺的通调、脾的转输、肾的开阖及三焦、膀胱的气化来完成，若肺脾肾三脏虚弱，功能失常，必然导致"水精四布"失调。水液输布失常，泛溢肌肤则发为水肿；精微不能输布、封藏而下泄则出现蛋白尿。正如《景岳全书·肿胀》说："凡水肿等证，乃肺脾肾三脏相干之病。盖水为至阴，故其本在肾；水化于气，故其标在肺；水惟畏土，故其制在脾。今肺虚则气不化精而化水，脾虚则土不制水而反克，肾虚则水无所主而妄行。"可见肾病的病本在肾与脾，其标在肺。

2. 诸邪交互为患　外感、水湿、湿热、瘀血及湿浊是促进肾病发生发展的病理环节，与肺脾肾脏虚弱之间互为因果。

若肺脾肾三脏气虚，卫外不固则易感受外邪，外邪进一步伤及肺脾肾，从而使水液代谢障碍加重，病情反复。水湿是贯穿于病程始终的病理产物，可以阻碍气机运行，又可伤阳、化热，使瘀血形成。水湿内停，郁久化热可成湿热；或长期过量用扶阳辛热之品而助火生热，并易招致外邪热毒入侵，致邪热与水湿互结，酿成湿热。湿热久结，难解难分，从而使病情反复迁延难愈。肾病精不化气而化水，水停则气滞，气滞则血瘀，《金匮要略·水气病脉症并治》云："血不利则为水。"血瘀又加重气滞，气化不利而加重水肿。水肿日久不愈，气机壅塞，水道不利，而至湿浊不化，水毒潴留。

《景岳全书·肿胀》云："凡欲辨水气之异者，在欲辨其阴阳耳。"肾病的病情演变，多以肺肾气虚、脾肾阳虚为主，病久不愈或反复发作或长期使用激素者，可阳损及阴，肝失滋养，出现肝肾阴虚或气阴两虚之证。

总之，肾病的病因病机涉及内伤、外感，关系脏腑、气血、阴阳，均以正气虚弱为本，邪实蕴郁为标，属本虚标实、虚实夹杂的病证。

【临床诊断】

1. 诊断要点 本病分为单纯型肾病和肾炎型肾病。

（1）单纯型肾病 具备四大特征：①全身水肿。②大量蛋白尿（尿蛋白定性常在＋＋＋以上，24 小时尿蛋白定量≥50mg/kg）。③低白蛋白血症（血浆白蛋白：儿童＜30g/L，婴儿＜25g/L）。④高脂血症（血浆胆固醇：儿童≥5.7 mmol/L，婴儿≥5.2 mmol/L）。其中以大量蛋白尿和低白蛋白血症为必备条件。

（2）肾炎型肾病 除单纯型肾病四大特征外，还具有以下四项中之一项或多项：①明显血尿：尿中红细胞≥10 个/HP（见于 2 周内 3 次离心尿标本）。②高血压持续或反复出现：学龄儿童血压≥130/90mmHg（17.3/12 kPa），学龄前儿童血压≥120/80mmHg（16.0/10.7 kPa），并排除激素所致者。③持续性氮质血症（血尿素氮≥10.7mmol/L），并排除血容量不足所致者。④血总补体量（CH_{50}）或血 C_3 反复降低。

2. 鉴别诊断 肾病综合征与急性肾炎均以浮肿及尿改变为主要特征，但肾病综合征以大量蛋白尿为主，且伴低白蛋白血症及高脂血症，浮肿多为指陷性。急性肾炎则以血尿为主，浮肿多为非指陷性。

【辨证论治】

1. 辨证要点 肾病的辨证首先要区别本证与标证，分清标本后，重在辨虚实。肾病的本证以正虚为主，有肺脾气虚、脾肾阳虚、肝肾阴虚及气阴两虚。肾病的演变，初期、水肿期及恢复期多以阳虚、气虚为主；难治病例，病久不愈或反复发作或长期使用激素者，可由阳虚转化为阴虚或气阴两虚。而阳虚乃病理演变之本始。

肾病的标证以邪实为患，有外感、水湿、湿热、血瘀及湿浊。临床以外感、湿热、瘀血多见，水湿主要见于明显水肿期，湿浊则多见于病情较重者或病程晚期。

在肾病的发病与发展过程中，本虚与标实之间是相互影响、相互作用的，正虚易感外邪、生湿、化热、致瘀而使邪实，所谓"因虚致实"；邪实反过来又进一步损伤脏腑功能，使正气更虚，从而表现出虚实寒热错杂、病情反复、迁延不愈的临床特点，尤其难治性病例更为突出。

在肾病不同阶段，标本虚实主次不一，或重在正虚，或重在标实，或虚实并重。一般在水肿期，多本虚标实兼夹；在水肿消退后，则以本虚为主。

2. 治疗原则 肾病的治疗以扶正培本为主，重在益气健脾补肾、调理阴阳，同时注意配合宣肺、利水、清热、化瘀、化湿、降浊等祛邪之法以治其标。在具体治疗时应解决各个不同阶段的主要矛盾。如水肿严重或外邪湿热等邪实突出时，应先祛邪以急则治其标；在水肿、外邪等减缓或消失后，则扶正祛邪，标本兼治或继以补虚扶正为重。总之，应根据虚实及标本缓急，确定扶正与祛邪孰多孰少。

单纯中药治疗效果欠佳者，应配合必要的西药等综合治疗。对肾病之重症，出现水凌心肺、邪侵心肝或湿浊毒邪内闭之证，应结合西药抢救治疗。

3. 证治分类

（1）本证

①肺脾气虚

证候 全身浮肿，面目为著，尿量减少，面白身重，气短乏力，纳呆便溏，自汗出，易感冒，或有上气喘息，咳嗽，舌淡胖，脉虚弱。

辨证　本证多由外感诱发，以头面肿甚、自汗出、易感冒、纳呆便溏、自汗气短乏力为特点。轻症可无浮肿，但有自汗、易感冒的特点。本证多见于病程的早期或激素维持治疗阶段。

治法　益气健脾，宣肺利水。

方药　防己黄芪汤合五苓散加减。常用黄芪、白术益气健脾；茯苓、泽泻、猪苓、车前子健脾利水；桂枝、防己宣肺通阳利水。

浮肿明显者，加五皮饮，如生姜皮、陈皮、大腹皮以利水行气；伴上气喘息、咳嗽者，加麻黄、杏仁、桔梗宣肺止咳；常自汗出而易感冒者，应重用黄芪，加防风、煅牡蛎；若同时伴有腰脊酸痛，多为肾气虚之征，应加用五味子、菟丝子、肉苁蓉等以滋肾气。

②脾肾阳虚

证候　全身明显浮肿，按之深陷难起，腰腹下肢尤甚，面白无华，畏寒肢冷，神疲蜷卧，小便短少不利，可伴有胸水、腹水，纳少便溏，恶心呕吐，舌质淡胖或有齿印，苔白滑，脉沉细无力。

辨证　本证多见于大量蛋白尿持续不消，病情加剧者。临床以高度浮肿，面白无华，畏寒肢冷，小便短少不利为辨证要点。若脾阳虚偏重者，则腹胀纳差、大便溏泻；若肾阳虚偏重者，则形寒肢冷、面白无华、神疲蜷卧显著。

治法　温肾健脾，化气行水。

方药　偏肾阳虚，真武汤合黄芪桂枝五物汤加减。常用制附子、干姜温肾暖脾；黄芪、茯苓、白术益气健脾利水；桂枝、猪苓、泽泻通阳化气行水。

偏脾阳虚，实脾饮加减。常用制附子、干姜温补脾肾；黄芪、白术、茯苓健脾益气，淡渗利湿；草果、厚朴、木香行气导滞，化湿行水。

肾阳虚重者加用仙灵脾、仙茅、巴戟天、杜仲等增强温肾阳之力；水湿重者加五苓散，药用桂枝、猪苓、泽泻等通阳利水；若兼有咳嗽胸满气促不能平卧者，加用己椒苈黄丸，药用防己、椒目、葶苈子等泻肺利水。兼有腹水者，加牵牛子、带皮槟榔行气逐水。在温阳利水的同时，可加用木香、槟榔、大腹皮、陈皮、沉香等助气化，加强利尿。

③肝肾阴虚

证候　浮肿或重或轻，头痛头晕，心烦躁扰，口干咽燥，手足心热或有面色潮红，目睛干涩或视物不清，痤疮，失眠多汗，舌红苔少，脉弦细数。

辨证　本证多见于素体阴虚，过用温燥或利尿药物，尤多见于大量使用激素者，水肿或轻或无。临床以头痛头晕、心烦易怒、手足心热、口干咽燥、舌红少苔为特征。偏于肝阴虚者，则头痛头晕，心烦躁扰，目睛干涩明显；偏于肾阴虚者，口干咽燥、手足心热、面色潮红突出；阴虚火旺则见痤疮、失眠、多汗等。

治法　滋阴补肾，平肝潜阳。

方药　知柏地黄丸加减。常用熟地黄、山药、山茱萸滋补肝脾肾三阴以治其本；牡丹皮、茯苓、泽泻渗湿浊，清虚热以治其标；知母、黄柏、女贞子、旱莲草滋阴清热泻火。

肝阴虚突出者，加用沙参、沙苑子、菊花、夏枯草养肝平肝；肾阴虚突出者，加枸杞子、五味子、天冬滋阴补肾；阴虚火旺者重用生地黄、知母、黄柏滋阴降火；有水肿者加车前子等以利水。

④气阴两虚

证候 面色无华，神疲乏力，汗出，易感冒或有浮肿，头晕耳鸣，口干咽燥或长期咽痛，咽部暗红，手足心热，舌质稍红，舌苔少，脉细弱。

辨证 本证多见于病程较久，或反复发作，或长期、反复使用激素后，其水肿或重或轻或无。本证的气虚是指脾气虚，阴虚是指肾阴虚。其中以汗出、反复感冒、神疲乏力为气虚特点；而阴虚则以头晕耳鸣、口干咽燥、长期咽痛、咽部暗红、手足心热为特征。此外，在激素减撤过程中，患儿由阴虚转向阳虚，而见神疲乏力、面色苍白、少气懒言、口干咽燥、头晕耳鸣、舌质由红转淡，此乃阴阳两虚之证，临床应注意辨别。

治法 益气养阴，化湿清热。

方药 六味地黄丸加黄芪。常用黄芪、生地黄、山茱萸、山药益气养阴；茯苓、泽泻、牡丹皮健脾利湿清热。

气虚证突出者重用黄芪，加党参、白术增强益气健脾之功；阴虚偏重者加玄参、怀牛膝、麦冬、枸杞子以养阴；阴阳两虚者，应加益气温肾之品，如仙灵脾、肉苁蓉、菟丝子、巴戟天等阴阳并补。

(2) 标证

①外感风邪

证候 发热，恶风，无汗或有汗，头身疼痛，流涕，咳嗽，或喘咳气急，或咽痛乳蛾肿痛，舌苔薄，脉浮。

辨证 本证可见于肾病的各个阶段，尤多见于急性发病之始。此乃气虚卫表不固，加之长期使用激素或细胞毒药物，使免疫功能低下，卫外功能更差，易于感受风邪而致。临床应区别风寒或风热之不同。外感风寒以发热恶风寒、无汗、头身痛、流清涕、咳痰稀白、舌淡苔薄白、脉浮紧为特点；外感风热则以发热、有汗、口渴、咽红、流浊或黄涕、舌红、脉浮数为特征。如见喘咳气急，肺部细湿啰音者，则属风邪闭肺之证。

治法 外感风寒，辛温宣肺祛风；外感风热，辛凉宣肺祛风。

方药 外感风寒，麻黄汤加减。常用麻黄、桂枝、杏仁发汗祛风，宣肺利水；连翘、牛蒡子、蝉蜕、僵蚕、桔梗、荆芥清热解毒，疏风宣肺。

外感风热，银翘散加减。常用金银花、连翘、牛蒡子辛凉透表，清热解毒；薄荷、荆芥、蝉蜕、僵蚕、柴胡、桔梗疏风透表，宣肺泻热。

无论风寒、风热，如伴有水肿，均可加五苓散以宣肺利水；乳蛾肿痛者，加板蓝根、山豆根、冬凌草清热利咽。风邪闭肺者，属风寒闭肺用小青龙汤或射干麻黄汤加减以散寒宣肺；属风热闭肺用麻杏石甘汤加减以清热宣肺。

②水湿

证候 全身浮肿，肿甚者皮肤光亮，可伴见腹胀水臌，水聚肠间，辘辘有声，或见胸闷气短，心下痞满，甚有喘咳，小便短少，脉沉。

辨证 本证以中度以上水肿，伴水臌（腹水）、悬饮（胸水）为特征。此外，尚可结合触诊、叩诊，腹胸部B超、X线等检查，不难确诊。水臌（腹水）责之于脾肾肝；悬饮（胸水）责之于肺脾。

治法 一般从主证治法。伴水臌、悬饮者可短期采用补气健脾、逐水消肿法。

方药 防己黄芪汤合己椒苈黄丸加减。常用黄芪、白术、茯苓、泽泻益气健脾，利湿消肿；防己、椒目祛风利水；葶苈子、大黄泻肺逐水。

脘腹胀满加大腹皮、厚朴、莱菔子、槟榔以行气除胀；胸闷气短，喘咳者加麻黄、杏仁、苏子、生姜皮、桑白皮宣肺降气利水；若水臌，悬饮，胸闷腹胀，大小便不利，体质尚可者，可短期应用甘遂、牵牛子攻逐水饮。

当单纯中药不能奏效时，可配合西药利尿剂短期应用。

③湿热

证候 皮肤脓疱疮、疖肿、疮疡、丹毒等，或口黏口苦、口干不欲饮、脘闷纳差等，或小便频数不爽、量少、有灼热或刺痛感、色黄赤浑浊、小腹坠胀不适，或有腰痛、恶寒发热、口苦便秘，舌质红，苔黄腻，脉滑数。

辨证 湿热为肾病患儿最常见的兼夹证，可出现于病程各阶段，尤多见于足量长期用激素或大量用温阳药之后。临证应区分上、中、下三焦湿热之不同。上焦湿热以皮肤疮毒为特征；中焦湿热以口黏口苦、脘闷纳差、苔黄腻为主症；下焦湿热则以小便频数不爽、量少、尿痛及小腹坠胀不适等为特点。此外，下焦湿热之轻证可无明显症状，但尿有白细胞、脓细胞增多，尿细菌培养阳性。

治法 上焦湿热，清热解毒；中焦湿热，清热解毒，化浊利湿；下焦湿热，清热利湿。

方药 上焦湿热，五味消毒饮加减。常用金银花、菊花、蒲公英、紫花地丁、天葵子清热解毒；黄芩、黄连、半枝莲燥湿清热。

中焦湿热，甘露消毒丹加减。常用黄芩、茵陈蒿、滑石清热利湿，泻火解毒；藿香、厚朴、白蔻仁行气畅中利湿；薏苡仁、猪苓、车前子利湿等。

下焦湿热，八正散加减。常用通草、车前子、萹蓄、滑石清热利湿通淋；栀子、大黄清热泻火；连翘、黄柏、金钱草、半枝莲清热解毒利湿。

④血瘀

证候 面色紫暗或晦暗，眼睑下青暗，皮肤不泽或肌肤甲错，有紫纹或血缕，常伴有腰痛或胁下癥瘕积聚，唇舌紫暗，舌有瘀点或瘀斑，苔少，脉弦涩等。

辨证 血瘀也为肾病综合征常见的标证，可见于病程的各阶段，尤多见于难治病例或长期用足量激素之后，临床以面色晦暗、唇暗舌紫、有瘀点瘀斑为特点。也有以上证候不明显，但长期伴有血尿或血液流变学检测提示有高凝情况，也可辨为本证。

治法 活血化瘀。

方药 桃红四物汤加减。常用桃仁、红花、当归、生地黄、丹参、赤芍、川芎活血化瘀；党参、黄芪益气以助血运；益母草、泽兰化瘀利湿。

尿血者选加仙鹤草、蒲黄炭、旱莲草、茜草、参三七以止血；瘀血重者加水蛭、三棱、莪术活血破血；血胆固醇过高，多从痰瘀论治，常选用泽泻、瓜蒌、半夏、胆南星、生山楂以化痰活血；若兼有郁郁不乐、胸胁胀满、腹胀腹痛、嗳气呃逆等气滞血瘀症状，可选加郁金、陈皮、大腹皮、木香、厚朴以行气活血。本证之高黏滞血症，可用水蛭粉装胶囊冲服，每日 1.5～3g 为宜。

⑤湿浊

证候 纳呆，恶心呕吐，身重困倦或精神萎靡，水肿加重，舌苔厚腻，血尿素氮、肌酐增高。

辨证 本证多见于水肿日久不愈，水湿浸渍，脾肾衰竭，水毒潴留，使湿浊水毒之邪上逆而致。临床以恶心呕吐、纳差、身重困倦或精神萎靡，血尿素氮、血肌酐增高为辨证要点。

治法 利湿降浊。

方药 温胆汤加减。常用半夏、陈皮、茯苓、生姜燥湿健脾；姜竹茹、枳实、石菖蒲行气利湿降浊。

若呕吐频繁者，加代赭石、旋覆花降逆止呕；若舌苔黄腻、口苦口臭之湿浊化热者，可选加黄连、黄芩、大黄解毒燥湿泄浊；若肢冷倦怠、舌质淡胖之湿浊偏寒者，可选加党参、淡附片、吴茱萸、姜汁黄连、砂仁等以寒温并用，温中清热；若湿邪偏重、舌苔白腻者，选加苍术、厚朴、生薏仁燥湿平胃。

【其他治疗】

1. 中药成药

（1）雷公藤多苷片 每日 1mg/kg，分 2～3 次口服，3 个月为 1 疗程。用于肾病之各种证型。

（2）肾炎消肿片 每服 2 片，1 日 2～3 次。用于脾虚湿困证。

（3）肾康宁片 每服 2 片，1 日 2～3 次。用于肾阳虚弱，瘀水互结证。

（4）六味地黄丸 每服 3g，1 日 2～3 次。用于肝肾阴虚证。

2. 西医治疗

（1）对症治疗

①利尿：水肿严重时可予以利尿剂，常选用氢氯噻嗪（双氢克尿噻）、螺内酯（安体舒通）、呋塞米等，必要时可予以低分子右旋糖苷、人血清蛋白或血浆等扩容利尿。

②降压：合并高血压时应降压治疗，可选用血管紧张素转换酶抑制剂卡托普利，每日 1mg/kg，最大剂量为每日 6mg/kg，分 3 次口服。钙离子拮抗剂心痛定 0.2～0.3mg/kg。

③抗感染：肾病患者体液免疫功能低下，易反复发生感染。一旦发生应及时抗感染治疗。

（2）肾上腺皮质激素疗法 目前，多选用泼尼松（强的松）中、长程疗法。中程疗法疗程为 6 个月，长程则为 9 个月。初用泼尼松，每日 1.5～2.0mg/kg，分 3～4 次服用，共 4 周；若 4 周内尿蛋白阴转（7 天内尿蛋白连续 3 次阴性至极微量，或每小时 ≤4mg/m²），则改为泼尼松 2mg/kg，隔日早餐后顿服，继用 4 周。以后每 2～4 周减量 1 次，直至停药。激素疗效的判断分为：激素敏感、激素部分敏感、激素耐药、激素依赖等。长期应用要注意其副作用。

【预防与调护】

1. 预防

（1）尽量寻找病因，若有皮肤疮疖痒疹、龋齿或扁桃体炎等病灶应及时处理。

（2）注意接触日光，呼吸新鲜空气，防止呼吸道感染。保持皮肤及外阴、尿道口清洁，防止皮肤及尿道感染。

2. 调护

（1）水肿明显者应卧床休息，病情好转后可逐渐增加活动。

（2）水肿期及血压增高者，应限制盐的摄入，并控制水入量。

（3）水肿期应给予清淡易消化食物。蛋白质摄入量应控制在 1.5～2.0g/kg，避免过高或过低。

（4）水肿期，每日应准确记录病儿的饮水量及尿量，测体重 1 次，了解水肿的增减程度。

【医案选读】

案一　任某，男，9 岁。1984 年 4 月 16 日入院。

患儿曾于 1981 年 5 月 18 日因肾病综合征住院，经强的松、健脾利水中药等治疗 3 个多月，尿蛋白由＋＋＋＋降为微量而出院。出院后继服强的松、知柏地黄丸 2 周而停药。偶而复查小便，尿蛋白仍为微量。

本月 16 日，患儿发热后继见浮肿，尿蛋白＋＋＋＋，由门诊再次收住入院。入院时发热（T39.5℃），少汗，咽红，咳嗽，纳差，全身浮肿，按之凹陷难起，尿少色黄，舌质红，苔黄腻。血压 102/58mmHg。体重 29.5kg。血白细胞总数 17.2×10^9/L，中性粒细胞 82%，淋巴细胞 18%。红细胞沉降率 115mm/h。血蛋白图谱：PA 0.046，A 0.264，α_1 0.035，α_2 0.356，β 0.16，γ 0.139。胆固醇 7.33mmol/L。入院后诊断为水肿（肾病综合征）。辨证为风热袭肺，通调失职，水湿泛溢，治以疏风清热，宣肺利水。处方：金银花 10g，连翘 10g，荆芥 6g，防风 6g，桔梗 6g，桑叶 10g，桑白皮 10g，车前子 10g，鱼腥草 15g，荔枝草 15g。每日 1 剂，治疗 3 日后，热退咳止，浮肿依然。

4 月 20 日，易宣肺利水法。处方：麻黄 3g，防己 10g，桔梗 6g，连翘 10g，桑白皮 10g，车前子 10g，泽泻 10g，荔枝草 15g，赤小豆 15g。药后小便增加，浮肿渐减。此方加减，至 4 月 27 日，诸症均退，但尿蛋白仍为＋＋＋。

5 月 5 日，给服雷公藤合剂（每 30ml 中含雷公藤 15g，鸡血藤 15g，生甘草 5g），每次 10ml，1 日 3 次。5 月 7 日，尿蛋白降为微量。复查血白细胞 8.4×10^9/L，中性粒细胞 55%，淋巴细胞 40%，嗜酸性粒细胞 5%。红细胞沉降率 94mm/h。血蛋白图谱：PA 0.015，A 0.449，α_1 0.035，α_2 0.181，β 0.154，γ 0.166。此后，因患儿小便黄、舌质偏红、舌苔根部黄腻，改用四妙丸加味，雷公藤合剂续服。尿蛋白维持于阴性至极微。5 月 31 日，红细胞沉降率 20mm/h。胆固醇 4.55 mmol/L。雷公藤合剂减为每次 5ml，1 日 3 次。6 月 8 日，停用雷公藤合剂，仍予四妙丸加味。6 月 25 日，查 24 小时尿蛋白定量为 0.12g。观察至 7 月 3 日，患儿身无所苦，尿常规检查正常，以"临床缓解"出院。〔汪受传 . 雷公藤为主治疗儿童肾病综合征 . 浙江中医杂志 .1985；20（9）：405〕

案二　国某，男，5 岁。因面部、眼睑浮肿 1 个月，加重 7 天，于 1983 年 9 月 10 日初诊。

患儿近 1 个月来面部眼睑浮肿，近 7 天加重。查尿蛋白＋＋＋。血浆白蛋白 17.5g/L，球蛋白 26g/L，血胆固醇 11.5mmol/L，尿素氮 3.5mmol/L。查体见面色苍白，精神倦怠，扁桃体Ⅱ°肿大，双下肢凹陷性水肿，舌质淡略胖，舌体有瘀斑，苔薄白。追问病史，素易汗出，反复感冒，大便稀溏，日便 2~3 次。诊断为肾病综合征。辨证属脾肾阳虚，水湿滞留，瘀血内阻。治以补益脾肾，温阳利水，佐以活血化瘀。处方：黄芪 20g，党参 15g，炒白术 10g，巴戟天 10g，仙灵脾 10g，金樱子 12g，丹参 15g，白茅根 15g，桃仁 10g。

以该方为主治疗 40 天，水肿完全消退，蛋白尿（一）或（±）。又服 30 剂，一切正常。继服 10 剂，巩固疗效。〔毕可恩．小儿疑难病辨证治疗．第 1 版．济南：山东科学技术出版社．1993：166〕

第三节 尿 频

尿频是以小便频数为特征的疾病。多发于学龄前儿童，尤以婴幼儿发病率最高，女孩多于男孩。本病经过恰当治疗，预后良好。婴儿时期因脏腑之气不足，气化功能尚不完善，若小便次数稍多，无尿急及其他所苦，不为病态。

尿频属于中医淋证的范畴，其中以热淋为多。西医学所论之尿路感染、结石、肿瘤、白天尿频综合征等疾病均可出现尿频，但儿科以尿路感染和白天尿频综合征最为常见。尿频早在《内经》中即有论述，如《素问·脉要精微论》云："水泉不止者，是膀胱不藏也。"隋唐时期多将尿频混于淋证中论述，如《诸病源候论·小儿杂病诸候·诸淋候》云："小儿诸淋者，肾与膀胱热也。……其状小便出少起数，小腹弦急痛引脐。"宋代《幼幼新书》则将小儿尿频与淋证分节论述。至明清时期，对本病的病因认识争鸣较多，认为有火热、肾虚、脾虚之不同，可见对尿频的认识已较深入。

【病因病机】

尿频主要病位在肾与膀胱，病邪主要为湿热。尿频的发生，多由于湿热之邪蕴结下焦，也可因脾肾气虚，使膀胱气化功能失常所致，或病久不愈，损伤肾阴而致阴虚内热。其表现有因湿热之邪流注下焦者；有因脾肾本虚或肾阴损伤，湿浊蕴结，下注膀胱者。前者以实证为主，后者多虚中夹实。也有因脾肾气虚，气不化水，而致小便频数，淋沥不畅者，此乃纯虚之证。

1. 湿热下注 湿热来源有两个方面：其一为外感，外感湿热或阴部不洁，湿热之邪感受，熏蒸于下；其二为内伤，因小儿脾胃不足，运化力差，内伤乳食，积滞内蕴，化为湿热。湿热之邪客于肾与膀胱，湿阻热郁，气化不利，开阖失司，膀胱失约而致尿频。正如《诸病源候论·小儿杂病诸候·小便数候》所云："肾与膀胱为表里，俱主水，肾气下通于阴，此二经既受客热，则水行涩，故小便不快而起数也。"

2. 脾肾气虚 尿频长期不愈，或小儿先天不足，素体虚弱，病后失调，导致脾肾气虚。肾主闭藏而司二便，肾气虚则下元不固，气化不利，开阖失司；脾主运化而制水，脾气虚则中气下陷，运化失常，水失制约。故无论肾虚、脾虚，均可使膀胱失约，排尿异常，而致尿频之证。

3. 阴虚内热　尿频日久不愈，湿热久恋不去，损伤肾阴；或脾肾阳虚，日久阳损及阴，致肾阴不足；或初为阳虚而过用辛温，损伤肾阴；或素为阴虚体质。肾阴不足，虚热内生，虚火客于膀胱，膀胱失约而致尿频。

本病外因责之于湿热，内因责之于脾肾亏虚。湿热内蕴，脾肾气虚为主要病理改变。病程日久则变生多端。湿热日久，损伤膀胱血络则为血淋；煎熬尿液，结为砂石，则为石淋；耗气伤阴，致肾阴肾阳不足，则成虚实夹杂之候。脾肾气虚日久，损伤阳气，阳不化气，气不化水，可致水肿；也可使卫外不固，易感外邪，致尿频反复发作，加重病情。

【临床诊断】

1. 诊断要点　本病常见有尿路感染和白天尿频综合征两种病症。

（1）尿路感染

① 病史：有外阴不洁或坐地嬉戏等湿热外侵病史。

② 症状：起病急，以小便频数，淋沥涩痛，或伴发热、腰痛等为特征。小婴儿往往尿急、尿痛等局部症状不突出而表现为高热等全身症状。

③ 尿常规：白细胞增多或见脓细胞，可见白细胞管型。

④ 中段尿培养：尿细菌培养阳性。

（2）白天尿频综合征（神经性尿频）

① 年龄：多发生在婴幼儿时期。

② 症状：醒时尿频，次数较多，甚者数分钟1次，点滴淋沥，但入寐消失。反复发作，无明显其他不适。

③ 实验室检查：尿常规、尿培养无阳性发现。

2. 鉴别诊断　尿频为一临床病症，临证时要明确其原发疾病。尿频本身要将尿路感染和白天尿频综合征鉴别开来。除此之外，泌尿系结石和肿瘤也可导致尿频，临床可结合B超和CT或泌尿系造影等影像学检查进行鉴别。此外，尿频还需与消渴相鉴别。

【辨证论治】

1. 辨证要点　本病的辨证，关键在于辨虚实。病程短，起病急，小便频数短赤，尿道灼热疼痛，或见发热恶寒，烦躁口渴，恶心呕吐者，为湿热下注所致，多属实证；病程长，起病缓，小便频数，淋沥不尽，但无尿热、尿痛之感，多属虚证。若伴神疲乏力，面白形寒，手足不温，眼睑浮肿者，为脾肾气虚所致；若见低热、盗汗、颧红、五心烦热等症，则为阴虚内热之证。

2. 治疗原则　本病治疗要分清虚实，实证宜清热利湿，虚证宜温补脾肾或滋阴清热，病程日久或反复发作者，多为本虚标实、虚实夹杂之候，治疗要标本兼顾，攻补兼施。

3. 证治分类

（1）湿热下注

证候　起病较急，小便频数短赤，尿道灼热疼痛，尿液淋沥浑浊，小腹坠胀，腰部酸痛，婴儿则时时啼哭不安，常伴有发热、烦躁口渴、头痛身痛、恶心呕吐，舌质红，苔薄腻微黄或黄腻，脉数有力。

辨证 本证为热淋，常见于急性尿路感染，由湿热内蕴，下注膀胱所致，为邪实之证。病程短，起病急，尿频、尿急、尿痛，小便短赤，或见发热，烦渴，恶心呕吐，舌红苔腻为辨证特点。

治法 清热利湿，通利膀胱。

方药 八正散加减。常用萹蓄、瞿麦、滑石、车前子、金钱草清利湿热；栀子、大黄泄热降火；地锦草解毒凉血；甘草调和诸药。

发热恶寒加柴胡、黄芩解肌退热；腹满便溏者去大黄，加大腹皮、焦山楂；恶心呕吐者加竹茹、藿香降逆止呕；小便带血，尿道刺痛，排尿突然中断者，常为砂石所致，可重用金钱草，加海金砂、鸡内金、大蓟、小蓟、白茅根，加强清热利湿功能，以排石止血；若小便赤涩，尿道灼热刺痛，口渴烦躁，舌红少苔，为心经热盛，移于小肠，可用导赤散，以清心火，利小便；若小便频数短涩，小腹作胀，为肝失疏泄，可加柴胡、香附、川楝子以疏肝理气。

（2）脾肾气虚

证候 病程日久，小便频数，滴沥不尽，尿液不清，神倦乏力，面色萎黄，食欲不振，甚则畏寒怕冷，手足不温，大便稀薄，眼睑浮肿，舌质淡或有齿痕，苔薄腻，脉细弱。

辨证 本证多见于白天尿频综合征或慢性尿路感染。由脾肾气虚，膀胱失约所致。临床以病程长，小便频数，滴沥不尽，无尿痛、尿热，并见神倦乏力、面黄纳差等气虚表现，或畏寒肢凉、眼睑浮肿等阳虚表现，为辨证要点。

治法 温补脾肾，升提固摄。

方药 缩泉丸加味。常用益智仁、山药、白术、薏苡仁、仙灵脾温补脾肾，固精气，缩小便；乌药调气散寒，助气化，涩小便。

若以脾气虚为主，证见神倦乏力、面黄纳差、便溏、尿液浑浊，可用参苓白术散健脾益气，和胃渗湿。若以肾阳虚为主，证见面白无华、畏寒肢冷、下肢浮肿、脉沉细无力，可用济生肾气丸温补肾阳，利水消肿；夜尿增多者加桑螵蛸、生龙骨。若属肺脾气虚者，证见小便频数、点滴而出、不能自控、入睡自止、面色萎黄、容易出汗、神倦体瘦、食欲不振、舌淡苔白、脉缓弱，可用补中益气汤合缩泉丸加减以益气补肺，固摄缩尿。

（3）阴虚内热

证候 病程日久，小便频数或短赤，低热，盗汗，颧红，五心烦热，咽干口渴，唇干舌红，舌苔少，脉细数。

辨证 本证多见于尿路感染病程较长或反复发作者，因病久阴伤，虚热内生所致。尿频的同时伴有低热、盗汗、颧红、五心烦热、舌红、苔少、脉细数等阴虚内热的全身证候为辨证要点。

治法 滋阴补肾，清热降火。

方药 知柏地黄丸加减。常用生地黄、女贞子、山茱萸滋补肾阴；泽泻、茯苓降浊利湿；知母、黄柏、牡丹皮配生地滋阴清热降火。

若仍有尿急、尿痛、尿赤者，加黄连、淡竹叶、萹蓄、瞿麦以清心火，利湿热；低热加青蒿、地骨皮以退热除蒸；盗汗加鳖甲、煅龙骨、煅牡蛎以敛阴止汗。

本病若缠绵日久，损伤正气，往往形成虚实夹杂之复杂证候，此时要分清虚实之孰多孰少，或以补为主，或以清为主，或攻补兼施。

【其他治疗】

1. 中药成药

(1) 济生肾气丸　每服 3g，1 日 2～3 次。用于脾肾气虚证。

(2) 知柏地黄丸　每服 3g，1 日 2～3 次。用于肾阴不足证兼有膀胱湿热者。

(3) 六味地黄丸　每服 3g，1 日 2～3 次。用于肾阴不足证。

2. 外治疗法　金银花 30g，蒲公英 30g，地肤子 30g，艾叶 30g，赤芍 15g，生姜 15g，通草 6g。水煎坐浴。每日 1～2 次，每次 30 分钟。用于治疗尿频、尿急、尿痛。

3. 推拿疗法　每日下午揉丹田 200 次，摩腹 20 分钟，揉龟尾 30 次。较大儿童可用擦法，横擦肾俞、八髎，以热为度。用于脾肾气虚证。

4. 针灸疗法

(1) 急性期　主穴：委中、下髎、阴陵泉、束骨。配穴：热重加曲池，尿血加血海、三阴交，少腹胀痛加曲泉，寒热往来加内关，腰痛取耳穴肾、腰骶区。

(2) 慢性期　主穴：委中、阴谷、复溜、照海、太溪。配穴：腰背酸痛加关元、肾俞，多汗补复溜、泻合谷，尿频、尿急、尿痛加中极、阴陵泉，气阴两虚加中脘、照海，肾阳不足加关元、肾俞。

【预防与调护】

1. 预防

(1) 注意卫生，常洗会阴与臀部，防止外阴部感染。

(2) 勤换尿布和内裤，不穿开裆裤，不坐地玩耍。

2. 调护

(1) 注意外阴部清洁，每天晚间及大便后清洗阴部。

(2) 湿热下注证多饮水。虚证患儿要增加饮食营养，加强锻炼，增强体质。

【医案选读】

案一　苏某，女，9 岁。1979 年 9 月 10 日诊。

病史：患儿先为外感，经治疗外感已解，尿频、尿急、尿痛，少腹不适，有时闷痛，至今已 4 天，未经治疗，前来求诊。

查体：神清，气平，面红，唇干，下肢无浮肿，舌质红，舌苔白厚，脉数有力。心肺无异常，腹软，少腹有压痛。

实验室检查：血白细胞总数 9.1×10^9/L，中性粒细胞 58%，淋巴细胞 42%。尿常规：蛋白±，红细胞＋，白细胞＋＋＋＋。

诊断为热淋（急性尿路感染）。辨证为热结膀胱，气血失和。治以清热通淋，利湿理气。处方：黄芩 10g，黄柏 10g，紫荆皮 10g，石韦 10g，海金砂 10g，延胡索 10g，白芍 10g，瞿麦 10g，萹蓄 10g。水煎服。

服药 7 天，症状减轻，尿不痛、不急，尿频大减。前方继服 4 天，诸症悉除，临证获愈。为巩固疗效，用清淋散（紫荆皮、连翘、滑石、白木通、车前子、甘草），每服 5g，1日 3 次，共服 8 天。〔王烈．婴童病案．第 1 版．长春：吉林科学技术出版社．2000：185〕

案二 杨某，男，5 岁。1994 年 8 月 25 日诊。

病史：患儿平素生活不规律，夜晚好看电视，喜食甘甜。3 个月前外感发热，用过 5 次青霉素治疗。其后数日尿频而急，每日 50 次左右，每次量少，尿色清，无尿痛，着凉、劳累、紧张时加重，夜寐后则尿频消失。饮食、睡眠、大便等均属正常。

查体：神疲体乏，面㿠唇淡，舌质淡，舌苔薄白，脉沉无力。心肺、腹部检查未见异常。

实验室检查：多次尿常规，1 次尿培养，B 超检查，均未见异常。

诊断为神经性尿频。辨证为肾虚膀胱虚冷。治用温肾固脬之法。处方：芡实 10g，乌药 10g，金樱子 10g，楮实子 10g，菟丝子 10g，韭子 10g，补骨脂 10g，女贞子 10g，山药 10g。水煎服。嘱其生活规律化，节制甘甜，多进蔬菜，保证睡眠。

服药 4 天，尿次减半，治疗 8 天，基本正常。巩固用药 12 天，未见反复，获得痊愈。〔王烈．婴童病案．第 1 版．长春：吉林科学技术出版社．2000：186〕

第四节 遗 尿

遗尿又称尿床，是指 3 周岁以上的小儿睡中小便自遗，醒后方觉的一种病症。正常小儿 1 岁后白天已渐渐能控制小便，随着小儿经脉渐盛，气血渐充，脏腑渐实，知识渐开，排尿的控制与表达能力逐步完善。若 3 岁以后夜间仍不能自主控制排尿而经常尿床，就是遗尿症。多见于 10 岁以下的儿童。

早在《灵枢·本输》就有"三焦者……入络膀胱，约下焦。实则闭癃，虚则遗溺。遗溺则补之，闭癃则泻之"的记载。《诸病源候论·小儿杂病诸候·遗尿候》说："遗尿者，此由膀胱有冷，不能约于水故也。……肾主水，肾气下通于阴，小便者，水液之余也，膀胱为津液之腑，既冷气衰弱，不能约水，故遗尿也。"嗣后，历代医家均认为小儿遗尿多系虚寒所致，常用温补之法。明清时期拓展了肝经郁热的病机，验之当今，此类遗尿多与尿路感染有关。现代研究通过 X 线影像诊断，发现部分遗尿与隐性脊柱裂有关。

【病因病机】

遗尿多与膀胱和肾的功能失调有关，其中尤以肾气不足，膀胱虚寒为多见。

1. 肾气不足 肾为先天，职司二便；膀胱主藏尿液，与肾相为表里。尿液能贮藏于膀胱而不漏泄，须靠肾气的固摄；尿液能排出体外，则是靠肾的通利。肾的这两种功能称为开阖。肾的开阖主要靠肾的气化功能来调节。肾气不足，就会导致下焦虚寒，气化功能失调，闭藏失司，不能约束水道而遗尿。正如《素问·宣明五气》说："膀胱……不约为遗溺。"先天肾气不足，体质虚寒及有隐性脊柱裂的患儿多属此证。

2. 肺脾气虚 肺主敷布津液，脾主运化水湿，肺脾二脏共同维持正常水液代谢。若肺脾气虚则水道制约无权，所谓"上虚不能制下"。《杂病源流犀烛·遗溺》说："肺虚则不能为气化之主，故溺不禁也。"因此，此证又常见于屡受外感，哮喘频发，喂养不当，消瘦羸弱的患儿。

3. 心肾失交 遗尿小儿多有睡眠较深，难以唤醒或醒后神志朦胧等现象，也有梦中小便尿于床上者。这与"心主神明"有关。因心肾失交，水火不济，夜梦纷纭，梦中尿床，或欲醒而不能，小便自遗。

4. 肝经郁热 肝主疏泄，肝之经脉循绕阴器，抵少腹。肝经郁热，疏泄失司，或湿热下注，移热于膀胱，以致遗尿。诚如《证治汇补·遗尿》所说："遗尿……又有挟热者，因膀胱火邪妄动，水不得宁，故不禁而频来。"

此外，尚有不良习惯而成者。若自幼缺乏教育，没有养成良好的夜间排尿习惯，或3岁以后仍用婴儿纸质尿裤，而任其自遗。《景岳全书·遗溺》说："其有小儿从幼不加检束而纵肆常遗者，此惯而无殚，志意之病也，当责其神，非药所及。"

【临床诊断】

1. 诊断要点

(1) 发病年龄在3周岁以上，寐中小便自出，醒后方觉。

(2) 睡眠较深，不易唤醒，每夜或隔几天发生尿床，甚则每夜遗尿数次者。

(3) 尿常规及尿培养无异常发现。

(4) 部分患儿腰骶部X线摄片显示隐性脊柱裂。

2. 鉴别诊断 热淋（尿路感染）：尿频急、疼痛，白天清醒时小便也急迫难耐而尿出，裤裆常湿。小便常规检查有白细胞或脓细胞。

【辨证论治】

1. 辨证要点 本病重在辨其虚实寒热，虚寒者多，实热者少。虚寒者病程长，体质弱，尿频清长，舌质淡，苔薄滑，或舌有齿印舌体胖嫩，兼见面白神疲、纳少乏力、肢冷自汗、大便溏薄、反复感冒等症。实热者病程短，体质尚壮实，尿量少、黄臊，舌质红，苔黄，兼见面红唇赤、性情急躁、头额汗多、龄齿夜惊，睡眠不宁，大便干结等症。

2. 治疗原则 以温补下元、固摄膀胱为主要治疗法则，采用温肾阳、益脾气、补肺气、醒心神、固膀胱等法，偶需泻肝清热。

3. 证治分类

(1) 肺脾气虚

证候 夜间遗尿，日间尿频而量多，经常感冒，面色少华，神疲乏力，食欲不振，大便溏薄，舌质淡红，苔薄白，脉沉无力。

辨证 本证由于肺气不足而膀胱不摄，即上虚不能制下，以致夜间遗尿，日间尿频。肺脾气虚则生化乏源，气血不足则卫外不固，故见虚弱诸症。

治法 补肺益脾，固涩膀胱。

方药 补中益气汤合缩泉丸加减。常用党参、黄芪、白术、甘草补气；陈皮理气；当归养血；升麻、柴胡升提中气；益智仁、山药、乌药温脾固涩。肺脾之气得补，膀胱之气得固，则遗尿可愈。

寐深者可加炙麻黄、石菖蒲宣肺醒神；兼有里热者加焦山栀清其心火；纳呆者加焦山楂、焦神曲开胃消食。

（2）肾气不足

证候 寐中多遗，可达数次，小便清长，面白少华，神疲乏力，智力较同龄儿稍差，肢冷畏寒，舌质淡，苔白滑，脉沉无力。

辨证 本证的特点是遗尿日久，次数较多，兼见虚寒诸症。肾司二便，与膀胱互为表里，肾气虚弱，命火不足，下元虚寒，不能约束水道而致小便清长，频频尿床。

治法 温补肾阳，固涩膀胱。

方药 菟丝子散加减。常用菟丝子、巴戟天、肉苁蓉、附子温补肾阳以暖膀胱；山茱萸、五味子、牡蛎、桑螵蛸滋肾敛阴以缩小便。

伴有寐深沉睡不易唤醒者，加炙麻黄以醒神；兼有郁热者酌加栀子、黄柏兼清里热。

（3）心肾失交

证候 梦中遗尿，寐不安宁，烦躁叫扰，白天多动少静，难以自制，或五心烦热，形体较瘦，舌质红，苔薄少津，脉沉细而数。

辨证 常见白天玩耍过度，夜间梦中小便自遗。证见心火偏旺者寐不安宁，烦躁叫扰；肾阴偏虚者五心烦热，舌红少津。水火失济，心肾失交，膀胱失约而遗尿。

治法 清心滋肾，安神固脬。

方药 交泰丸合导赤散加减。常用生地黄、竹叶、通草、甘草清心火；黄连、肉桂交泰心肾。使水火既济，阴阳平秘，而遗尿可愈。

若系阴阳失调而梦中遗尿者，可用桂枝加龙骨牡蛎汤，调和阴阳，潜阳摄阴。

（4）肝经湿热

证候 寐中遗尿，小便量少色黄，性情急躁，夜梦纷纭或寐中龂齿，性情急躁，目睛红赤，舌质红，苔黄腻，脉滑数。

辨证 本病为湿热郁于肝经，下迫膀胱所致。尿少色黄，龂齿，性情急躁，目睛红赤为辨证要点。

治法 清热利湿，泻肝止遗。

方药 龙胆泻肝汤加减。常用龙胆草、黄芩、栀子、柴胡、生地黄泻肝清热；车前子、泽泻、通草利湿泄热；甘草调和诸药。

若夜卧不宁，龂齿梦呓显著者，宜清胆和胃，理气化痰，用黄连温胆汤。

【其他治疗】

1. 中药成药

（1）五子衍宗丸 每服6g，1日2次。用于肾气不足证。

（2）缩泉丸 每服6g，1日2次。用于脾肾不足证。

2. 针灸疗法

（1）体针 主穴取肾俞、关元、膀胱俞、中极，配穴取三焦俞、委中、三阴交、阳陵泉，每次各选1～2穴。睡眠较深者，加神门、心俞；面白少华，自汗者，加肺俞、尺泽。

（2）耳针 取皮质下、神门、内分泌、肾、肺、脾。

【预防与调护】

1. 预防

（1）勿使患儿白天玩耍过度，睡前饮水太多。

（2）幼儿每晚按时唤醒排尿，逐渐养成自控的排尿习惯。

2. 调护

（1）夜间尿湿后要及时更换裤褥，保持干燥及外阴部清洁。

（2）白天可饮水，晚餐不进稀饭、汤水，睡前尽量不喝水，中药汤剂也不要在晚间服。

（3）既要严格要求，又不能打骂体罚，消除紧张心理，积极配合治疗。

【医案选读】

案一 某孩，女，5岁。1991年4月10日初诊。

患儿反复感冒，白天小便次数较多，夜间尿床，每晚约2次以上。呼之能醒，但往往呼醒时已尿出。其父幼时有相同病史。尿常规检验未见异常。血常规提示轻度贫血。骨盆摄片未见脊柱隐裂。舌淡红，苔花剥如地图舌，脉数不整。中医辨证属肺脾气虚，用遗尿停胶囊（含菟丝子、家韭子、补骨脂、黄芪、五味子、桑螵蛸、覆盆子、金樱子、炙麻黄、生栀子），每服1.5g，1日3次。

1周后，白天小便次数明显减少，夜间尿床次数也明显减少，有时主动起床小便，或呼醒家长要小便，2周后遗尿未作。继服6周，随访1年未复发。〔俞景茂，等．遗尿停治疗遗尿症的临床观察．中医杂志.1993；（7）：421〕

案二 周某，男，6岁。

初诊：小溲短数而清，夜眠遗尿，纳食一般，形神较软，舌淡苔白。证系肾阳不足，关门不固。治以温肾固涩。处方：黄厚附片5g，菟丝子10g，覆盆子10g，五味子3g，党参10g，怀山药10g，炙内金5g，天冬10g，山茱萸6g，桑螵蛸10g，缩泉丸（包）10g。7剂。

二诊：形神较振，尿数频仍，夜尿减少，舌淡苔薄。再予温肾补气，原方出入：上方去桑螵蛸，加太子参10g，黄精10g。7剂。

三诊：诸症好转，尿数亦和，纳佳苔净。原方加乌梅6g，天花粉10g。7剂。药后遗尿即愈。〔王霞芳，等．中国百年百名中医临床家丛书·董廷瑶．第1版．北京：中国中医药出版社.2001：273〕

第五节　五迟、五软

五迟、五软是小儿生长发育障碍的病症。五迟指立迟、行迟、齿迟、发迟、语迟；五软指头项软、口软、手软、足软、肌肉软。五迟、五软病症既可单独出现，也可同时存在。本病由于先天禀赋不足、后天调护失当引起。若症状较轻，治疗及时，由后天调护失当引起者，常可康复；若证候复杂，病程较长，属先天禀赋不足引起者，往往成为痼疾，预后不良。

早在《诸病源候论·小儿杂病诸候》中就有"齿不生候"、"数岁不能行候"、"头发不生候"、"四五岁不能语候"的记载。《小儿药证直诀·杂病证》说："长大不行，行则脚细，齿久不生，生则不固"及"发久不生，生则不黑"，描述了五迟的典型症状。《张氏医通·婴儿门》认为其病因"皆胎弱也，良由父母精血不足，肾气虚弱，不能荣养而然"。五软在宋代之前，多与五迟并论，最早见于《活幼心书·五软》："爰自降生之后，精髓不充，筋骨痿弱，肌肉虚瘦，神色昏慢，才为六淫所侵，便致头项手足身软，是名五软"；病因为"良由父精不足，母血素衰而得"；关于预后，"婴孩怯弱不耐寒暑，纵使成人，亦多有疾"。

五迟、五软包括西医学之佝偻病、脑发育不全、脑性瘫痪、智能低下等病症。

【病因病机】

五迟五软的病因多为先天禀赋不足，亦有属于后天失于调养者。

1. 先天因素 父母精血虚损，或孕期调摄失宜，精神、起居、饮食、药治不慎等致病因素遗患胎儿，损伤胎元之气，或年高得子，或堕胎不成而成胎者，先天精气未充，髓脑未满，脏气虚弱，筋骨肌肉失养而成。

2. 后天因素 分娩时难产、产伤，颅内出血；或生产过程中胎盘早剥、脐带绕颈；或生后护理不当，发生窒息、中毒；或温热病后，因高热惊厥、昏迷造成脑髓受损；或乳食不足，哺养失调，致脾胃亏损，气血虚弱，精髓不充，而致生长发育障碍。

五迟、五软的病机，可概括为正虚和邪实两个方面。正虚是五脏不足，气血虚弱，精髓不充；邪实为痰瘀阻滞心经脑络，心脑神明失主所致。

肾主骨，肝主筋，脾主肌肉，人能站立行走，需要筋骨肌肉协调运动。若肝肾脾不足，则筋骨肌肉失养，可现立迟、行迟；头项软而无力，不能抬举；手软无力而下垂，不能握举；足软无力，难于行走。齿为骨之余，若肾精不足，可见牙齿出迟；发为血之余、肾之苗，若肾气不充，血虚失养，可见发迟或发稀而枯。言为心声，脑为髓海，若心气不足，肾精不充，髓海不足，则见言语迟缓、智力不聪。脾开窍于口，又主肌肉，若脾气不足，则可见口软乏力、咀嚼困难、肌肉软弱、松弛无力。五迟、五软若因产伤、外伤等因素，损伤脑髓，瘀阻脑络，或热病后痰火上扰，痰浊阻滞，蒙蔽清窍，使窍道不通，心脑神明失主，肢体活动失灵。若痰浊瘀血阻滞心经脑络，也可使元神无主，心窍昏塞，神识不明而失聪，常常表现智力低下、脑性瘫痪。

【临床诊断】

1. 诊断要点

(1) 可有孕期调护失宜、药物损害，产伤、窒息、早产，以及喂养不当史，或有家族史，父母为近亲结婚者。

(2) 小儿2～3岁还不能站立、行走，为立迟、行迟；初生无发或少发，随年龄增长，仍稀疏难长为发迟；12个月时尚未出牙以及此后牙齿萌出过慢为齿迟；1～2岁还不会说话为语迟。

(3) 小儿半岁前后颈项仍软弱下垂为头项软；咀嚼无力，时流清涎为口软；手臂不能握举为手软；2岁以后尚不能站立、行走为足软；皮宽肌肉松软无力为肌肉软。

(4) 五迟、五软不一定悉具，但见一二症者可分别作出诊断。临床还应根据小儿生长发育规律，及早发现生长发育迟缓的变化。

2. 鉴别诊断 对中医学诊断为五迟、五软者，要作相关的西医学疾病鉴别诊断，常见病症如下。

（1）智力低下

①智能明显低于同龄儿童正常水平，即智商低于均值以下两个标准差，在 70 以下。

②同时存在适应功能缺陷或损害，即与其年龄和群体文化相称的个体功能，如社会技能、社会责任、交谈、日常生活料理、独立和自给智力的缺陷或损害。

③出现在发育年龄阶段，即 18 岁以下，轻度智商在 50～70 之间，中度在 35～49，重度在 20～34，极重度在 20 以下。

④理化检查：某些疾病引起的智能低下，如苯丙酮酸尿症者尿三氯化铁试验阳性；先天性愚型者染色体检查有助诊断；甲状腺功能减低者，骨骼 X 线检查提示发育落后，甲状腺功能检查提示甲低。

（2）脑性瘫痪

①出生前到生后 1 个月以内各种原因（如早产、多胎、低体重、高龄妊娠、窒息、高胆红素血症）所致的非进行性脑损伤。

②中枢性运动障碍及姿势异常，表现为多卧少动，颈项、肢体关节活动不灵，分为痉挛型（约占 2/3）、锥体外系、共济失调、混合型等。

③常伴有智力迟缓，视、听、感觉障碍及学习困难。

④拍头颅 X 线片或 CT，了解脑部有无异常、畸形，或异常钙化影等，脑电图有助于支持合并癫痫的诊断。

（3）脑白质营养不良　为常染色体隐性遗传性疾病。表现为步态不稳、语言障碍、视神经萎缩，1～2 岁发病前运动发育正常，病情呈进行性加重，白细胞或皮肤成纤维细胞中芳香硫脂酶 A 活性明显降低是本病的特异性诊断指标。

（4）婴儿型脊髓性肌萎缩症　出生时一般可，3～6 个月后出现症状，肢体活动减少，上下肢呈对称性无力，进行性加重，膝腱反射减弱或难以引出，肌张力低下，肌肉萎缩，智力正常。

【辨证论治】

1. 辨证要点

（1）辨脏腑　立迟、行迟、齿迟、头项软、手软、足软，主要在肝肾脾不足；语迟、发迟、肌肉软、口软，主要在心脾不足。伴有脑性瘫痪、智力低下者，常兼有痰浊瘀血阻滞心经脑络。

（2）辨病因　肉眼能查出的脑病（包括遗传变性）及原因不明的先天因素、染色体病，可归属于先天不足，病多在肝肾脑髓；代谢营养因素所致者病多在脾；不良环境，社会心理损伤，伴发精神病者，病多在心肝；感染、中毒、损伤、物理因素所致者，多属痰浊瘀血为患。

（3）辨轻重　五迟、五软仅见一二症者，病情较轻；五迟、五软并见，病情较重，脑性瘫痪伴重度智力低下或癫痫者病重。

2. 治疗原则　五迟、五软多属于虚证，以补为其治疗大法。如脑发育不全多属肝肾两虚，宜补养肝肾，益精填髓。脑性瘫痪、智能低下者多属心脾两虚，宜健脾养心，益智开窍。若因难产、外伤、中毒，或温热病后等因素致痰瘀阻滞者，治宜涤痰化瘀，通络开窍。亦有部分患儿可为肝肾两虚兼痰瘀阻滞，或心脾两虚兼有痰瘀阻滞者，孰重孰轻，必须认真辨证选药。本病要尽可能早期发现，及时治疗，可将有效方剂制成丸、散、膏剂常服，以半年为1疗程，重复2～3个疗程，并配合针灸、推拿、教育及功能训练等综合措施，方能取得一定疗效。

3. 证治分类

（1）肝肾亏损

证候 筋骨萎弱，发育迟缓，坐起、站立、行走、生齿等明显迟于正常同龄小儿，头项萎软，天柱骨倒，头型方大，目无神采，反应迟钝，囟门宽大，易惊，夜卧不安，舌质淡，舌苔少，脉沉细无力，指纹淡。

辨证 肝肾不足，不能荣养筋骨，则筋骨、牙齿不能按期生长发育，见运动功能迟缓、头形方大、囟门宽大诸症。多见于大脑发育不全、智力低下、甲状腺功能低下、脑白质营养不良等退行性脑病及出生后脑损伤等症。

治法 补肾填髓，养肝强筋。

方药 加味六味地黄丸加减。常用熟地黄、山茱萸滋养肝肾；鹿茸温肾益精；五加皮强筋壮骨；山药健脾益气；茯苓、泽泻健脾渗湿；牡丹皮凉血活血；麝香活血开窍。

齿迟者，加紫河车、何首乌、龙骨、牡蛎补肾生齿；立迟、行迟者，加牛膝、杜仲、桑寄生补肾强筋壮骨；头项软者，加锁阳、枸杞子、菟丝子、巴戟天补养肝肾；易惊、夜卧不安者，加丹参、远志养心安神；头型方大、下肢弯曲者，加珍珠母、龙骨壮骨强筋。

（2）心脾两虚

证候 语言发育迟滞，精神呆滞，智力低下，头发生长迟缓，发稀萎黄，四肢萎软，肌肉松弛，口角流涎，吮吸咀嚼无力，或见弄舌，纳食欠佳，大便秘结，舌淡胖，苔少，脉细缓，指纹色淡。

辨证 心主神明，言为心声，心气虚弱，故语言迟钝、精神呆滞、智力低下。心主血，脾生血，发为血之余，心脾俱虚，血不荣发，故头发生长迟缓，发稀萎黄。脾主肌肉、四肢，开窍于口，摄取精微，化生气血，脾虚生化乏源，故四肢萎软、手足失用、肌肉松弛无力诸症俱现，弄舌乃心虚智力不聪之证。本证多为久病体弱所致，或为代谢性疾病及某些脑炎后遗症。

治法 健脾养心，补益气血。

方药 调元散加减。常用人参、黄芪、白术、山药、茯苓、甘草益气健脾；当归、熟地黄、白芍、川芎补血养心；石菖蒲开窍益智。

语迟失聪加远志、郁金化痰解郁开窍；发迟难长加何首乌、肉苁蓉养血益肾生发；四肢萎软加桂枝温通经络；口角流涎加益智仁温脾益肾固摄；气虚阳衰加肉桂、附子温壮元阳；脉弱无力加五味子、麦冬养阴生脉。

（3）痰瘀阻滞

证候 失聪失语，反应迟钝，意识不清，动作不自主，或有吞咽困难，口流痰涎，喉间痰鸣，或关节强硬，肌肉软弱，或有癫痫发作，舌体胖有瘀斑瘀点，苔腻，脉沉涩或滑，指纹暗滞。

辨证　若见于中毒性脑病后遗症及先天性脑缺陷，因痰湿内盛，蒙蔽清窍，证见智力低下、喉间痰鸣诸症。若有颅脑产伤及外伤史者，初期症状不著，日久离经之血滞而不化，则见躁动尖叫、失聪、呕吐等症，此为痰瘀交阻脑腑，气血运行不畅，脑失所养。舌上瘀斑瘀点，脉沉涩，皆为痰瘀阻滞之象。

治法　涤痰开窍，活血通络。

方药　通窍活血汤合二陈汤加减。常用半夏、陈皮、茯苓、远志、菖蒲涤痰开窍；桃仁、红花、郁金、丹参、川芎、赤芍、麝香活血通络。

心肝火旺惊叫、抽搐者，加黄连、龙胆草、羚羊角粉清心平肝；大便干结者加生大黄通腑涤痰；躁动者加龟板、天麻、生牡蛎潜阳息风。若并发癫痫者，参考瘀血痫治疗。

【其他治疗】

1. 中药成药

（1）杞菊地黄丸　每服 3g，1 日 3 次。用于肝肾亏损证。

（2）河车大造丸　每服 3g，1 日 3 次。用于精血不足，髓海空虚者。

（3）十全大补丸　每服 3g，1 日 3 次。用于心脾两虚，气血不足者。

（4）孔圣枕中丹　每服 3g，1 日 3 次。用于阴虚火旺，痰浊蒙窍者。

2. 推拿疗法　取额、脊、腰部穴。上肢部取大椎、肩井、肩髃、曲池、阳池、合谷；下肢部取肾俞、命门、腰阳关、居髎、环跳、殷门、委中、承山、解溪、昆仑、足三里、阳陵泉等。用推、拿、按、揉、搓、插等手法。每日 1 次，连做 6 日休息 1 日，3 个月为 1 疗程。用于运动功能发育迟缓者。

3. 针灸疗法

（1）针法　取大椎、百会、足三里、肾俞、脾俞、关元。智力低下加四神聪、印堂；下肢瘫痪加环跳、秩边、阳陵泉；腕下垂加外关、阳池；足内翻加绝骨、昆仑；足外翻加三阴交、太溪。每次选主穴 2～3 个，配穴 4～5 个，予补法或平补平泻法，不留针。1 日 3 次，3 个月为 1 疗程。

（2）灸法　灸足踝 3 壮，或灸心俞、脾俞各 3 壮，1 日 1 次。用于心脾两虚证。

（3）耳针　取心、肾、肝、脾、皮质下、脑干，隔日 1 次。用于各证。

4. 功能训练　脑性瘫痪功能训练包括躯体、技能、语言训练，运用矫形器。符合手术适应证者可手术治疗。

【预防与调护】

1. 预防

（1）大力宣传优生优育知识，禁止近亲结婚，婚前进行健康检查，以避免发生遗传性疾病。

（2）孕妇注意养胎、护胎，加强营养，不乱服药物。

（3）婴儿应合理喂养，注意防治各种急慢性疾病。

2. 调护

（1）重视功能锻炼，加强智力训练教育。

（2）加强营养，科学调养。

（3）用推拿疗法按摩萎软肢体，防止肌肉萎缩。

【医案选读】

案一 一小儿体瘦腿细，不能行，齿不坚，发不茂。属足三阴经虚也，用六味丸（注：即六味地黄丸）、补中益气汤年余，诸症悉愈。〔薛铠，等.保婴撮要.第1版.北京：人民卫生出版社.1983：117〕

案二 王某，男，9岁。1970年4月初诊。

病史：患儿系早产儿。自幼体质虚弱，消瘦无力，食欲差，长至3岁时才会走路，但行走不稳，经常摔跤，从去年以来逐渐严重。经某市医院检查诊断为"佝偻病、钩虫病"，给予葡萄糖酸钙片、维生素D、鱼肝油、灭虫宁等治疗数月，效不显著，趁回乡探亲之便，遂来求治。

现症：面色萎黄，体质虚弱，精神不振，气微少动，胸部胸骨隆起呈鸡胸，两下肢细而弯曲呈"O"型，肌肉软弱无力，站立行走均不持久，饮食甚少，口不渴，夜眠虚烦不宁，多汗易惊。舌质淡，苔白厚，脉沉细数无力。

诊断：五迟、五软。

辨证：脾肾双亏，气血两虚，筋骨失养。

治则：补肾健脾，消积杀虫，强健筋骨。

处方：紫河车粉120g，鹿茸60g，焦山楂60g，焦麦芽60g，焦神曲60g，炒槟榔120g，榧子仁60g，贯众60g，芜荑60g，番泻叶30g，䗪虫60g，制马钱子60g，蜈蚣40条，鸡蛋壳500g。共为细末，炼蜜为丸，每丸重6g。每服1丸，1日2次。

二诊：上药连服月余，患儿面色已见红润，饮食增加，两腿较前有力，行走已不跌跤。继续服用上方。

三诊：又服药月余，两腿走路已觉有力，肌肉较前丰满，饮食睡眠均正常，盗汗基本停止，但走路过久尚感劳累。

四诊：上药连续服用半年，下肢痿软、畸形基本纠正，其他诸症均愈。嘱其家属效不更方，仍按上法配制，剂量减半，继服半年，以善其后。〔史纪，等.河南省名老中医经验集锦.第1版.郑州：河南科学技术出版社.1983：642〕

第六节　性　早　熟

性早熟是指女孩8岁以前、男孩9岁以前，出现青春期特征即第二性征的一种内分泌疾病。性征与真实性别一致者为同性性早熟，不一致者为异性性早熟。性早熟因引发原因不同而分为中枢性（真性性早熟）和外周性（假性性早熟）性早熟两种。真性性早熟中无特殊原因可查明者，称为特发性真性（体质性）性早熟。真性性早熟发病率近年有逐渐上升的趋势，女孩发病率为男孩发病率的4～5倍，80%～90%的女性患儿为特发性真性性早熟，而男孩真性性早熟属特发性者仅约40%，故对男性性早熟尤应注意探查原发疾患。

本病在古代医学文献中论述较少。现代于 1980 年首次报道用中医中药治疗本病，近年来研究逐步深入。

【病因病机】

古代医学文献中虽无性早熟的明确记载，但对性发育过程却有深刻的认识，早在《素问·上古天真论》中就明确指出："女子七岁，肾气盛，齿更发长。二七而天癸至，任脉通，太冲脉盛，月事以时下，故有子。……丈夫八岁，肾气实，发长齿更。二八，肾气盛，天癸至，精气溢泻，阴阳和，故能有子。"天癸者，阴精也。经络学说认为乳房、阴部皆为足厥阴肝经所络。由此可见，人体正常的发育及性腺的成熟，主要与肾、肝二脏功能及天癸的期至有关。

现代认为，本病的发生多因疾病、过食某些滋补品、含生长激素合成饲料喂养的禽畜类食物，或误服某些药物，使阴阳平衡失调，阴虚火旺、相火妄动，肝郁化火，导致"天癸"早至。其病变主要在肾、肝两脏。

1. 阴虚火旺　肾藏精，寓元阴元阳，主生长发育与生殖，具有促进机体生长发育和生殖的生理功能。小儿肾常虚，在致病因素作用下，易出现肾之阴阳失衡，常为肾阴不足，不能制阳，相火偏亢而天癸早至，第二性征提前出现。火性炎上，故同时表现出烦躁易怒、面红潮热、多汗等症。

2. 肝郁化火　肝藏血，主疏泄，为调节气机之主司。小儿若因疾病或精神因素导致肝气郁结，郁而化火，肝火上炎，除可导致"天癸"早至，出现性早熟外，因气机升降失司，阻遏于胸，则为痛为聚，出现乳房胀痛，胸闷不适；肝经郁阻，湿热熏蒸于上，则脸部出现痤疮；湿热下注，则带下增多、色黄。

现代研究认为，真性性早熟是由下丘脑-垂体-性腺轴提前发动，功能亢进所致，可导致生殖能力提前出现。假性性早熟是由于内源性或外源性性激素的作用，导致第二性征提前出现，患儿并不具备生殖能力。

【临床诊断】

1. 诊断要点

(1) 临床表现　女孩 8 岁以前，男孩 9 岁以前，出现第二性征。一般女孩先有乳房发育，继之阴道分泌物增多，阴毛随同外生殖器的发育而出现，最后月经来潮和腋毛出现。男孩表现为过早的阴茎和睾丸同时增大，以后可有阴茎勃起，出现阴毛、痤疮和声音低沉，甚至可有精子成熟并夜间泄精，体力较一般同龄儿强壮。

(2) 理化检查　①血清性激素水平测定：促性腺素释放激素（GnRH）试验，促卵泡生成素（FSH）、促黄体激素（LH）、雌二醇（E_2）、血浆睾丸酮等，其含量随性早熟的发展而明显增高。②X 线摄片：手腕骨正位片显示骨龄成熟超过实际年龄，与性成熟一致。③阴道脱落细胞涂片检查：观察阴道脱落细胞成熟度是诊断体内雌激素水平高低简单可靠的方法，是衡量雌激素水平的活性指标，也是诊断和鉴别真假性早熟的重要依据。④盆腔 B 超：了解患儿子宫、卵巢的发育。

2. 鉴别诊断

(1) 单纯乳房早发育　为女孩不完全性性早熟的表现，起病常小于 2 岁，仅乳房轻度发育，常呈周期性变化。不伴有生长加速和骨骼发育提前。

（2）真性性早熟与假性性早熟的鉴别　促性腺激素水平，真性者升高，假性者水平低下。LHRH兴奋试验，真性者FSH、LH水平显著升高，假性者无此反应。

（3）特发性性早熟与器质性性早熟的鉴别　特发性者，一般查无原因；器质性者，原发性甲状腺功能低下骨龄显著落后，性腺肿瘤者性激素增加极甚。

【辨证论治】

1. 辨证要点　性早熟的共有症状为第二性征提前出现，临床应辨别其虚实。虚者为肾阴不足，相火偏旺；证见潮热盗汗，五心烦热，舌红少苔，脉细数。实者为肝郁化火；证见心烦易怒，胸闷叹息，舌红苔黄，脉弦细数。

2. 治疗原则　性早熟的治疗原则以滋阴降火、疏肝泻火为主。

3. 证治分类

（1）阴虚火旺

证候　女孩乳房发育及内外生殖器发育，月经提前来潮；男孩生殖器增大，声音变低，有阴茎勃起。伴颧红潮热，盗汗，头晕，五心烦热，舌红少苔，脉细数。

辨证　本证是临床最常见的证候，系小儿阴阳平衡失调，肾阴不足，相火偏旺所致。临床除第二性征提前出现外，其阴虚火旺证候为辨证要点。

治法　滋补肾阴，清泻相火。

方药　知柏地黄丸加减。常用知母、生地黄、玄参、龟板、山药滋补肾阴；黄柏、龙胆草、牡丹皮清热泻火；泽泻、茯苓健脾以滋肾。

五心烦热者加竹叶、莲子心清心除烦；潮热盗汗者加地骨皮、白薇、五味子养阴清热；带下绵绵者加椿根白皮、芡实健脾燥湿；阴道出血者加旱莲草、仙鹤草养阴凉血。

（2）肝郁化火

证候　女孩乳房及内外生殖器发育，月经来潮；男孩阴茎及睾丸增大，声音变低沉，面部痤疮，有阴茎勃起和射精。伴胸闷不舒或乳房胀痛，心烦易怒，嗳气叹息，舌红苔黄，脉弦细数。

辨证　属肝经郁滞，日久化火所致。临床除第二性征提前出现外，伴见胸闷不舒或乳房胀痛、嗳气叹息、急躁易怒为辨证特点。

治法　疏肝解郁，清心泻火。

方药　丹栀逍遥散加减。常用柴胡、枳壳疏肝解郁；牡丹皮、栀子清血中之伏火；龙胆草、夏枯草泻肝经之实火，且清下焦之湿热；生地黄、当归、白芍养阴和血，以制肝火，祛邪而不伤正；甘草调和诸药。

乳房胀痛者加香附、郁金、瓜蒌皮疏肝理气；带下色黄而味秽者，加黄柏清热燥湿。方中龙胆草应从小剂量开始，逐渐加量，以免过量而克伐胃气。

【其他治疗】

1. 中药成药

（1）知柏地黄丸　每服3～6g，1日2～3次。用于阴虚火旺证。

（2）大补阴丸　每服3～6g，1日2～3次。用于阴虚火旺证。

（3）丹栀逍遥丸　每服3～6g，1日2～3次。用于肝郁化火证。

（4）龙胆泻肝丸　每服3～6g，1日2～3次。用于肝郁化火证。

2. 针灸疗法

（1）耳针　取内分泌、卵巢、睾丸、肝、肾点。

（2）体针　取三阴交、血海、肾俞、肝俞、太冲等。

3. 西医治疗　适用于病程较长、病情较重的患儿。

（1）促性腺激素释放激素类似物（GnRHa）　多用长效制剂，50～60μg/kg，皮下或深部肌内注射，每4周1次，连用2～12个月。

（2）甲孕酮　用于女孩性早熟。每日10～30mg，口服。出现疗效后，减量维持。

（3）环丙孕酮　每日70～150mg/m²。此药抑制性发育的作用较强，副作用较少。

（4）手术治疗　确诊性早熟是由于肿瘤引起者，应及早手术治疗。

【预防与调护】

1. 预防

（1）幼儿及孕妇禁止服用含有性激素类的滋补品，如人参蜂王浆、鹿茸、新鲜胎盘、花粉等，以预防假性性早熟的发生。

（2）儿童不使用含激素的护肤品，不看"儿童不宜"的影视片。

（3）不食用含生长激素合成饲料喂养的禽畜类食物。

（4）哺乳期妇女不宜用药物避孕。

2. 调护　对患儿及家长说明特发性性早熟发生的原因，解除其思想顾虑。提醒家长注意保护儿童，避免遭受凌辱，造成身心创伤。

【医案选读】

郑某，女，4岁。初诊日期：1986年11月21日。

昨日发现阴道出血，色红，量不多。两乳房增大，扪之有块。查患儿身高、体重均与一般儿童无殊，乳晕无着色，亦无阴毛及腋毛生长，外阴幼女式。二便调，食欲可，舌质红，苔花剥，脉数。证属肝郁痰凝，肾阴不足。先拟疏肝化痰，益肾止血为法：春柴胡5g，夏枯草15g，半枝莲12g，赤芍10g，生地10g，熟地10g，炒山药15g，炙甘草5g，红枣15g。服用7剂。

二诊（1986年11月28日）：本月25日阴道出血停止，余症同上。经某医院检查，诊断为"性早熟（假性）"。上方加山慈菇3g，冰球子4g，海蛤壳20g。续服14剂。

三诊（1986年12月15日）：乳房大小已正常，块状物显著消散，尚剩极小乳核，舌苔薄，脉细数。上方去山慈菇（药源紧张），加用益母草10g，牡蛎20g，再加蔻仁1.5g和胃。

后用三诊方随症加减，调理至1986年12月26日停药，计服中药42剂，诸症悉平。1987年6月1日、1989年10月10日及1990年3月1日随访，患儿无特殊不适，阴道出血未见，乳房大小正常，乳核消失。（单书健，等．古今名医临证金鉴·奇症卷．第1版．北京：中国中医药出版社．1999：165）

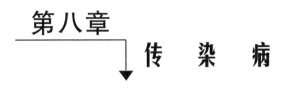

第八章

传 染 病

第一节 麻 疹

麻疹是感受麻疹时邪（麻疹病毒）引起的一种急性出疹性传染病。临床以发热恶寒，咳嗽咽痛，鼻塞流涕，泪水汪汪，畏光羞明，口腔两颊近臼齿处可见麻疹黏膜斑，周身皮肤按序布发麻粒样大小的红色斑丘疹，皮疹消退时皮肤有糠麸样脱屑和色素沉着斑等为特征。我国南方地区称本病为痧、痧疹，北方地区称为疹子。本病一年四季都有发生，但好发于冬春季节，且常可引起流行。6个月至5岁小儿均易发病。麻疹若能及时治疗，合理调护，疹点按期有序布发，则预后良好；但麻疹重证可产生逆险证候，甚至危及生命。本病患病后一般可获得终生免疫。

麻疹在古代被列为儿科四大要证之一，严重危害小儿身体健康。我国在20世纪60年代以来，普遍使用麻疹减毒活疫苗进行预防接种，从此，麻疹的发病率显著下降，基本控制了本病的大流行。近年来，临床非典型麻疹病例增多，表现为症状较轻，病程较短，重证、逆证少见，且发病有向大年龄推移的现象。另外，在未做过麻疹疫苗预防接种，又未患过麻疹者，其典型病例亦时有所见，值得注意。

【病因病机】

麻疹发病的原因，为感受麻疹时邪。其主要病变在肺脾。肺主皮毛，开窍于鼻，麻疹时邪侵袭肺卫，正邪相争，肺失宣肃，故《证治准绳·幼科》指出："麻疹初出，全类伤风，发热咳嗽，鼻塞面肿，涕唾稠黏，全是肺经之证。"指出麻疹初期证候多类似感冒。又脾主肌肉，统血，合四肢，麻疹时邪袭于肺卫，由表入里，郁阻于脾，正邪相争，驱邪外泄，邪毒出于肌表，皮疹按序布发达于全身。疹透之后，毒随疹泄，麻疹渐次收没，热去津伤，趋于康复。此为麻疹之顺证。

如感邪较重，或是素体正气不足，正不胜邪，或者治疗不当，或者调护失宜，均可导致正虚不能托邪外泄，邪毒内陷，则可产生逆证。如麻疹时邪内传，或他邪乘机袭肺，灼津炼液成痰，痰热壅盛，肺气闭郁，则成肺炎喘嗽。麻疹时邪热盛，夹痰上攻咽喉，痰热壅结，咽喉不利，则成急喉喑症。麻疹邪毒炽盛，正气不支，邪毒内陷厥阴，蒙蔽心包，引动肝风，则可形成邪陷心肝变证。

【临床诊断】

诊断要点

（1）易感儿，在流行季节，有麻疹接触史。

（2）疾病初起，可有发热、咳嗽、喷嚏、鼻塞流涕，泪水汪汪，畏光羞明，口腔内两颊黏膜近臼齿处可见麻疹黏膜斑；发热经过3～4天后，热盛出疹，皮疹按序透发，约3～4天出齐；疹透后身热渐退，皮疹收没，皮肤有糠麸样脱屑和色素沉着斑。麻毒深重者，常可合并邪毒闭肺、或邪毒攻喉、或邪陷心肝等危重变证。

（3）麻疹皮疹呈暗红色斑丘疹，但皮疹与皮疹之间皮肤颜色正常。邪毒深重者，皮疹稠密，融合成片，疹色紫暗；邪毒内陷者，可见皮疹骤没，或疹稀色淡。

（4）血象检查：疹前期白细胞总数正常或减少，中性粒细胞及淋巴细胞几乎相等。非典型麻疹患者，嗜酸性粒细胞增多。

（5）麻疹初热期取患儿口腔黏膜或鼻咽拭子涂片，如找到多核巨细胞则有助诊断。

（6）非典型麻疹可在发病后1个月作血清学检查，血清抗体超过发病前4倍或抗体＞1∶160时可以确诊。

以上诊断具备（2）、（3）项，参考第（1）、（4）项即可确诊为麻疹。

【辨证论治】

1. 辨证要点　麻疹的辨证，主要辨别顺证、逆证，然后顺证再辨表里，逆证辨别脏腑，便可掌握疾病的轻重和预后。

（1）麻疹顺证（含非典型麻疹）　初热期，麻疹时邪在表，发热自38℃左右渐升，常有微汗，神烦能眠，伴有咳嗽，咳声清爽。泪水汪汪，畏光羞明，口腔内两颊近臼齿处可见麻疹黏膜斑。发热3天后时邪由表入里，正邪交争，开始出疹，出疹期发热如潮，体温可达39℃～40℃，神情烦躁，咳嗽有痰，麻毒随汗而透，皮疹先见于耳后、发际，渐次延及头面、颈部，而后急速蔓延至胸、背、腹部、四肢，最后在手心、足心及鼻准部见疹点，疹点色泽红活，皮疹分布均匀，疹点多在3天内透发完毕，无合并症。收没期正胜邪却，皮疹按先出先没，依次隐退，疹没热退，脉静身凉，咳嗽减轻，精神转佳，胃纳增加，皮肤可出现糠麸样脱屑和色素沉着斑，疾病则渐趋康复。

（2）麻疹逆证　因邪盛正虚而发生。麻疹疾病中，如初热期或出疹期，壮热持续不降，肤干无汗，烦躁不安，麻疹暴出，皮疹稠密，疹色紫暗；或体温不升，或身热骤降，麻疹透发不畅，疹出即没，皮疹稀疏，疹色淡白；或皮疹隐没，面色苍白，四肢厥冷等，均为麻疹逆证征象。脏腑辨证：如伴见咳喘神烦，呼吸急促，痰声辘辘，鼻翼煽动，口唇发绀，是为邪毒闭肺（麻疹合并肺炎）；或伴见咽红肿痛，呛咳气急，声音嘶哑，咳如犬吠，是为邪毒攻喉（麻疹合并喉炎）；如伴见神昏谵语，惊厥抽风，皮疹暴出，疹稠色暗，是为邪陷心肝（麻疹合并脑炎）；或伴见面色青灰，四肢厥冷，脉微欲绝，是为心阳虚衰，均属逆证险候。

2. 治疗原则　麻为阳毒，以透为顺，以清为要，故本病治疗以"麻不厌透"、"麻喜清凉"为基本法则。本病病因是麻疹时邪，病机为正气与时邪交争，治疗目的在于祛邪安正、扶正驱邪，清泄邪毒，驱邪透达于外。麻疹疾病过程中，要按不同阶段的变化辨证论治。初热期麻毒郁表，治以解表透疹为主，麻疹未透之前，解表透疹，透疹宜取清凉，或辛温辛凉并用，辛以透疹，解毒泄热，又须慎用辛温，以免辛温发散，损伤阴液。出疹期麻毒炽盛，治以清热解毒为主，继续透疹，为协助正气驱除邪气之意，清热不可过用苦寒，以免损伤正气，防止麻毒内陷。收没期邪毒已退，正气亦伤，治以养阴清热为主。总之，麻疹的治疗，以透疹达邪、清凉解毒为要。临床须注意：透疹勿辛散耗津伤液，清解忌过于苦寒伤正，养阴须慎防滋腻留邪。

麻疹逆证的治疗，仍遵透疹、解毒、扶正为原则。如麻毒内陷，麻疹暴出，皮疹稠密，疹色紫暗者，治以清热解毒，凉血化瘀；如素体虚弱，皮疹逾期未出，或皮疹稀疏，疹色偏淡者，治以益气升提；如寒邪袭表，皮疹隐没者，治以散寒解表。如麻毒闭肺，热、咳、痰、喘者，治以清肺解毒，化痰平喘；麻毒攻喉，神烦呛咳，或咳如犬吠，治以清热解毒，化痰利咽；邪陷心肝，神昏抽搐者，治以解毒开窍，平肝息风；出现心阳虚衰之险证时，当急予温阳救逆，扶正固脱。

3. 证治分类

（1）顺证

①邪犯肺卫（初热期）

证候　发热咳嗽，微恶风寒，喷嚏流涕，咽喉肿痛，两目红赤，泪水汪汪，畏光羞明，神烦哭闹，纳减口干，小便短少，大便不调。发热第 2～3 天，口腔两颊黏膜红赤，贴近臼齿处可见麻疹黏膜斑，周围红晕。舌质偏红，舌苔薄白或薄黄，脉象浮数。

辨证　本证见于麻疹初期，从开始发热至出疹，约 3 天左右，又称疹前期。起病较急，常以发热、咳嗽、鼻塞流涕、泪水汪汪、畏光羞明等为临床特征。麻疹起病 2～3 天，可见患儿口腔内两颊近臼齿处出现麻疹黏膜斑，是麻疹早期诊断的依据。麻为阳毒，邪易郁而化热，故麻疹初期的风寒征象较短，临床结合患儿麻疹接触史及预防接种史，便不难诊断。如接种过麻疹减毒活疫苗而发病者，其症状多较轻而不典型，病程亦较短。

治法　辛凉透表，清宣肺卫。

方药　宣毒发表汤加减。常用升麻解肌透疹而解毒；葛根解肌透疹且生津；荆芥、防风、薄荷疏风解表透疹；连翘清热解毒；前胡、牛蒡子、桔梗、甘草宣肺利咽止咳。

发热恶寒，鼻流清涕加苏叶、荆芥解表散寒；发热烦躁，咽红口干加金银花、蝉蜕疏风清热；咽喉疼痛，乳蛾红肿加射干、马勃清利咽喉；潮热有汗，恶心呕吐，大便稀溏加藿香、佩兰解表化湿；夜寐不安，尿黄短少加竹叶、通草利尿清热；低热不退，舌红少津加生地黄、玄参、石斛养阴清热；面色苍白，四肢欠温加太子参、黄芪扶正透疹。麻疹欲透未出者，可另加浮萍、芫荽煎水外洗。

②邪入肺胃（出疹期）

证候　壮热持续，起伏如潮，肤有微汗，烦躁不安，目赤眵多，咳嗽阵作，皮疹布发，疹点由细小稀少而逐渐稠密，疹色先红后暗，皮疹凸起，触之碍手，压之退色，大便干结，小便短少，舌质红赤，舌苔黄腻，脉数有力。

辨证　本证由麻疹初热期传入所致。邪正相争，疾病转入出疹期，自麻疹的皮疹出现至疹点透齐，约 3 天左右，又称见形期。病程常经过 3～4 天，以皮疹布发为特征。麻疹邪毒，由表入里，郁于肺脾，正气抗邪，邪正交争，麻毒外透为顺。身热如潮，则皮疹布发，始见于耳后、发际，继而头面、颈部、胸腹、四肢，最后手心、足底、鼻准部见疹即为麻疹透齐。临床上皮疹的透发常与发热密切相关，热势多呈起伏，称为"潮热"，且发热常与微汗并见，皮疹又随潮热、汗出而透发。《麻科活人全书·不热第二十三》中指出："麻疹出现全凭热，身不热兮麻不出，潮热和平方为福，症逢不热大非吉。"临床以麻疹按期透发者属顺证，故在出疹期不宜轻易退热，同时须注意观察各种逆证征象，早期发现，防止麻毒内陷。

治法　清凉解毒，透疹达邪。

方药　清解透表汤加减。常用金银花、连翘、桑叶、菊花辛凉清热解毒；西河柳、葛根、蝉蜕、牛蒡子发表透疹；升麻解毒透疹。

壮热不退，烦躁不安，加栀子、黄连、生石膏清热泻火；皮疹稠密，疹点红赤，紫暗成片，加牡丹皮、红花、紫草清热凉血；神识昏沉嗜睡，加石菖蒲、郁金化痰开窍；壮热不退，四肢抽搐，加羚羊角粉、钩藤清热息风；低热不退，舌绛口干，加生地黄、竹叶、玄参生津清热；咳嗽气粗，喉间痰鸣，加桔梗、桑白皮、杏仁清肺化痰；齿衄、鼻衄加藕节炭、仙鹤草、白茅根凉血止血；身热不起，皮疹未透，或疹稀色淡，加黄芪、太子参益气透疹。

③阴津耗伤（收没期）

证候　麻疹出齐，发热渐退，精神疲倦，夜寐安静，咳嗽减轻，胃纳增加，皮疹依起发顺序渐回，皮肤可见糠麸样脱屑，并有色素沉着，舌红少津，舌苔薄净，脉细无力或细数。

辨证　本证从皮疹透齐至疹点收没，约3天左右，临床见于麻疹顺证后期及非典型麻疹病例。邪毒已透，皮疹先出先没，依次渐回，肤见脱屑，发热已退，胃纳转佳，精神转安，脉静身凉，是为邪退正复、阴津耗伤的证候表现。

治法　养阴益气，清解余邪。

方药　沙参麦冬汤加减。常用沙参、麦门冬、天花粉、玉竹滋养肺胃津液；桑叶清透余热；扁豆、甘草养胃益气。

潮热盗汗，手足心热，加地骨皮、银柴胡清退虚热；神倦自汗，纳谷不香，加谷芽、麦芽、鸡内金开胃健脾；大便干结，加瓜蒌仁、火麻仁润肠通便。

（2）逆证

①邪毒闭肺

证候　高热不退，烦躁不安，咳嗽气促，鼻翼煽动，喉间痰鸣，唇周发绀，口干欲饮，大便秘结，小便短赤，皮疹稠密，疹点紫暗，舌质红赤，舌苔黄腻，脉数有力。

辨证　本证为麻毒闭肺，属麻疹疾病过程中最常见的逆证。临床以麻疹暴出，皮疹稠密，疹色紫暗，及高热不退、咳嗽气急、喘促不利、喉间痰鸣，鼻翼煽动，甚则面色青灰，口唇紫绀为特征。麻疹疾病中，麻疹邪毒壅盛，正不敌邪，麻毒郁肺；或外邪乘机侵袭，犯卫袭肺；或因治疗失误；或因调护不当，致使邪毒内陷，炼津成痰，阻于肺络，闭阻肺窍，发为肺炎喘嗽。本证气滞血瘀者，见疹点紫暗，唇周发绀，舌质红绛。若病情发展，正气衰败，易见心阳暴脱之危候。

治法　宣肺开闭，清热解毒。

方药　麻杏石甘汤加减。常用麻黄宣肺平喘；生石膏清泄肺胃之热以生津；杏仁、前胡止咳平喘；黄芩、虎杖清肺解毒；甘草、芦根润肺止咳。

频咳痰多，加浙贝母、天竺黄、鲜竹沥清肺化痰；咳嗽喘促，加桑白皮、苏子、葶苈子降气平喘；皮疹稠密，疹色紫暗，口唇发绀，加丹参、紫草、桃仁活血化瘀；壮热不退，痰稠色黄，加栀子、鱼腥草清肺解毒；大便干结，舌质红绛，苔黄起刺，加黄连、大黄，苦寒清热，泻火通腑，急下存阴。

②邪毒攻喉

证候 咽喉肿痛，或溃烂疼痛，吞咽不利，饮水呛咳，声音嘶哑，喉间痰鸣，咳声重浊，声如犬吠，甚则吸气困难，胸高胁陷，面唇紫绀，烦躁不安，舌质红赤，舌苔黄腻，脉象滑数。

辨证 本证为邪毒上攻，痰热互结，壅阻咽喉，属麻疹病变中逆证之一。临床以麻疹疾病中出现咽喉肿痛，咳声如吠，咽喉梗阻，舌质红赤，舌苔黄腻，脉象滑数等症状为特征。邪毒重者咽喉肿腐疼痛，痰浊壅盛者喉中痰吼喘鸣。本证为逆证中重证，须防喉头梗阻、肺气闭塞之危候。

治法 清热解毒，利咽消肿。

方药 清咽下痰汤加减。常用玄参、射干、甘草、桔梗、牛蒡子清宣肺气而利咽喉；金银花、板蓝根清热解毒；葶苈子泻痰行水，清利咽喉；全瓜蒌、浙贝母化痰散结；马兜铃清肺降气；荆芥疏邪透疹。

咽喉肿痛，加六神丸清利咽喉；大便干结，可加大黄、玄明粉泻火通腑。若出现吸气困难，面色发绀等喉梗阻征象时，应采取中西医结合治疗措施，必要时需气管切开。

③邪陷心肝

证候 高热不退，烦躁谵妄，皮疹稠密，聚集成片，色泽紫暗，甚至神识昏迷、四肢抽搐，舌质红绛，苔黄起刺，脉数有力。

辨证 本证为麻疹逆候之一，临床以在麻疹疾病中突然出现神昏谵语、四肢抽搐等症状为特征。邪毒壅遏化火，引动肝风，发为抽搐；内陷心包，蒙闭清窍，则神识昏迷、烦躁谵妄；邪毒炽盛，入营动血，则皮疹稠密，聚集成片，疹色紫暗。

治法 平肝息风，清心开窍。

方药 羚角钩藤汤加减。常用羚羊角粉、钩藤、桑叶、菊花凉肝息风；茯神安神定志；竹茹、浙贝母化痰清心；生地黄、白芍、甘草柔肝养筋。

痰涎壅盛者，加石菖蒲、胆南星、矾郁金、鲜竹沥清热豁痰开窍；腹胀便秘者，加大黄、玄明粉清热通腑；壮热不退、神识昏迷、四肢抽搐，可选用紫雪、安宫牛黄丸等，以清心开窍，镇惊息风。如心阳虚脱，皮疹骤没，面色青灰，汗出肢厥，则用参附龙牡救逆汤加味，急予固脱救逆。

【其他治疗】

1. 外治疗法

（1）芫荽子（或新鲜茎叶）适量，加鲜葱、黄酒同煎取汁。乘热置于罩内熏蒸，然后擦洗全身，再覆被保暖，以取微汗。用于麻疹初热期或出疹期，皮疹透发不畅者。

（2）麻黄 15g，芫荽 15g，浮萍 15g，黄酒 60ml。加水适量，煮沸，让水蒸气满布室内，再用毛巾蘸取温药液，包敷、擦洗额部、胸背、四肢。用于麻疹初热期或出疹期，皮疹透发不畅者。

（3）西河柳 30g，荆芥穗 15g，樱桃叶 15g。煎汤熏洗。用于麻疹初热期或出疹期，皮疹透发不畅者。

2. 推拿疗法

（1）初热期　推攒竹，分推坎宫，推太阳，擦迎香，按风池，清脾胃，清肺经，推上三关。

（2）出疹期　拿风池，清脾胃，清肺金，水中捞月，清天河水，按揉二扇门，推天柱。

（3）收没期　补脾胃，补肺金，揉中脘，揉脾俞、胃俞，揉足三里。

【预防与调护】

1. 预防

（1）按计划接种麻疹减毒活疫苗。在流行期间有麻疹接触史者，可及时注射丙种球蛋白以预防麻疹的发病。

（2）麻疹流行期间，勿带小儿去公共场所和流行区域，减少感染机会。

（3）易感儿接触传染源后，应隔离观察 21 天。

（4）尽早发现麻疹患儿，隔离至出疹后 5 天，合并肺炎者延长隔离至出疹后 10 天。对密切接触的易感儿应隔离检疫 3 周，已做过免疫接种者观察 4 周。

2. 调护

（1）麻疹的护理工作极为重要，如果护理得当，可无并发症，使患儿顺利康复。

（2）卧室空气流通，温度、湿度适宜，避免直接吹风受寒和过强阳光刺激，床铺被褥舒适柔软，环境安静。

（3）注意补足水分，饮食应清淡、易消化，出疹期忌油腻辛辣之品，收没期根据食欲逐渐增加营养丰富的食物。

（4）保持眼睛、鼻腔、口腔、皮肤的清洁卫生。

【医案选读】

案一　朱某，男，15 岁。1993 年 5 月 25 日初诊。

素有哮喘病史。昨日起发热，喷嚏，咳嗽，目赤胞肿，泪水汪汪。今日热度渐升，咳嗽痰稠色黄，头面部出现疹点。检查：T40.1℃，血白细胞总数 4.1×10^9/L，嗜中性粒细胞 52%，淋巴细胞 48%。耳后及头面部见有色如玫瑰、针尖大小的皮疹，口腔颊黏膜未见麻疹黏膜斑。咽部充血，两侧扁桃体Ⅱ°肿大，结膜充血，怕光，眵多。身热无汗，口渴，咳嗽痰黄质稠，胸闷稍感气促，咽喉疼痛，舌质红，苔薄黄腻，脉浮滑数。治拟清热解毒，宣肺透疹：金银花 10g，连翘 10g，柴胡 10g，炒黄芩 10g，葛根 10g，薄荷（后下）5g，蝉蜕 5g，炒牛蒡子 10g，前胡 10g，竹沥半夏 10g，杏仁 10g，浙贝母 10g，化橘红 5g，芦根 15g，生甘草 5g。2 剂。嘱避风寒，忌荤腻。翌日其母来告，服药后疹点渐及胸背、四肢，现已至手掌足底。

5 月 27 日复诊：麻疹透齐，身热渐退，T38.4℃，咳嗽稍减，气促已平，舌红苔薄黄，脉浮数。治拟清热宣肺生津。上方去柴胡、葛根、薄荷、蝉蜕，加天花粉 12g，石斛 10g，青蒿 10g。3 剂。

药后体温恢复正常，皮疹消退，皮屑细微如糠麸样脱落，遗留棕褐色色素沉着。1 月余后色素退净。〔杨季国. 银翘柴葛汤治疗麻疹 36 例. 浙江中医学院学报. 1994;18(3)：25〕

案二　毛某，男，8岁。

患儿 9 天前开始发热，咳嗽，喷嚏，流涕。4 天后从额部、面颈、躯干至四肢依次出疹。2 天前皮疹隐退，身热不降，咳嗽加剧，气喘鼻煽。在当地用抗生素治疗，未见效。今晨见患儿喘鸣肩息，口唇紫绀，急诊收入住院。查患儿目眵遮睛，气急鼻煽，唇口青紫，四肢厥冷，肤有冷汗，脉细微欲绝。听诊心音低而速，心率 180 次/分，两肺满布细湿啰音。此为麻疹肺炎合并心力衰竭，属少阴阳气欲亡危象，予白通汤加味急急收摄将散之元阳。处方：西洋参 5g，附片 12g，干姜 12g，炙甘草 5g，葱白 5 根。煎后少量频频灌服。

服药至中午，患儿面色红赤，四肢转暖，热势上升，T39.2℃，唇燥口干，呼吸气急，喉中痰鸣，烦躁不安，舌质红，苔黄质干，脉沉数，心率 125 次/分。阳气已回，痰热闭肺之象显露。停服上药，转予清肺涤痰解毒，麻杏石甘汤加味。处方：麻黄 5g，生石膏（先煎）30g，杏仁 10g，金银花 15g，黄芩 10g，葶苈子 10g，知母 10g，沙参 12g，竹茹 6g，生甘草 3g。另猴枣散 0.6g，分 2 次合服。

上方服 2 剂后，热势渐降，T 38.1℃，咳喘减轻，唇舌润泽，痰鸣消失，神清志安，面仍红赤，继予此方加减化裁。后期增益润肺之品。共住院 8 天，痊愈出院。〔汪受传．运用《伤寒论》方治疗重症温病．南京中医学院学报．1982；(4)：56〕

第二节　幼 儿 急 疹

幼儿急疹是因感受幼儿急疹时邪（人疱疹病毒 6 型），急起发热，3～4 天后体温骤降，同时全身出现玫瑰红色小丘疹为特征的一种急性出疹性传染病。由于皮疹形似麻疹，且多发于乳婴儿，故中医学称为"奶麻"。本病一年四季均可发生，以冬春季节发病者居多。多发生于 6 个月至 1 岁婴儿，6 个月以内及 3 岁以上少见。患儿多能顺利出疹，极少有合并症，预后良好。病后可以获得持久免疫力，很少有第二次发病。由于婴幼儿活动范围较小，故本病一般不致流行。

【病因病机】

幼儿急疹发病的原因，为感受幼儿急疹时邪。幼儿急疹时邪由口鼻而入，侵袭肺卫，郁于肌表，与气血相搏，其主要病变在肺脾。正邪相争，热蕴肺胃，正气抗邪，时邪出于肺卫，疹透于肌肤，邪毒外泄。部分患儿疹出后气阴耗损，调养后多能康复。

幼儿急疹时邪属于风热时邪范畴，如《麻痘定论·分别各麻各样调治论》中指出："奶麻、隐疹之类，皆风热客于脾肺二经所致。"邪易化热，故起病后迅速见到热郁肌表之证。但本病时邪毒势并非深重，且小儿正气充盛，化热之后，正气能奋起与时邪抗争，邪正相搏，肺胃热毒泄于肌肤，一般可从卫分而解，不致入里深入营血。所以，本病来势虽盛，但为时不长，邪热能解，也不致重伤气阴，预后良好。

【临床诊断】

诊断要点

（1）多发生于 2 岁以下的婴幼儿。

（2）起病急骤，常突然高热，持续 3～4 天后热退，但全身症状轻微。

（3）身热始退，或热退稍后，即出现玫瑰红色皮疹。

（4）皮疹以躯干、腰部、臀部为主，面部及肘、膝关节等处较少。皮疹出现 1～2 天后即消退，疹退后无脱屑及色素沉着斑。

（5）血象检查见白细胞总数偏低，分类以淋巴细胞为主。

【辨证论治】

1. 辨证要点　本病以卫气营血辨证为纲，但病在卫分为主，可涉气分，一般不深入营血。病初为邪郁肌表证，症见急起高热，持续 3～4 天，除发热外，全身症状轻微。热退之际或稍后，皮疹透发，出疹后病情迅速好转，皮疹消退，部分患儿见纳差、口干等症。

2. 治疗原则　本病治疗，以解表清热为主。邪郁肌表者，治以疏风清热，宣透邪毒；热退疹出后，治以清热生津，以助康复。

3. 证治分类

（1）邪郁肌表

证候　骤发高热，持续 3～4 天，神情正常或稍有烦躁，饮食减少，偶有囟填，或见抽风，咽红，舌质偏红，舌苔薄黄，指纹浮紫。

辨证　本证属幼儿急疹常见证候。临床以突然出现高热（体温可达 39.5℃～40℃，甚至更高），持续 3～4 天，其他伴见症状不多为特点。

治法　解表清热。

方药　银翘散加减。常用金银花、连翘透表解毒；薄荷、桑叶、菊花疏风清热；牛蒡子、桔梗、竹叶、板蓝根、甘草清热利咽。

时邪夹寒郁表，发热恶寒，鼻塞流涕，加苏叶、防风解表散寒；壮热不退，烦躁不安，加栀子、蝉蜕清热除烦；烦躁欲惊，加僵蚕、钩藤祛风镇惊；热郁脾胃，时作呕恶，加竹茹、生姜和胃降逆；食欲不振，大便溏薄，加葛根、扁豆、焦山楂调脾止泻。

（2）毒透肌肤

证候　身热已退，肌肤出现玫瑰红色小丘疹，皮疹始见于躯干部，很快延及全身，约经 1～2 天皮疹消退，肤无痒感，或有口干、纳差，舌质偏红，苔薄少津，指纹淡紫。

辨证　本证以皮疹透发，身热骤降为特点。气阴耗损者，可见皮肤较干、口干多饮、食欲不振、舌红少津等症。

治法　清热生津。

方药　银翘散合养阴清肺汤加减。常用金银花、连翘、薄荷、大青叶疏风清热；桔梗、牛蒡子、生甘草清热利咽；生地黄、牡丹皮、玄参养阴生津。

食欲不振，加鸡内金、麦芽健脾和胃；大便干硬，加火麻仁、瓜蒌仁润肠通便。

【其他治疗】

中药成药

（1）小儿热速清口服液　每服：＜1 岁者，2.5～5ml；1～3 岁者，5～10ml。1 日 3～4 次。用于邪郁肌表证。

（2）小儿金丹片　每服：＜1 岁者，1 片；1～3 岁者，2 片。1 日 2 次。用于邪郁肌表证及兼见抽风者。

（3）银黄口服液 每服5～10ml。1日2～3次。用于邪郁肌表证及兼见咽喉红肿疼痛者。

【预防与调护】

1. 预防

（1）隔离患儿，至出疹后5天。

（2）在婴幼儿集体场所，如托儿所、幼儿园等，如发现可疑患儿，应隔离观察7～10天。

2. 调护

（1）患病期间宜安静休息，注意避风寒，防感冒。

（2）饮食宜清淡，易消化，忌油腻，多饮水。

第三节 风 疹

风疹是感受风疹时邪（风疹病毒），以轻度发热、咳嗽、全身皮肤出现细沙样玫瑰色斑丘疹、耳后及枕部臀核（淋巴结）肿大为特征的一种急性出疹性传染病。本病属于中医学"风疹"、"瘾疹"、"风痧"之类。一年四季均可发生，但冬春季节好发，且可造成流行。1～5岁小儿多见。患病后可获得持久性免疫。风疹疾病多轻，临床很少有合并症的发生，疾病恢复较快，故被称之为"皮肤小疾"。但是，孕妇在妊娠早期若患本病，常可影响胚胎的正常发育，引起流产，或导致先天性心脏病、白内障、脑发育障碍等疾病，因此，须特别重视防止孕期感染。

【病因病机】

风疹的病因以感受风疹时邪为主。其主要病变在肺卫。肺主皮毛，开窍于鼻，属卫司表。时邪自口鼻而入，与气血相搏，正邪相争，外泄于肌肤。如《普济方·风瘙瘾疹》所指出："夫小儿风瘙瘾疹者，由邪风客于腠理，搏于营卫，遂传而为热，熏散肌肉，溢于皮肤，变生瘾疹。"

风疹时邪毒轻病浅，一般只犯于肺卫，蕴于肌腠，邪毒外泄后能较快康复。若邪毒阻滞少阳经络，则耳后、枕部臀核肿胀，或胁下可见痞块。只有少数患儿邪势较盛，可内犯气营，形成燔灼肺胃之证，但只要治疗及时，也能却邪而安。因此，本病邪毒多轻，多数病情不重，一般不会导致邪陷心肝或内闭外脱等严重变证。

【临床诊断】

诊断要点

（1）本病流行期间，患儿有风疹接触史。

（2）初期类似感冒，发热1天左右，皮肤出现淡红色斑丘疹，再1天后皮疹布满全身，出疹1～2天后，发热渐退，皮疹逐渐隐没，皮疹消退后，可有皮肤脱屑，但无色素沉着为特点。

（3）一般全身症状较轻，但常伴耳后及枕部臖核肿大、左胁下痞块（脾脏）轻度肿大。

（4）血象检查可见白细胞总数减少，分类淋巴细胞相对增多。

（5）直接免疫荧光试验法可在咽部分泌物中查见病毒抗原。

（6）患儿恢复期血清学检测风疹病毒抗体增加 4 倍以上可确诊。

【辨证论治】

1. 辨证要点 风疹辨证，按温病卫气营血辨证为纲，主要分辨证候的轻重。邪犯肺卫属轻证，病在肺卫，以轻度发热、精神安宁、疹色淡红、分布均匀、其他症状轻为特征。邪犯气营属重证，以壮热烦渴、疹色鲜红或紫暗、分布密集为特点，临床较少见。

2. 治疗原则 风疹治疗，以疏风清热为基本法则。轻证邪犯肺卫，治以疏风解表清热；重证邪入气营，治以清气凉营解毒。

3. 证治分类

（1）邪犯肺卫

证候 发热恶风，喷嚏流涕，轻微咳嗽，精神倦怠，饮食欠佳，皮疹先起于头面、躯干，随即遍及四肢，分布均匀，疹点稀疏细小，疹色淡红，一般 2～3 日渐见消退，肌肤轻度瘙痒，耳后及枕部臖核肿大触痛，舌质偏红，舌苔薄白或薄黄，脉象浮数。

辨证 本证起病较急，以低热、疹点稀疏细小、耳后及枕部臖核肿大触痛为特征，全身症状不重。风疹患儿绝大多数属于此证。

治法 疏风解表清热。

方药 银翘散加减。常用金银花、连翘、竹叶清热解表；牛蒡子疏风清热；桔梗、甘草宣肺止咳；荆芥、薄荷、豆豉疏风解表，使邪热由肌表透泄。

耳后、枕部臖核肿胀疼痛者，加蒲公英、夏枯草、玄参以清热解毒散结；咽喉红肿疼痛者，加僵蚕、木蝴蝶、板蓝根清热解毒利咽；皮肤瘙痒者，加蝉蜕、僵蚕祛风止痒；左胁下痞块（脾脏）肿大者，加牡丹皮、郁金疏利少阳。

（2）邪入气营

证候 壮热口渴，烦躁哭闹，疹色鲜红或紫暗，疹点稠密，甚至可见皮疹融合成片或成片皮肤猩红，小便短黄，大便秘结，舌质红赤，舌苔黄糙，脉象洪数。

辨证 本证由于感受邪毒较重，邪热由表入里，传入气营，燔灼肺胃。证候以壮热烦躁、疹点密集、色鲜红或紫暗为特点。此证虽临床较少，但病情较重，值得注意。

治法 清气凉营解毒。

方药 透疹凉解汤加减。常用桑叶、薄荷、牛蒡子、蝉蜕疏风清热，透疹达邪；连翘、黄芩、紫花地丁清热解毒，清气泄热；赤芍、紫草凉营活血，透热转气。

口渴多饮加天花粉、鲜芦根清热生津；大便干结加大黄、玄明粉泻火通腑；皮疹稠密、疹色紫暗加生地黄、牡丹皮、丹参清热凉血。

【其他治疗】

中药成药

（1）板蓝根颗粒 每服 1 包，1 日 2～3 次。用于邪犯肺卫证。

（2）小儿紫草丸 每服 1 丸，1 日 2 次，周岁以内减半量。用于邪犯肺卫证。

（3）小儿羚羊散　每服：1岁者，0.3g；2岁者，0.375g；3岁者，0.5g，1日3次。用于邪犯气营证。

（4）清开灵颗粒　每服1包，1日2～3次。用于邪犯气营证。

【预防与调护】

1. 预防

（1）风疹流行期间，不要带易感儿去公共场所。

（2）小儿有与风疹病人密切接触史者，可口服板蓝根颗粒预防发病。

（3）保护孕妇，尤其在妊娠早期（妊娠3个月内），应避免与风疹病人接触。

（4）对儿童及婚前女子进行风疹疫苗接种，具有预防风疹的效果。

2. 调护

（1）一般可不必采取隔离措施，但在易感儿群集的地方，则须适当隔离，可隔离至出疹后5天。

（2）患儿在出疹期间不宜外出，防止交叉感染。

（3）注意休息与保暖，多饮开水，对体温较高者可物理降温。

（4）皮肤瘙痒者，不要用手挠抓，防止损伤皮肤导致感染。衣服宜柔软宽松。

（5）饮食需清淡而易于消化，不宜吃辛辣、煎炸爆炒等食物。

【医案选读】

案一　朱某，女，8岁。1994年5月10日初诊。

发热流泪，微恶风寒，咳嗽咽痛，面部及躯干部散在皮疹，疹色浅红，分布均匀，耳后项部臀核肿大，舌质偏红，舌苔薄黄，脉象浮数。诊断为风疹，邪犯肺卫证。治以透表解毒。予清热透痧汤：金银花10g，连翘10g，紫花地丁10g，牛蒡子10g，绿豆衣10g，薄荷（后下）5g，丹皮6g，板蓝根15g。每日1剂，水煎2次分服。

服1剂后皮疹遍布全身，躯干、四肢等处疹点密集，皮疹细小，肌肤瘙痒不舒，口渴欲饮，舌质红，舌苔黄，脉数有力。守上方，加水牛角片10g，淡竹叶6g，杏仁10g。服药2剂后，发热已平，皮疹消退，恙平而安。〔成华，等 . 清热透痧汤治疗流行性风疹119例 . 四川中医 . 1996；14（1）：47〕

案二　季某，女，2岁。1994年4月2日初诊。

高热2天，出疹1天。咳嗽，鼻衄，咽痛，神烦不安，口渴，大便未解，尿黄短少。查体温40.3℃（肛门），球结膜充血，全身可见红色皮疹，咽部充血，耳后臀核肿大，两肺呼吸音粗。舌质偏红，舌苔薄黄，脉象浮数，指纹色红，透达气关。血象：白细胞总数$5.2×10^9$/L，中性46%，淋巴54%。诊断：风疹，气营两燔证。治宜清气凉营，透疹解毒。处方：金银花12g，连翘6g，杏仁10g，知母5g，生石膏（先煎）20g，生地10g，丹皮5g，玄参10g，板蓝根10g，淡竹叶5g。

服药3剂，身热已退，皮疹渐消，臀核肿大减小。原方再服2剂，肃清余邪，疾病痊愈。〔吴国廉 . 风疹辨治体会 . 江苏中医 . 1995；16（11）：508〕

第四节　猩　红　热

猩红热是感受猩红热时邪（A族乙型溶血性链球菌）引起的急性传染病，临床以发热、咽喉肿痛或伴腐烂、全身布发猩红色皮疹、疹后脱屑脱皮为特征。本病属于中医学温病范围，因具有强烈的传染性，故称为"疫痧"、"疫疹"；又因咽喉肿痛腐烂，皮肤色赤猩红，皮疹细小如沙，故又称"烂喉痧、烂喉丹痧"。猩红热一年四季都可发生，但以冬春两季为多。任何年龄都可发病，2～8岁儿童发病率较高。本病在过去曾有较高的病死率，现代因诊断、治疗及时，一般预后良好，但也有少数病例可并发心悸、水肿、痹证等疾病。

【病因病机】

猩红热的发病原因，为猩红热时邪乘时令不正之气，寒暖失调之时，机体脆弱之机，从口鼻侵入人体，蕴于肺胃二经。

病之初起，时邪首先犯肺，邪郁肌表，正邪相争，而见恶寒发热等肺卫表证。继而邪毒入里，蕴于肺胃。咽喉为肺胃之门户，咽通于胃，喉通于肺。肺胃邪热蒸腾，上熏咽喉，而见咽喉糜烂、红肿疼痛，甚则热毒灼伤肌膜，导致咽喉溃烂白腐。肺主皮毛，胃主肌肉，邪毒循经外窜肌表，则肌肤透发痧疹，色红如丹。若邪毒重者，可进一步化火入里，传入气营，或内迫营血，此时痧疹密布，融合成片，其色泽紫暗或有瘀点，同时可见壮热烦渴、嗜睡萎靡等症。舌为心之苗，邪毒内灼，心火上炎，加之热耗阴津，可见舌光无苔、舌生红刺，状如草莓，称为"草莓舌"。若邪毒炽盛，内陷厥阴，闭于心包，则神昏谵语；热极动风，则壮热惊风。病至后期，邪毒虽去，阴津耗损，多表现肺胃阴伤证候。

在本病的发展过程中或恢复期，因邪毒炽盛，伤于心络，耗损气阴，心失所养，心阳失主，则可致心神不宁，出现心慌、心悸、脉结代等证候。余邪热毒流窜经络筋肉，关节不利，可导致关节红肿疼痛的痹证。余邪内归，损伤肺脾肾，导致三焦水液输化通调失职，水湿内停，外溢肌肤，则可见水肿、小便不利等症。

【临床诊断】

1. 诊断要点

（1）有与猩红热病人接触史。

（2）典型病例的临床表现可分为三期。

①前驱期：一般不超过24小时。起病急骤，高热，畏寒，咽痛、吞咽时加剧。伴头痛，呕吐，厌食，烦躁不安等症。咽及扁桃体有脓性分泌物。软腭充血，有细小红疹或出血点，称为黏膜内疹，每先于皮疹出现。舌苔白，舌尖和边缘红肿，突出的舌乳头也呈白色，称为白草莓舌。

②出疹期：多在发热24小时内出疹，皮疹最早见于颈部、上胸部、腋下和腹股沟处，于1日内很快由上而下遍及全身。为红色细小丘疹，呈鸡皮样，抚摸时似砂纸感。皮疹密集，疹间皮肤一片红晕，偶可见正常皮肤，用手指按压皮疹，皮疹色退，暂呈苍白，10余秒后又恢复原状，称"贫血性皮肤划痕"。起病4～5天时，白苔脱落，舌面光滑鲜红，舌乳

头红肿突起，称红草莓舌。颈前淋巴结肿大压痛。面部潮红，不见皮疹，口唇周围苍白，形成环口苍白圈。皮肤皱折处如腋窝、肘窝、腹股沟等处，皮疹更密，可夹有出血点，形成明显的横纹线，称为帕氏线。在皮疹旺盛期，于腹部、手足皮肤上可见到粟状小疱疹。近年来猩红热症状趋轻，皮疹常不典型，有的仅表现为稀疏皮疹。出疹期间继续发热，待皮疹遍及全身后，体温逐渐下降。

③恢复期：皮疹按出疹顺序消退，体温正常，情况好转。皮疹多在1周内消退，1周末至第2周开始脱皮，先从脸部糠屑样脱皮，渐及躯干，最后四肢，可见大片状脱皮，轻症者脱皮较轻。脱皮后无色素沉着。

（3）实验室检查：周围血象白细胞总数及中性粒细胞增高。咽拭子细菌培养可分离出A族乙型溶血性链球菌。

2. 鉴别诊断　本病应注意与麻疹、幼儿急疹、风疹鉴别（表8-1）。

表 8-1　　　　　　　　　　　　麻疹、幼儿急疹、风疹、猩红热鉴别诊断表

病 名	麻 疹	幼儿急疹	风 疹	猩红热
潜伏期	6～21 天	7～17 天	12～19 天	1～7 天
初期症状	发热，咳嗽，流涕，泪水汪汪	突然高热，一般情况好	发热，咳嗽，流涕，枕部淋巴结肿大	发热，咽喉红肿，化脓疼痛
出疹与发热的关系	发热 3～4 天出疹，出疹时发热更高	发热 3～4 天出疹，热退疹出	发热 1/2 ～ 1 天出疹	发热数小时～1 天出疹，出疹时热高
特殊体征	麻疹黏膜斑	无	无	环口苍白圈，草莓舌，帕氏线
皮疹特点	玫瑰色斑丘疹自耳后发际→额面、颈部→躯干→四肢，3 天左右出齐。疹退后遗留棕色色素斑、糠麸样脱屑	玫瑰色斑疹或斑丘疹，较麻疹细小，发疹无一定顺序，疹出后 1～2 天消退。疹退后无色素沉着，无脱屑	玫瑰色细小斑丘疹自头面→躯干→四肢，24 小时布满全身。疹退后无色素沉着，有少数脱屑	细小红色丘疹，皮肤猩红，自颈、腋下、腹股沟处开始，2～3 天遍布全身。疹退后无色素沉着，有大片脱皮
周围血象	白细胞总数下降，淋巴细胞升高	白细胞总数下降，淋巴细胞升高	白细胞总数下降，淋巴细胞升高	白细胞总数升高，中性粒细胞升高

【辨证论治】

1. 辨证要点　猩红热属于温病，以卫气营血为主要辨证方法。其病期与证候有一定的联系，前驱期属邪侵肺卫证，以发热恶寒、咽喉肿痛、痧疹隐现为主症；出疹期属毒炽气营证，以壮热口渴、咽喉糜烂有白腐、皮疹猩红如丹或紫暗如斑、舌光红为主症；恢复期属疹后阴伤证，以口渴唇燥、皮肤脱屑、舌红少津为主症。

2. 治疗原则　治疗本病，以清热解毒、清利咽喉为基本法则，结合邪之所在而辨证论治。病初时邪在表，宜辛凉宣透，清热利咽；出疹期毒在气营，宜清气凉营，泻火解毒；恢复期疹后伤阴，宜养阴生津。若发生心悸、痹证、水肿等病证，则参照有关病证辨证治疗。

3. 证治分类

（1）邪侵肺卫

证候　发热骤起，头痛畏寒，肌肤无汗，咽喉红肿疼痛，常影响吞咽，皮肤潮红，痧疹隐隐，舌质红，苔薄白或薄黄，脉浮数有力。

辨证　本证见于起病之初，为时较短，很快时邪入内，转为毒炽气营证。以发热，咽喉红肿疼痛，皮肤潮红，痧疹隐现为特征。与其他出疹性时行疾病的区别在于发热后咽喉肿痛明显，1天之内便可见皮肤潮红、痧疹隐隐，继而很快出疹。

治法　辛凉宣透，清热利咽。

方药　解肌透痧汤加减。常用桔梗、甘草、射干、牛蒡子清热利咽；荆芥、蝉蜕、浮萍、豆豉、葛根疏风解肌透表；金银花、连翘、大青叶、僵蚕清热解毒。

乳蛾红肿者，加土牛膝根、板蓝根清咽解毒；颈部臖核肿痛者，加夏枯草、紫花地丁清热软坚化痰；汗出不畅者，加防风、薄荷祛风发表。

（2）毒炽气营

证候　壮热不解，烦躁口渴，咽喉肿痛；伴有糜烂白腐，皮疹密布，色红如丹，甚则色紫如瘀点。疹由颈、胸开始，继而弥漫全身，压之退色，见疹后的1～2天舌苔黄糙、舌质起红刺，3～4天后舌苔剥脱、舌面光红起刺，状如草莓，脉数有力。

辨证　本证见于本病的主要阶段，由邪侵肺卫证很快转化而成。时邪热毒炽盛。燔于气营，以壮热烦躁口渴、咽喉肿痛糜烂、痧疹密布色红如丹、草莓舌为特征。

治法　清气凉营，泻火解毒。

方药　凉营清气汤加减。常用水牛角、赤芍、牡丹皮、生石膏清气凉营；黄连、黄芩、连翘、板蓝根泻火解毒；生地黄、石斛、芦根、玄参清热护阴生津。

丹痧布而不透，壮热无汗者，加淡豆豉、浮萍发表透邪；苔糙便秘，咽喉腐烂者，加生大黄、玄明粉通腑泻火。若邪毒内陷心肝，出现神昏、抽搐等症，可选紫雪、安宫牛黄丸清心开窍。

（3）疹后阴伤

证候　丹痧布齐后1～2天，身热渐退，咽部糜烂疼痛减轻，或见低热，唇干口燥，或伴有干咳，食欲不振，舌红少津，苔剥脱，脉细数。约2周后可见皮肤脱屑、脱皮。

辨证　本证见于痧毒外透之后，肺胃阴津耗伤，常延续一段时间。以口干唇燥，皮肤干燥脱屑，舌红少津为特征。热毒未清者有低热、咽部疼痛等症。

治法　养阴生津，清热润喉。

方药　沙参麦冬汤加减。常用沙参、麦门冬、玉竹清润燥热而滋养肺胃之阴液；天花粉生津止渴；甘草清热和中；扁豆健脾和胃；桑叶清疏肺中燥热。

若口干咽痛、舌红少津明显者，加玄参、桔梗、芦根以养阴清热润喉；大便秘结难解，可加瓜蒌仁、火麻仁清肠润燥；低热不清者，加地骨皮、银柴胡、鲜生地以清热。

【其他治疗】

1. 中药成药

（1）三黄片　每服2～3片，1日3次。用于毒炽气营证。

（2）五福化毒丸　每服1丸，1日2次。用于毒炽气营证。

（3）锡类散　取药少许吹喉中。用于咽喉肿痛。

（4）珠黄散　取药少许吹喉中。用于咽喉肿痛、溃烂。

2. 针刺疗法　取穴风池、天柱、合谷、曲池、少商、膈俞、血海、三阴交。用泻法，每日 1 次。

3. 西医治疗　首选青霉素，每日 5 万～10 万 U/kg，分 2 次肌注，疗程 7～10 天。重症病人加大剂量，并给予静脉滴注。如青霉素过敏，可用红霉素或头孢菌素。

【预防与调护】

1. 预防

（1）控制传染源：发现猩红热病人应及时隔离，隔离至临床症状消失，咽拭子培养链球菌阴性时解除隔离。对密切接触的易感人员应隔离 7～12 天。

（2）切断传播途径：对病人的分泌物和污染物及时消毒处理，接触病人应戴口罩。流行期间，小儿勿去公共场所。

（3）保护易感儿童：对密切接触病人的易感儿童，可服用板蓝根等清热解毒中药煎剂或成药。

2. 调护

（1）急性期卧床休息，注意居室空气流通，防止继发感染。

（2）供给充足的营养和水分，饮食宜以清淡易消化流质或半流质为主。

（3）注意皮肤与口腔的清洁卫生，可用淡盐水或一枝黄花煎汤含漱。皮肤瘙痒者不可抓挠，脱皮时不可撕扯。

【医案选读】

杨某，女，5 岁。因发热 1 天，伴皮疹半天来诊。

患儿昨天晚上突然发热，体温 39℃，不咳嗽，无流涕，服阿司匹林和板蓝根颗粒后虽有汗出，但体温下降不明显。今天早晨发现身出红疹，诉头痛、咽痛、恶心，呕吐黄水 1 次，量不多，大便未解，小便黄。查体：面赤，身倦，口周苍白，全身皮肤发红，有较密集的丘疹，呈猩红色，压之退色，肘部、颈部皮肤皱褶处皮疹密集呈线条状，咽部红，两侧乳蛾红肿并有少量白腐，舌质红有明显起刺，无苔，两颈前有臀核肿大，心肺未闻异常。查血：白细胞 16×10^9/L，中性粒细胞 85%，淋巴细胞 15%。

诊断为猩红热（烂喉丹痧），治以辛凉达邪，清热解毒利咽。处方：金银花 10g，连翘 10g，薄荷（后下）3g，荆芥穗 6g，竹叶 6g，竹茹 10g，牛蒡子 10g，玄参 10g，锦灯笼 10g，板蓝根 15g，赤芍 10g，蝉蜕 3g。每日 1 剂。

服药 4 剂后复诊：药后身热渐解，咽痛、头痛、恶心已止，精神好转，全身红疹消退，但仍不欲饮食，口渴喜饮，小便黄。查体见皮肤红疹消退，但显粗糙，颈、躯干皮肤有脱屑，咽部稍红，乳蛾仍肿大，但白腐消失，舌红而干有起刺，少苔，心肺未闻异常。血白细胞 10.8×10^9/L，中性粒细胞 75%，淋巴细胞 25%。证属余邪未尽，肺胃阴伤，转以养阴清热。处方：南沙参 10g，麦冬 10g，玉竹 10g，天花粉 10g，白扁豆 10g，连翘 10g，玄参 10g，生地 10g，白芍 10g，甘草 6g，焦三仙各 10g。又服药 3 剂，经复查病痊愈。〔何焜，等．中医儿科学．第 1 版．贵阳：贵州人民出版社．1990：250〕

第五节　水　痘

水痘是由水痘时邪（水痘-带状疱疹病毒）引起的一种传染性强的出疹性疾病。以发热、皮肤黏膜分批出现瘙痒性皮疹，丘疹、疱疹、结痂同时存在为主要特征。因其疱疹内含水液，形态椭圆，状如豆粒，故中西医均称为水痘。本病一年四季均可发生，以冬春二季发病率高。任何年龄小儿皆可发病，90％为 10 岁以下小儿，以 6～9 岁儿童最为多见。本病一般预后良好，一次感染水痘大多可获终生免疫，当机体免疫功能受损时或已接种过水痘疫苗者，也可有第二次感染，但症状轻微。水痘潜伏期为 10～21 天。水痘结痂后病毒消失，故传染期自发疹前 24 小时至病损结痂为 7～8 天。

【病因病机】

小儿水痘的发生为感受水痘时邪所致。在气候变化、水痘流行期间易被感染。当小儿机体抵抗力下降时，外邪乘虚侵入而成水痘。

水痘病在肺脾两经。肺主皮毛，脾主肌肉，水痘时邪由口鼻而入，蕴郁于肺脾，时邪袭肺，且与内湿相搏，而出现发热、流涕、水痘布露等症。

1. 邪伤肺卫　水痘时邪从口鼻而入，蕴郁于肺。肺司宣肃，外邪袭肺，肺卫为邪所伤，宣发失司，则致发热、流涕、咳嗽；病邪深入，郁于肺脾，肺主皮毛，脾主肌肉，正气抗邪外出，时邪夹湿透于肌表，正盛邪轻，则致水痘稀疏布露、疹色红润、疱浆清亮；随后湿毒清解，疱疹结痂向愈。

2. 毒炽气营　若小儿素体虚弱，加之感邪较重，调护不当，邪盛正衰，邪毒炽盛，则内传气营。气分热盛，致壮热烦躁、口渴、面红目赤；毒传营分，与内湿相搏外透肌表，则致水痘密集、疹色暗紫、疱浆浑浊。

小儿感受水痘时邪后，若邪毒炽盛，易毒热化火，加之小儿肝常有余，心火易炎，邪毒易于内陷，可出现壮热不退、神志模糊，甚至昏迷、抽搐等症，此为邪毒内陷心肝之变证。小儿肺脏娇嫩，感邪之后，若邪毒内犯，闭阻于肺，肺失宣肃，出现高热、咳嗽不爽、气喘、鼻煽、口唇青紫等症，此为邪毒闭肺之变证。

【临床诊断】

1. 诊断要点

（1）起病 2～3 周前有水痘接触史。

（2）周身可见疱疹，以躯干部为主。疱疹呈椭圆形，大小不一，内含水液，周围红晕，常伴有瘙痒，结痂后不留瘢痕。皮疹分批出现，在同一时期，丘疹、疱疹、干痂并见。

（3）血象检查可见白细胞大多正常，或有轻度增高。

（4）病原学检查使用单抗-免疫荧光法检测病毒抗原，敏感性较高，有助于病毒学诊断。用抗膜抗原荧光试验、免疫黏附血凝试验、或酶联免疫吸附试验检测抗体，在出疹 1～4 天后即出现，2～3 周后滴度增加 4 倍以上即可确诊。刮取新鲜水疱基底物，用瑞氏染色找到多核巨细胞和核内包涵体，可供快速诊断。

2. 鉴别诊断

（1）脓疱疮 好发于炎热夏季，多见于头面部及肢体暴露部位，病初为疱疹，很快成为脓疱，疱液浑浊。疱液可培养出细菌。

（2）水疥（丘疹样荨麻疹） 好发于婴儿，多有过敏史，多见于四肢，呈风团样丘疹，长大后其顶部略似疱疹，较硬，不易破损，数日后渐干或轻度结痂，瘙痒重，易反复出现。

【辨证论治】

1. 辨证要点 本病辨证，重在辨卫分、气分、营分。根据全身及局部症状，凡痘疹小而稀疏，色红润，疱浆清亮，或伴有微热、流涕、咳嗽等症，为病在卫分；若水痘邪毒较重，痘疹大而密集，色赤紫，疱浆浑浊，伴有高热、烦躁等症，为病在气分、营分。病重者易出现邪陷心肝、邪毒闭肺之变证。

2. 治疗原则 治疗水痘，以清热解毒利湿为基本原则。根据不同的证型分别治以疏风清热、利湿解毒，清气凉营、解毒渗湿。对邪陷心肝、邪毒闭肺之变证，则治以清热解毒、镇惊开窍、开肺化痰之法。

3. 证治分类

（1）邪伤肺卫

证候 发热轻微，或无热，鼻塞流涕，喷嚏，咳嗽，起病后1～2天出皮疹，疹色红润，疱浆清亮，根盘红晕，皮疹瘙痒，分布稀疏，此起彼伏，以躯干为多，舌苔薄白，脉浮数。

辨证 本证以微热流涕，皮疹稀疏，疹色红润，疱浆清亮为特征，全身症状不重。

治法 疏风清热，利湿解毒。

方药 银翘散加减。常用金银花、连翘、竹叶清热解毒；薄荷辛凉解表；牛蒡子、桔梗宣肺利咽；车前子、六一散清热利湿。

咳嗽有痰者加杏仁、浙贝母宣肺化痰；咽喉疼痛加板蓝根、僵蚕清热解毒利咽；皮肤瘙痒加蝉蜕、地肤子祛风止痒。

（2）邪炽气营

证候 壮热不退，烦躁不安，口渴欲饮，面红目赤，皮疹分布较密，疹色紫暗，疱浆浑浊，甚至可见出血性皮疹、紫癜，大便干结，小便短黄，舌红或绛，苔黄糙而干，脉数有力。

辨证 本证以壮热烦躁，面红目赤，疹色紫暗，疱浆浑浊，疹点密布为特征。气分热重者烦热口渴，舌苔黄糙；营分热重者疹色紫暗、出血，舌质绛。

治法 清气凉营，解毒化湿。

方药 清胃解毒汤加减。常用升麻清热透疹；黄连、黄芩清热解毒；生石膏清气分之热；牡丹皮、生地黄凉营清热；紫草、栀子、碧玉散清热凉营化湿。

口舌生疮，大便干结者加生大黄、全瓜蒌通腑泻火；津液耗伤，口唇干燥者加麦门冬、芦根养阴生津。

水痘发病过程中，若疱疹已消退，出现壮热不退，神志模糊，甚至昏迷、抽搐等，是邪毒内陷心肝之变证，治以清热解毒，镇惊开窍，给予清瘟败毒饮加减，加用紫雪。若出现高热、咳嗽不爽、气喘鼻煽、口唇青紫等邪毒闭肺之变证时，治以清热解毒、开肺化痰，予麻杏石甘汤加减。

【其他治疗】

1. 中药成药

（1）板蓝根颗粒　每服5g，1日2～3次。用于邪伤肺卫证。

（2）清开灵颗粒　每服1包，1日2～3次。用于邪炽气营证。

（3）至宝丹　每服1～3g，1日1～2次。用于邪陷心肝之变证。

（4）小儿清肺颗粒　每服3～6g，1日2次。用于邪毒闭肺之变证。

2. 外治疗法

（1）苦参30g，芒硝30g，浮萍15g。煎水外洗。1日2次。用于水痘皮疹较密，瘙痒明显者。

（2）青黛30g，煅石膏50g，滑石50g，黄柏15g，冰片10g，黄连10g。共研细末，和匀，拌油适量，调搽患处。1日1次。用于水痘疱浆浑浊或疱疹破溃者。

【预防与调护】

1. 预防

（1）本病流行期间，少去公共场所。

（2）易感孕妇在妊娠早期接触水痘，应给予水痘-带状疱疹免疫球蛋白被动免疫。如患水痘，则应终止妊娠。

（3）控制传染源，隔离水痘病儿至疱疹结痂为止。学校、托幼机构中已接触水痘的易感儿，应检疫3周，并立即给予水痘减毒活疫苗预防发病。

（4）已被水痘病儿污染的被服及用具，应采用曝晒、煮沸、紫外线灯照射等措施，进行消毒。

（5）对使用大剂量肾上腺皮质激素、免疫抑制剂患儿，及免疫功能受损、恶性肿瘤患儿，在接触水痘72小时内可肌内注射水痘-带状疱疹免疫球蛋白，以预防感染本病。

2. 调护

（1）保持室内空气流通、新鲜，注意避风寒，防止复感外邪。

（2）饮食宜清淡、易消化，多饮温开水。

（3）保持皮肤清洁，勤换内衣，剪短手指甲，或带连指手套，以防抓破疱疹，减少继发感染。

（4）正在使用肾上腺皮质激素治疗期间的患儿，若发生水痘，应立即减量或停用。

（5）对水痘伴发热的患儿，不可使用水杨酸制剂，以免发生瑞氏综合征。

【医案选读】

刘某，男，3岁。1984年11月9日初诊。

患儿身热3天，咳嗽，食少，肢倦无力，颜面、躯干发现水痘，即来门诊治疗。有水痘接触史。检查患儿头角发际皆有高粱米大之水痘，胸背部较多，大者如黄豆，小者如粟米，四肢散在。舌尖微红，苔薄黄，脉滑数。

辨证：内蕴湿热，兼感时邪，郁闭肌表，化热而发，致成水痘。

治法：清热解毒，凉血疏表。

方药：金银花 10g，连翘 6g，栀皮炭 8g，赤芍 6g，黄连 2g，蒲公英 6g，板蓝根 6g，蝉蜕 3g，焦山楂 6g，牛蒡子 6g，六一散（包煎）10g。

二诊：服药后，水痘新者未出，旧者渐回，大便未行，精神好，胃纳正常。舌苔黄而腻，脉滑数，说明积滞未化。仍施上方，加化毒散 1g 冲服，加强清热解毒之效。

三诊：药后大便通，水痘完全干痂，精神饮食皆正常，痊愈。〔宋文芳．中国百年百名中医临床家丛书·宋祚民．第 1 版．北京：中国中医药出版社．2001：57〕

第六节　手足口病

手足口病是由感受手足口病时邪（柯萨奇病毒 A 组）引起的发疹性传染病，临床以手足肌肤、口咽部发生疱疹为特征。本病一年四季均可发生，但以夏秋季节多见。任何年龄均可发病，常见于 5 岁以下小儿。本病传染性强，易引起流行。一般预后较好，少数重症患儿可合并心肌炎、脑炎、脑膜炎等，甚或危及生命。

【病因病机】

引起本病的病因为感受手足口病时邪，其病变部位在肺脾二经。

小儿肺脏娇嫩，不耐邪扰，脾常不足，易受损伤。时邪疫毒由口鼻而入，内侵肺脾。肺属卫外合皮毛，主宣发肃降，为水之上源；脾属土，司运化，主四肢肌肉，为水谷之海，开窍于口。邪毒初犯，肺气失宣，卫阳被遏，脾气失健，胃失和降，则见发热、咳嗽、流涕、口痛、纳差、恶心、呕吐、泄泻等症；邪毒蕴郁，气化失司，水湿内停，与毒相搏，外透肌表，则发疱疹。感邪轻者，疱疹仅限于手足肌肤及口咽部，分布稀疏，全身症状轻浅；若感邪较重，毒热内盛，则疱疹波及四肢、臀部，且分布稠密，根盘红晕显著，全身症状深重，甚或邪毒内陷而出现神昏、抽搐等。此外，也有因邪毒犯心，气阴耗损，出现心悸气短、胸闷乏力，甚或阴损及阳，心阳欲脱，危及生命者。

【临床诊断】

1. 诊断要点

（1）病前 1～2 周有手足口病接触史。

（2）潜伏期 2～7 天，多数患儿突然起病，于发病前 1～2 天或发病的同时出现发热，多在 38℃左右，可伴头痛、咳嗽、流涕、口痛、纳差、恶心、呕吐、泄泻等症状。一般体温越高，病程越长，则病情越重。

（3）主要表现为口腔及手足部发生疱疹。口腔疱疹多发生在硬腭、颊部、齿龈、唇内及舌部，破溃后形成小的溃疡，疼痛较剧，年幼儿常表现烦躁、哭闹、流涎、拒食等。在口腔疱疹后出现 1～2 天可见皮肤斑丘疹，呈离心性分布，以手足部多见，并很快变为疱疹，疱疹呈圆形或椭圆形扁平凸起，如米粒至豌豆大，质地较硬，多不破溃，内有浑浊液体，周围绕以红晕，其数目少则几个，多则百余个。疱疹长轴与指、趾皮纹走向一致。少数患儿臂、腿、臀等部位也可出现，但躯干及颜面部极少。疱疹一般 7～10 天消退，疹退后无瘢痕及色素沉着。

（4）血象检查：血白细胞计数正常，淋巴细胞和单核细胞比值相对增高。

2. 鉴别诊断

（1）水痘　由感受水痘病毒所致。疱疹较手足口病稍大，呈向心性分布，躯干、头面多，四肢少，疱壁薄，易破溃结痂，疱疹多呈椭圆形，其长轴与躯体的纵轴垂直，且在同一时期、同一皮损区斑丘疹、疱疹、结痂并见为其特点。

（2）疱疹性咽峡炎　由柯萨奇病毒感染引起，多见于 5 岁以下小儿，起病较急，常突发高热、流涕、口腔疼痛甚或拒食，体检可见软腭、悬雍垂、舌腭弓、扁桃体、咽后壁等口腔后部出现灰白色小疱疹，1～2 天内疱疹破溃形成溃疡，颌下淋巴结可肿大，但很少累及颊黏膜、舌、龈以及口腔以外部位皮肤，可资鉴别。

【辨证论治】

1. 辨证要点　本病应以脏腑辨证为纲，根据病程、发疹情况及临床伴随症状以区分轻证、重证。属轻证者，病程短，疱疹仅限于手足掌心及口腔部，疹色红润，稀疏散在，根盘红晕不著，疱液清亮，全身症状轻微，或伴低热、流涕、咳嗽、口痛、流涎、恶心、呕吐、泄泻等肺脾二经症状；若为重证，则病程长，疱疹除手足掌心及口腔部外，四肢、臀部等其他部位也可累及，疹色紫暗，分布稠密，或成簇出现，根盘红晕显著，疱液浑浊，全身症状较重，常伴高热、烦躁、口痛、拒食等，甚或出现邪毒内陷、邪毒犯心等心经、肝经证候。

2. 治疗原则　本病治疗，以清热祛湿解毒为原则。轻证治以宣肺解表，清热化湿；重证宜分清湿重、热重。偏湿盛者，治以利湿化湿为主，佐以清热解毒，但祛湿不可太过，以防伤阴耗液，化燥生风；偏热重者，虽以寒凉清热解毒之品为主，也应中病即止，不可过剂，以免损脾伤胃，引邪深入。若出现邪毒内陷或邪毒犯心者，又当配伍息风开窍、益气养阴、活血祛瘀等法。

3. 证治分类

（1）邪犯肺脾

证候　发热轻微，或无发热，或流涕咳嗽、纳差恶心、呕吐泄泻，1～2 天后或同时出现口腔内疱疹，破溃后形成小的溃疡，疼痛流涎，不欲进食。随病情进展，手掌、足跖部出现米粒至豌豆大斑丘疹，并迅速转为疱疹，分布稀疏，疹色红润，根盘红晕不著，疱液清亮，舌质红，苔薄黄腻，脉浮数。

辨证　本证为手足口病轻证，除手足肌肤、口腔部疱疹外，全身症状不著为其特征。偏肺气失宣者，发热恶寒，流涕咳嗽；偏脾运失职者，纳差流涎，呕吐泄泻。若为高热，或身热持续，则易转为重证。

治法　宣肺解表，清热化湿。

方药　甘露消毒丹加减。常用金银花、连翘、黄芩、薄荷清热解毒，宣肺透表；白蔻仁、藿香、石菖蒲芳香化湿；滑石、茵陈蒿清热利湿；板蓝根、射干、浙贝母解毒利咽，化痰止咳。

恶心呕吐加苏梗、竹茹和胃降逆；泄泻加泽泻、薏苡仁祛湿止泻；高热加葛根、柴胡解肌退热；肌肤痒甚加蝉蜕、白鲜皮祛风止痒。

（2）湿热蒸盛

证候　身热持续，烦躁口渴，小便黄赤，大便秘结，手、足、口部及四肢、臀部疱疹，痛痒剧烈，甚或拒食，疱疹色泽紫暗，分布稠密，或成簇出现，根盘红晕显著，疱液浑浊，舌质红绛，苔黄厚腻或黄燥，脉滑数。

辨证　本证为手足口病之重证，多见于年幼儿及感邪较重者，以手足、口部及四肢、臀部疱疹，伴全身明显症状为特征。偏于湿重者，低热起伏，口苦而黏，皮肤疱疹显著，瘙痒不适；偏于热重者，高热不退，口渴引饮，口腔溃疡明显，疼痛流涎。若失于调治，可出现邪毒内陷或邪毒犯心等变证。

治法　清热凉营，解毒祛湿。

方药　清瘟败毒饮加减。常用黄连、黄芩、栀子、连翘清热解毒祛湿；生石膏、知母清气泄热；生地黄、赤芍、牡丹皮凉血清热；大青叶、板蓝根、紫草解毒透疹。

偏于湿重者，去知母、生地黄，加滑石、竹叶清热利湿；大便秘结加生大黄、玄明粉泻热通便；口渴喜饮加麦冬、芦根养阴生津；烦躁不安加淡豆豉、莲子心清心除烦。

若邪毒炽盛，内陷厥阴，而见壮热、神昏、抽搐者，宜送服安宫牛黄丸或紫雪等。若邪毒犯心，而见心悸、胸闷、气短者，又当参照病毒性心肌炎的治疗。

【其他治疗】

1. 中药成药

（1）清热解毒口服液　每服 5～10ml，1 日 2～3 次。用于邪犯肺脾证。

（2）清胃黄连丸　每服 1 丸，1 日 2 次。用于湿热蒸盛证。

2. 外治疗法

（1）西瓜霜、冰硼散、珠黄散：任选 1 种，涂搽口腔患处，1 日 2 次。

（2）金黄散、青黛散：任选 1 种，麻油调，敷于手足疱疹患处，1 日 2 次。

【预防与调护】

1. 预防

（1）加强本病流行病学监测，本病流行期间，勿带孩子去公共场所，发现疑似病人，应及时进行隔离，对密切接触者应隔离观察 7～10 天，并给板蓝根颗粒冲服。

（2）注意搞好个人卫生，养成饭前便后洗手的习惯。对被污染的日常用品、食具等应及时消毒处理，患儿粪便及其他排泄物可用 3% 漂白粉澄清液浸泡，衣物置阳光下曝晒，室内保持通风换气。

（3）注意饮食起居，合理供给营养，保持充足睡眠，避免阳光曝晒，防止过度疲劳而降低机体抵抗力。

2. 调护

（1）患病期间，宜给予清淡无刺激的流质或软食，多饮开水，进食前后可用生理盐水或温开水漱口，以减轻食物对口腔的刺激。

（2）注意保持皮肤清洁，对皮肤疱疹切勿挠抓，以防溃破感染。对已有破溃感染者，可用金黄散或青黛散麻油调后撒布患处，以收敛燥湿，助其痊愈。

（3）密切观察病情变化，及早发现邪毒内陷及邪毒犯心等并发症。

【医案选读】

黄某，女，1岁3个月。1999年8月17日初诊。

患儿因手掌和足跖出现红色斑丘疹2天来诊。初起，患儿无明显诱因出现发热、烦躁不安、纳差，某医院诊为上呼吸道感染，予青霉素静脉点滴，效果不佳。近两天手足出现皮疹。诊见：手掌和足跖边缘有红色米粒大或黄豆大斑丘疹，个别皮疹上有小水疱，口腔左颊黏膜可见溃疡面，伴疲倦、纳差、大便3日未行、小便黄、舌稍红、苔黄腻、脉细数。诊为手足口病，治以清热解毒，健脾除湿活血。处方：金银花10g，薏苡仁10g，茯苓皮10g，白术10g，板蓝根6g，大青叶6g，山豆根6g，紫草6g，黄芩6g，生地6g，甘草6g，红花3g。水煎汁，早中晚分3次服用，每次服20ml。

3天后，手足水疱消失，病变部位仍有少许红晕，大便通，纳可。继守上方，去黄芩，加太子参15g，山药15g。再服4剂，皮疹消失。〔张冰凌. 清瘟败毒饮治疗手足口病87例临床观察. 湖北中医杂志. 2000；22（7）：24〕

第七节　流行性腮腺炎

流行性腮腺炎是由腮腺炎时邪（腮腺炎病毒）引起的一种急性传染病，以发热、耳下腮部肿胀疼痛为主要特征。中医学称之为痄腮。本病一年四季均可发生，以冬春两季易于流行。多发于3岁以上儿童，2岁以下婴幼儿少见。本病一般预后良好。少数患儿因素体虚弱或邪毒炽盛，可见邪陷心肝、毒窜睾腹之变证。感染本病后可获终生免疫。

流行性腮腺炎潜伏期为14～21天。在腮腺肿大前6天至肿后9天从唾液腺中可分离出腮腺炎病毒，故本病传染期为自腮腺肿大前24小时至消肿后3天。

【病因病机】

流行性腮腺炎发生的原因为感受腮腺炎时邪所致。在气候变化，腮腺炎流行期间易被传染。当小儿机体抵抗力下降时，时邪乘虚侵入致成痄腮。

流行性腮腺炎的主要病机为邪毒壅阻足少阳经脉，与气血相搏，凝滞于耳下腮部。《疮疡经验全书·痄腮毒》记述："此毒受在牙根耳聤，通过肝肾气血不流，壅滞颊腮，此是风毒症。"指出了本病的病因和病机特点。

1. 邪犯少阳　时邪病毒从口鼻而入，侵犯足少阳胆经。胆经起于眼外眦，经耳前耳后下行于身之两侧，终止于两足第四趾端。邪毒循经上攻腮颊，与气血相搏，凝滞于耳下腮部，则致腮部肿胀疼痛；邪毒郁于肌表，则致发热恶寒；邪毒郁阻经脉，关节不利，则致咀嚼不便；邪毒上扰清阳，则头痛；邪毒内扰脾胃，则致纳少、恶心、呕吐。

2. 热毒壅盛　时邪病毒壅盛于少阳经脉，循经上攻腮颊，气血凝滞不通，则致腮部肿胀、疼痛、坚硬拒按、张口咀嚼不便；热毒炽盛，则高热不退；邪热扰心，则烦躁不安；热毒内扰脾胃，则致纳少呕吐；热邪伤津，则致口渴欲饮、尿少而黄。

足少阳胆经与足厥阴肝经互为表里，热毒炽盛者，邪盛正衰，邪陷厥阴，扰动肝风，蒙蔽心包，可见高热、抽搐、昏迷等症，此为邪陷心肝之变证。足厥阴肝经循少腹络阴器，邪毒内传，引睾窜腹，可见睾丸肿胀、疼痛，或少腹疼痛等症，此为毒窜睾腹之变证。肝经热毒壅滞乘脾，还可出现上腹疼痛、恶心呕吐等症。

【临床诊断】

1. 诊断要点

（1）腮腺炎流行期间，发病前 2～3 周有流行性腮腺炎接触史。

（2）初病时可有发热。腮腺肿大以耳垂为中心，向前、后、下扩大，边缘不清，触之有弹性感、疼痛感。常一侧先肿大，2～3 天后对侧亦出现肿大。腮腺管口红肿，或同时有颌下腺肿大。

（3）可并发脑膜脑炎、睾丸炎、卵巢炎、胰腺炎等。

（4）血象检查可见白细胞总数正常或偏低，继发细菌感染者血白细胞总数及中性粒细胞均增高。

（5）血清和尿淀粉酶测定可见血清及尿中淀粉酶活性与腮腺肿胀相平行，2 周左右恢复至正常。

（6）病原学检查可从患儿唾液、脑脊液、尿或血中分离出腮腺炎病毒。用补体结合试验或 ELISA 法检测抗 V（virus）和抗 S（soluble）两种抗体。S 抗体在疾病早期的阳性率为 75%，可作为近期感染的证据，6～12 个月逐渐下降消失，病后 2 年达最低水平并持续存在。

2. 鉴别诊断

（1）化脓性腮腺炎　中医名发颐。腮腺肿大多为一侧；表皮泛红，疼痛剧烈，拒按；按压腮部可见口腔内腮腺管口有脓液溢出；无传染性；血白细胞总数及中性粒细胞增高。

（2）其他病毒性腮腺炎　流感病毒、副流感病毒、巨细胞包涵体病毒、艾滋病毒等都可引起腮腺肿大，可依据病毒分离加以鉴别。

【辨证论治】

1. 辨证要点　本病辨证以经络辨证为主，同时辨常证、变证。根据全身及局部症状，凡发热、耳下腮肿，但无神志障碍、无抽搐、无睾丸肿痛或少腹疼痛者为常证，病在少阳经为主；若高热不退、神志不清、反复抽搐，或睾丸肿痛、少腹疼痛者为变证，病在少阳、厥阴二经。

2. 治疗原则　流行性腮腺炎的治疗，以清热解毒、软坚散结为基本法则。常证分邪犯少阳证、热毒壅盛证。邪犯少阳证治以疏风清热，散结消肿；热毒壅盛证治以清热解毒，软坚散结。软坚散结只可用宣、通之剂，以去其壅滞，不要过于攻伐。壅滞祛除，则风散毒解，可达到消肿止痛的目的。变证邪陷心肝证治以清热解毒，息风开窍；毒窜睾腹证治以清肝泻火，活血止痛。本病治疗宜采用药物内服与外治相结合，有助于腮部肿胀的消退。

3. 证治分类

（1）常证

①邪犯少阳

证候　轻微发热恶寒，一侧或两侧耳下腮部漫肿疼痛，咀嚼不便，或有头痛、咽红、纳少，舌质红，苔薄白或薄黄，脉浮数。

辨证　本证以轻微发热、耳下腮部漫肿疼痛、咀嚼不便为特征，全身症状不重。

治法　疏风清热，散结消肿。

方药　柴胡葛根汤加减。常用柴胡、黄芩清利少阳；牛蒡子、葛根、桔梗疏风利咽；金银花、连翘清热解毒；板蓝根专解温毒；夏枯草、赤芍疏肝散结；僵蚕祛风通络散结。

热甚加石膏清热；咽喉肿痛加马勃、玄参、甘草清热利咽；纳少呕吐加竹茹、陈皮清热和胃。

②热毒壅盛

证候　高热，一侧或两侧耳下腮部肿胀疼痛，坚硬拒按，张口咀嚼困难，或有烦躁不安，口渴欲饮，头痛，咽红肿痛，颌下肿块胀痛，纳少，大便秘结，尿少而黄，舌质红，舌苔黄，脉滑数。

辨证　本证以耳下腮部肿痛，坚硬拒按，张口咀嚼困难，高热头痛，烦躁口渴为特征。本证容易产生变证，须及早辨识。

治法　清热解毒，软坚散结。

方药　普济消毒饮加减。常用柴胡、黄芩清利少阳；黄连、连翘、板蓝根、升麻清热解毒；牛蒡子、马勃、桔梗、玄参、薄荷清热利咽，消肿散结；陈皮理气，疏通壅滞；僵蚕解毒通络。

热甚者加生石膏、知母清热泻火；腮部肿胀甚者加夏枯草、蒲公英软坚散结；呕吐加竹茹清胃止呕；大便秘结加大黄、玄明粉通腑泄热。

（2）变证

①邪陷心肝

证候　高热，耳下腮部肿痛，坚硬拒按，神昏，嗜睡，项强，反复抽搐，头痛，呕吐，舌红，苔黄，脉弦数。

辨证　本证以高热，耳下腮部肿胀，神昏嗜睡，头痛项强，恶心呕吐，反复抽搐为特征。

治法　清热解毒，息风开窍。

方药　清瘟败毒饮加减。常用栀子、黄连、连翘、生甘草清热解毒；水牛角、生地黄、生石膏、牡丹皮、赤芍清热凉营；竹叶、玄参、芦根清热生津；钩藤、僵蚕平肝息风。

头痛剧烈，恶心呕吐者加用龙胆草、天竺黄、车前子清肝泻火；神志昏迷者加服至宝丹清热镇惊开窍；抽搐频作者加服紫雪解毒平肝息风。

②毒窜睾腹

证候　腮部肿胀消退后，一侧或双侧睾丸肿胀疼痛，或脘腹、少腹疼痛，痛时拒按，舌红，苔黄，脉数。

辨证　本证以腮部肿胀消退后，睾丸肿胀疼痛，或脘腹、少腹疼痛为特征。

治法　清肝泻火，活血止痛。

方药　龙胆泻肝汤加减。常用龙胆草、栀子清泻肝胆实火；黄芩、黄连清热解毒；柴胡、川楝子疏肝利胆；荔枝核、延胡索理气散结止痛；桃仁活血消肿。

睾丸肿大明显者加青皮、莪术理气消肿；脘腹痛甚伴呕吐者去荔枝核，加郁金、竹茹、半夏清肝止呕；少腹痛甚伴腹胀便秘者加生大黄、枳壳、木香理气通腑。

【其他治疗】

1. 中药成药

（1）腮腺炎片　每服4～6片，1日3次。用于邪犯少阳证。

（2）赛金化毒散　每服0.25～0.5g，1日2次。用于热毒壅盛证。

（3）安宫牛黄散　每服0.3～0.6g，1日1～2次。用于邪陷心肝变证。

2. 外治疗法

（1）如意金黄散　适量，以醋或茶水调，外敷患处，1日1～2次。用于腮部肿痛。已破溃者禁止外用。

（2）玉枢丹　每次0.5～1.5g，以醋或水调匀，外敷患处，1日2次。用于腮部肿痛。已破溃者禁止外用。

（3）新鲜仙人掌　每次取一块，去刺，洗净后捣泥或切成薄片，贴敷患处，1日2次。用于腮部肿痛。

（4）新鲜败酱草　每次50g，煎汤熏洗患处，1日2次。用于腮部肿痛及毒窜睾腹之变证。

3. 针灸疗法　针刺：取翳风、颊车、合谷、外关。高热配曲池、大椎，睾丸肿痛配太冲、血海、三阴交。用泻法，强刺激，每日1次。用于腮部肿痛及毒窜睾腹之变证。

4. 激光疗法　用氦氖激光照射少商、合谷、阿是穴。每穴照射5～10分钟，1日1次，连用3～5天。用于腮部肿痛。

5. 灯火燋法　取角孙、阳溪。剪去头发，取一根火柴棒点燃，对准穴位迅速灼灸。每日1次，连用3～4日。用于腮部肿痛。

【预防与调护】

1. 预防

（1）流行性腮腺炎流行期间，易感儿应少去公共场所。幼儿园及中、小学校等集体单位要经常体格检查，有接触史的可疑患儿，要进行隔离观察，并用板蓝根15～30g，煎汤口服，每日1次，连服3～5天。

（2）未曾患过本病的儿童，可给予免疫球蛋白。

（3）生后14个月可给予减毒腮腺炎活疫苗接种。

2. 调护

（1）发病期间应隔离治疗，直至腮部肿胀完全消退后3天为止。患儿的衣被、用具等物品均应煮沸消毒。居室用食醋加水熏蒸，每次30分钟，每日1次，进行空气消毒。

（2）患儿应卧床休息直至热退，并发睾丸炎者适当延长卧床休息时间。

（3）给易消化、清淡流质饮食或软食为宜，忌吃酸、硬、辣等刺激性食物。每餐后用生理盐水或4%硼酸溶液漱口或清洗口腔，以保持口腔清洁。

（4）高热、头痛、嗜睡、呕吐者密切观察病情，及时给予必要的处置。睾丸肿大痛甚者，局部可给予冷湿敷，并用纱布做成吊带，将肿胀的阴囊托起。

【医案选读】

苏某，女，6岁。1985年6月16日初诊。

发热2天，体温高达40℃，烧时无汗，两耳下肿大而疼痛，头痛，不咳嗽，无流涕，口渴，大便日行1次，小便微黄，食欲欠佳，吞食则腮痛，昨日鼻衄一次，流血甚多，色鲜红。经外院青霉素、退烧药等治疗，热势如初，故来就诊。望其面色红赤，无汗，两腮肿大，约4cm×4cm，压痛明显。舌苔薄白，舌边尖红，脉浮数。

辨证　风热袭表，少阳经络失和，热不得泄，迫血妄行。

治法　辛凉解表清热，佐以凉血解毒。

方药　荆芥8g，薄荷（后下）3g，金银花10g，连翘12g，黄芩5g，知母3g，僵蚕5g，马勃（包煎）3g，赤芍6g，鲜芦根15g，生石膏（先煎）18g。

二诊：服药后，微汗出，身热退净，体温36.4℃，头痛止，舌质红，咽红，脉数。此表邪虽退，而余热未尽。原方减荆芥、薄荷、僵蚕、生石膏，加夏枯草10g，玄参10g，板蓝根10g。依此方连服2剂。6月21日复查，腮肿消退，未见鼻衄，精神正常而愈。〔宋文芳．中国百年百名中医临床家丛书·宋祚民．第1版．北京：中国中医药出版社．2001：60〕

第八节　流行性乙型脑炎

流行性乙型脑炎（简称：乙脑）是感染流行性乙型脑炎时邪（流行性乙型脑炎病毒）引起，以高热、抽搐、昏迷为特征的一种急性传染性疾病。本病的发生多在7、8、9月盛夏时节，具有明显的季节性。自幼儿至老年均可发病，10岁以下小儿容易发生，尤以2～6岁儿童发病率高，且有较强的传染性。本病轻证，治疗及时，预后良好；重证患儿，发病急骤，疾病传变迅速，容易出现内闭外脱、呼吸障碍等危象，急需抢救，即使存活，往往留有后遗症，甚至造成终生残疾。近20年来，由于大规模推行流行性乙型脑炎疫苗接种，本病的发病率明显下降，现已少见本病的大规模流行，临床多见散发病例，发病后亦以轻证较为多见。

《素问·热论》说："先夏至日者为病温，后夏至日者为病暑。"本病为发于夏日之温疫，属于中医学暑温范畴。温病学对于暑温又有"暑风"、"暑痉"、"暑厥"等病名，分别以其临床证候特点命名。暑风者手足搐搦而动，暑痉者颈强、角弓反张，暑厥者必见手足逆冷。

【病因病机】

流行性乙型脑炎发生的原因，为感染流行性乙型脑炎时邪，与蚊虫的孳生和传播密切相关。中医学认为，本病病因属于暑温时邪范畴，故病发于夏至之后。夏季暑气当令，暑为阳邪，伤人最速，且小儿发病容易、传变迅速。如《温病条辨·解儿难》所说："小儿肤薄神怯，经络脏腑嫩小，不奈三气发泄，邪之来也，势如奔马，其传变也，急如掣电。"所以，本病急性期按照温病卫、气、营、血规律发展变化，但传变迅速，卫、气、营、血的界限常不分明，多表现为卫气同病、气营同病、营血同病。其主要病理变化，从急性期到恢复期、后遗症期，又围绕着热、痰、风的演变与转化。其主要病变脏腑，急性期在肺、胃、心、肝，恢复期及后遗症期在脾、肝、肾。

1. 卫气营血传变　小儿脏腑柔嫩，肌肤薄弱，容易感受暑温时邪而发病。其发病之后，急性期疾病变化不外卫、气、营、血的传变规律。暑温时邪由皮毛而入，病在卫分，首先犯肺，表热蒸盛，肌表不宣，见发热恶寒、头痛颈强。邪正相争，正不压邪，暑邪由表入里，传入气分，肺热燔炽，胃气上逆，肝火上炎，症见壮热无汗或少汗、头痛剧烈、呕吐频繁、嗜睡或烦躁不宁、四肢抽搐。邪势盛则暑邪进一步侵入营分，心肝俱病，暮热早凉，神识昏迷，四肢抽掣、厥逆。再传血分，伤津劫液，耗血动血，昏不知人，舌质绛干，吐衄出血，甚至出现呼吸不整，内闭外脱。暑温时邪，邪毒炽烈，伤人最速，既病之后又传变迅速，卫、气、营、血传变并不遵从"卫之后，方言气；营之后，方言血"的一般规律。往往卫表未解，气热已炽；气热方燔，营分已灼；营热正盛，血分已伤。所以，本病在临床上常见为卫气、气营、营血同病的病理变化，不可拘执于逐一传变，而认证耽延。

2. 热痰风演变　流行性乙型脑炎性属暑温，常见惊风证候，其病变机理，自始至终，又不离乎热、痰、风的演变。本病急性期以高热、抽风、昏迷为主症，是热、痰、风的典型证候。热证，在本病初为卫表郁热，继而内犯为里热，循气、营、血分传变；痰证，因热炼津液而生，无形之痰蒙蔽心神、有形之痰壅于肺咽；风证，外风初郁于表，继则因邪热化火动风、邪陷心肝生风。急性期热、痰、风三者非分别为病，而是相合肆虐，如《幼科铁镜·阐明发惊之由兼详治惊之法》所说："惊生于心，痰生于脾，风生于肝，热出于肺，此一定之理也。热盛生风，风盛生痰，痰盛生惊，此贼邪逆克必至之势"。急性期过后，邪势虽减，而气阴耗伤，证候转为以虚为主或虚实夹杂，但仍不离热证、痰证、风证之候。恢复期、后遗症期之热证，由于热伤阴液而内生虚热，或卫阳亏损、营阴失藏，营卫不和而生热；痰证由于急性期痰蕴未消，热未清者痰火内扰，热已消者痰浊内蒙；风证或因风窜络脉气血痹阻，或因热伤气阴血燥风动。

总之，流行性乙型脑炎属急性热病，邪盛毒深，病势急而病情重，病机变化复杂。临床要掌握急性期卫气营血与热痰风二者病理变化的规律，恢复期、后遗症期热痰风证的虚实特点，则可以举其纲、张其目，辨病识证，于复杂的病变中抓住要领。

【临床诊断】

1. 诊断要点

（1）有明显的季节性，发生于 7、8、9 三月。

（2）发病大多急骤，初期发热无汗，头痛呕吐，嗜睡或烦躁不安，婴儿囟填，颈项抵抗感或强直，可见抽搐。

（3）多数患儿发病 3 天后进入极期，持续高热，嗜睡昏迷，频作抽搐。极重型患者还可出现邪毒内闭、气阳外脱的变证，产生脑疝、呼吸衰竭等危症。

（4）病程至 10 天后，多数进入恢复期，身热下降，神志渐清，抽搐由减轻至停止，逐渐向愈。部分患儿仍有不规则发热，意识障碍，吞咽困难，四肢僵硬，失语，失明，耳聋等症状。

（5）少数患儿发病 1 年后仍有智力障碍、躁扰多动、肢体瘫痪、癫痫发作等，称为后遗症期。

（6）神经系统检查：患儿肌张力增强，有不同程度的脑膜刺激征及锥体束征。

（7）实验室检查：①血象检查：白细胞总数多在5日内增高，一般在（10～20）×10⁹/L，中性粒细胞增至80%以上。②脑脊液检查：早期压力增高，白细胞计数多在（50～500）×10⁶/L，分类以淋巴细胞为主（早期以中性粒细胞为主），蛋白轻度增高，糖与氯化物正常。③补体结合试验：乙型脑炎病后2～5周内阳性；血凝抑制试验发病5天后出现阳性，第2周达高峰。

2. 鉴别诊断　流行性乙型脑炎常需与中毒性菌痢（疫毒痢）鉴别，两者皆好发于夏季。中毒性菌痢（疫毒痢）起病暴急，突然高热、神昏、抽搐，常出现循环衰竭，作肛门指诊或盐水灌肠检查大便可有脓血，粪便培养可见痢疾杆菌，脑脊液检查无异常。

【辨证论治】

1. 辨证要点　流行性乙型脑炎以热、痰、风辨证为纲，急性期同时辨卫、气、营、血，全病程结合虚实、表里辨证。

（1）辨别热证　初期以表热证为主，发热恶寒，头身疼痛，颈强不舒。但初期后阶段很快转为里热证，即由卫分证转气分证，壮热不退，神烦嗜睡，颈项强直，恶心呕吐。极期热证表现气营两燔，持续高热，神昏谵语，项强抽搐，脉象洪数。极期后阶段热入营血，热势朝轻暮重，胸腹灼热，舌质绛干。恢复期热证多属虚热，阴虚发热者低热延绵，颧红烦闹，口干舌红；营卫不和者低热起伏，汗出不温，面白神萎。

（2）辨别痰证　急性期痰证主要辨无形之痰与有形之痰。无形之痰的主证是心神失主，表现为烦闹、嗜睡、谵妄，重者昏迷不醒；有形之痰的主证是痰壅咽喉，其痰闻之有声、吐之可见，重者与昏迷同见，随时有痰堵窒息之虞。急性期重证患儿往往痰蕴未解，因而神识未能复明。恢复期、后遗症期痰证主要辨痰火与痰浊。痰火证见躁扰不宁，哭闹不安，舌红苔黄腻；痰浊证见痴呆，失语，吞咽困难，喉中痰鸣。

（3）辨别风证　风证的主要表现为抽风。在流行性乙型脑炎疾病的不同阶段，风证的起因不同，临床表现也有区别。初期邪在卫分，可为热扰风动，抽风于热势高时发作，为时短暂，一般不超过2次，发作后神志清醒，是为外风；初期后阶段至极期邪入气分，高热不退，常因邪热炽盛，肝风内动，颈项强直，牙关紧闭，肢体反复强直性抽搐，甚至角弓反张；极期邪入营血之后，热盛阴伤，邪陷心肝动风，表现双目上翻，牙关紧闭，颈项强直，四肢抽动，其昏迷较气分加深，抽搐次数较前减少、持续时间延长，且屡作难止。恢复期及后遗症期的风证，其实证因暑风窜络痹阻气血，证见强直性瘫痪或癫痫发作；其虚证因气阴亏损血瘀筋脉失养，证见肢体不用、肌肉萎软。

2. 治疗原则　流行性乙型脑炎的治疗以清热、豁痰、开窍、息风为法则。急性期以解热为先，暑邪在表，宜清暑透表，佐以芳香化湿，使邪从外泄；暑邪入里，宜苦寒清热，佐以通腑泄热；邪郁化火，入营入血，则宜苦寒合咸寒清营泻火。结合痰证、风证，施以开窍豁痰，镇惊息风等法。恢复期及后遗症期治以扶正祛邪：余邪未尽，虚热不退，治以养阴清热或调和营卫；痰蒙清窍，神识不明，治以豁痰开窍或泄浊醒神；内风扰动，肢体失用，治以益气活血祛风或搜风通络舒筋。

3. 分证论治

（1）初期、极期（急性期）

①邪犯卫气

证候　突然发热，微恶风寒，或但热不寒，头痛不舒，颈项强硬，无汗或少汗，口渴引饮，常伴恶心呕吐，或见抽搐，神烦不安或嗜睡，舌质偏红，舌苔薄白或黄，脉象浮数或洪数。

辨证　本证见于疾病初期，起病急骤，以暑温初发、卫气同病为特征。卫分证见发热恶寒，头身疼痛，颈强不舒；气分证见但热不寒，烦闹口渴，脉象洪数。暑多夹湿，故患儿又常见头身困重，恶心呕吐，嗜睡，苔腻等症。需要注意的是，本病传变迅速，见卫分证则当知其必迅传气分，须早用清气，以截邪势。本病邪属暑温，常夹湿伤人，与风温病卫分、气分证表现有所不同，亦须辨识。

治法　辛凉解表，清暑化湿。

方药　偏卫分证用新加香薷饮加减。常用香薷解表透暑；连翘、金银花解表清热；淡豆豉、扁豆花、厚朴化湿解暑。

胸闷作呕，舌苔白腻，加用白蔻仁、藿香、佩兰化湿和胃；表证明显加荆芥、鲜荷叶、西瓜翠衣、菊花解暑透热；颈项强直加葛根、僵蚕、蝉蜕解痉祛风。如卫分证未除，气分热已盛，选用银翘白虎汤。

偏气分证用白虎汤加减。常用生石膏清泄气分之热；知母、生甘草协生石膏清热而护阴；大青叶、黄芩、玄参清热解毒；钩藤、僵蚕息风止痉；竹茹、藿香化湿和胃。

汗出热不解，神疲嗜睡，加佩兰、滑石、石菖蒲清暑化湿；腹满苔腻加苍术、厚朴燥湿除满；热盛便秘加生大黄、全瓜蒌通腑泄热，或用凉膈散表里双解。

②邪炽气营

证候　壮热不退，头痛剧烈，呕吐频繁，口渴引饮，颈项强直，烦躁不安，或神昏谵语，四肢抽搐，喉间痰鸣，呼吸不利，大便干结，小便短赤，舌质红绛，舌苔黄腻，脉数有力。

辨证　本证为暑邪由卫表入里传入气营，或暑邪炽盛，直入气营，形成气营两燔、三焦火炽之证。证候以高热、昏迷、抽风的暑温三大主症为特征。偏气分证：壮热有汗，口渴引饮，烦躁不安；偏营分证：神志昏迷，四肢抽搐，舌质红绛。

治法　清气凉营，泻火涤痰。

方药　清瘟败毒饮加减。常用生石膏、水牛角清气凉营；生地黄、知母、牡丹皮凉营滋阴；黄连、黄芩、石菖蒲、大青叶清热解毒；甘草甘平调和诸药。

头项疼痛，哭吵不安加杭菊花、僵蚕、蔓荆子解热止痛；呕吐频繁加生姜、竹茹和胃止呕；抽搐频繁加羚羊角粉、钩藤，合安宫牛黄丸清热镇惊；喉间痰鸣，烦躁谵语加天竺黄、鲜竹沥，合猴枣散化痰开窍；高热，腹胀，便秘，加生大黄、玄明粉泻火通腑；口干唇燥，小便短赤，加用鲜生地、西瓜汁清暑生津。面白肢厥，呼吸不利加独参汤益气固脱；汗出如珠，脉微欲绝用参附龙牡救逆汤以回阳救逆。

③邪入营血

证候　热势起伏不退，朝轻暮重，神识昏迷，两目上视，口噤项强，反复抽搐，四肢厥冷，胸腹灼热，二便失禁，或见吐衄，皮肤斑疹，舌质紫绛少津，舌苔薄，脉沉细数。

辨证　本证暑邪进一步深入，邪正相争，正不胜邪，邪入营血，以伤津耗阴为特征。证候特点为身热起伏不退，昏迷加深，反应低下，时时抽搐，或见动血，舌质紫绛少津。

治法　凉血清心，增液潜阳。

方药　犀角地黄汤合增液汤加减。常用水牛角、牡丹皮、赤芍、板蓝根清营凉血解毒；鲜生地、玄参、麦门冬增液潜阳；竹叶心、连翘清心除烦。

高热不退加龙胆草、黄连清热泻火；频繁抽搐加羚羊角粉、钩藤息风止痉；喉间痰鸣，神志模糊加天竺黄、石菖蒲、矾郁金化痰开窍；昏迷不醒加服安宫牛黄丸清心开窍。四肢厥冷，加用参附注射液静脉滴注；脉微细欲绝，加用生脉注射液静脉滴注。

（2）恢复期、后遗症期

①阴虚内热

证候　低热不退，或呈不规则发热，两颧潮红，手足心灼热，虚烦不宁，时有惊惕，咽干口渴，大便干结，小便短少，舌质红绛，舌苔光剥，脉象细数。

辨证　本证见于恢复期，暑邪渐退，然阴液耗伤、余邪未尽。以低热不已，两颧潮红，手足心灼热，咽干口渴，舌质红绛为特征。

治法　养阴清热。

方药　青蒿鳖甲汤合清络饮加减。常用青蒿、地骨皮内清虚热；鳖甲、生地黄、玄参养阴清热；鲜芦根、丝瓜络、西瓜翠衣清热生津除烦。

大便秘结加瓜蒌仁、火麻仁润肠通便；虚烦不宁加胡黄连、莲子心清心除烦；惊惕虚烦加钩藤、珍珠母安神除烦。

②营卫不和

证候　身热时高时低，面色苍白，神疲乏力，多汗出而不温，四肢发凉，大便溏薄，小便清长，舌质胖嫩，舌淡苔白，脉象细数无力。

辨证　本证见于恢复期，病后失调，或余邪未尽，卫阳受损，卫外不固，营阴外泄。以身热起伏，多汗出而不温，体虚易感为特征。

治法　调和营卫。

方药　黄芪桂枝五物汤加减。常用桂枝、生姜、白芍调和营卫；黄芪、白术、大枣、甘草健脾益气；煅龙骨、煅牡蛎、浮小麦敛阴止汗。

神疲乏力加太子参、怀山药益气健脾；纳呆便溏加鸡内金、焦山楂和胃消食；感寒流涕加苏叶、防风解散表寒。

③痰蒙清窍

证候　神识不清，或见痴呆，语言不利，或见失语，吞咽困难，口角流涎，喉间痰鸣，舌质胖嫩，舌苔厚腻，脉象濡滑。

辨证　本证见于恢复期、后遗症期，痰浊内闭，清窍被蒙。以神识呆滞，吞咽困难，喉间痰鸣，舌苔厚腻为特征。

治法　豁痰开窍。

方药 涤痰汤加减。常用胆南星、半夏、天竺黄、石菖蒲化痰开窍；陈皮、郁金、枳壳、瓜蒌皮理气化痰。

四肢抽搐加全蝎、蜈蚣、僵蚕镇惊息风。痰涎壅盛，喉间痰鸣，可用礞石粉2份、月石粉1份、玄明粉1份，混匀，每服1～3g，1日3次，以泄浊化痰。

④痰火内扰

证候 号叫哭吵，狂躁不宁，手足躁动，或虚烦不眠，神识不清，咽喉干燥，口渴欲饮，舌质红绛，舌苔黄腻，脉数有力。

辨证 本证见于恢复期、后遗症期，热郁肝胆，痰热互结，扰乱心神。以狂躁不宁，神识不清，舌质红绛，舌苔黄腻为特征。

治法 涤痰泻火。

方药 龙胆泻肝汤加减。常用龙胆草、栀子、黄芩泻火清心；天竺黄、胆南星、青礞石涤痰降气；当归、生地黄、白芍、甘草养阴安神。

躁扰不眠，加生龙骨、灵磁石、远志安神定志；狂躁不宁加朱砂（水飞）0.1～0.2g，每日3次，以镇惊安神。

⑤气虚血瘀

证候 面色萎黄，肢体不用，僵硬强直，或震颤抖动，肌肉萎软无力，神疲倦怠，容易出汗，舌质偏淡，舌苔薄白，脉象细弱。

辨证 本证见于恢复期、后遗症期，乃热病后气血受损，气虚血瘀，筋脉肌肉失养。以神疲倦怠，易感多汗，肌肉萎软，肢体不用为特征。

治法 益气养阴，活血通络。

方药 补阳还五汤加减。常用黄芪、当归、鸡血藤益气养血；川芎、红花、赤芍活血化瘀；桂枝、桑枝、地龙通经活络。

肢体强直，加白芍、生地黄、乌梢蛇滋阴祛风；肢体震颤，加阿胶、鳖甲、鸡子黄养血息风；肌萎瘦削，加人参、茯苓、五加皮补气生肌。并结合中药外治、针灸、推拿等方法治疗。

⑥风邪留络

证候 肢体强直瘫痪，关节僵硬，或有角弓反张，或有癫痫发作，舌苔薄白，脉细弦。

辨证 本证见于恢复期、后遗症期，乃余邪未尽，风邪内窜，留注经络，气血痹阻。以肢体呈强直性瘫痪为特征。

治法 搜风通络，养血舒筋。

方药 止痉散加味。常用蕲蛇（或乌梢蛇）、全蝎、蜈蚣、僵蚕、地龙搜风通络；当归、生地黄、白芍滋阴柔筋；红花、鸡血藤活血化瘀。

角弓反张，加葛根、钩藤舒筋活络；癫痫发作，加羚羊角粉、胆南星、天麻、钩藤息风定痫。

【其他治疗】

1. 中药成药

（1）清开灵注射液 每次10～20ml，加入10%葡萄糖注射液100～250 ml中静脉滴注，

1日1次。用于急性期各证。

（2）小儿羚羊散　每服：1岁者0.3g，2岁者0.375g，3岁者0.5g，1日3次。用于急性期高热不退。

（3）琥珀镇惊丸　每服1丸，1日2～3次，3岁以下酌减。用于急性期痰热壅盛，神昏抽搐。

2. 外治疗法　安宫牛黄丸1粒，大黄苏打片10片。加入温水100ml溶解，作保留灌肠。用于急性期腑实高热，神昏抽搐。

3. 推拿疗法

（1）掐天庭，掐人中，掐老龙，掐端正，掐二人上马，掐精宁，掐威灵，捣小天心，拿曲池，拿肩井，拿委中，拿昆仑。每日1～2次，连续1～2天。镇惊息风。用于急性期高热抽搐。

（2）清心经，清肺经，清肝经，推上三关，退六腑，清天河水，按天突，推天柱，推脊，按丰隆。清热豁痰，清心开窍。用于急性期神识昏迷。

4. 针灸疗法

（1）体针　急性期取百会、风府、风池、大陵、后溪、涌泉、气海。用泻法，据症情可留针20分钟至4小时不等。高热加曲池、大椎、委中，委中以三棱针点刺出血，余穴用凉泻法，留针20分钟；昏迷加十宣、印堂，均刺血，气海以艾条雀啄灸，直至神志清醒；抽搐加水沟、身柱、合谷、太冲，用泻法，持续运针至搐止，并留针2～4小时以防复发；呼吸衰竭可深刺会阴、涌泉两穴，并大幅度捻转提插，持续运针15～20分钟；循环衰竭以艾条灸百会、气海两穴，使局部皮肤灸起小泡，内关穴取平补平泻法，持续运针15～20分钟；尿潴留加关元、曲骨、三阴交，其中关元可透曲骨穴，反复施以泻法，亦可应用震颤法，取三阴交穴，平补平泻法，须针至有尿感后出针。治疗间隔视病情而定，轻者每日2～3次，重者6小时1次。原则上在第1次针刺体温下降后，再施第2次针灸治疗。

恢复期、后遗症期取大椎、曲池、足三里、四神聪、风池。针刺平补平泻法。舒筋活络，行气化滞。用于肢体不用。

（2）头针　运动区、舞蹈震颤区、语言区、感觉区。配合体针：失语加哑门、廉泉、通里；角弓反张加神门、筋缩、内关、大陵、肾俞；肌肉拘挛，肢体瘫痪，针刺曲池透少海，阳陵泉透阴陵泉；阴虚内热加三阴交、大钟、水泉。实证用泻法，虚证用补法。1日1次，7日为1疗程，间隔2～3日，再作第2个疗程。

5. 西医治疗

（1）急性期高热应用物理降温，可选冰敷、酒精擦浴、冷盐水灌肠等，但应避免引起寒战。应用药物降温，可选安乃近肌内注射，或口服扑热息痛等。超高热者，可行亚冬眠疗法，选用氯丙嗪，或合用异丙嗪肌内注射，防止高热引起抽搐。宜将体温控制在39℃以下。

（2）保持呼吸道通畅，及时给氧，吸引分泌物，清除痰液。如痰液黏稠者，可选用糜蛋白酶、庆大霉素雾化吸入，必要时作气管切开以利吸痰。

（3）乙型脑炎出现脑水肿、颅内高压症，须应用脱水剂抢救治疗，可选用甘露醇、山梨醇及利尿剂，或应用东莨菪碱。

（4）反复惊厥者，在用慢作用的抗惊厥药物为基础定时用药的同时，发作时用速效止痉剂，如地西泮静脉缓注。

（5）出现呼吸衰竭者，在应用降低颅压药物的同时，应用呼吸中枢兴奋剂，如洛贝林、可拉明或回苏林，肌内注射或静脉滴注。必要时行气管插管，使用呼吸机。

【预防与调护】

1. 预防

（1）搞好环境卫生，做好防蚊灭蚊工作，消灭孑孓。

（2）控制传染源，做好疫情报告，对病人应早期发现，及时治疗，早期隔离（一般需隔离至体温正常）。

（3）预防接种乙型脑炎灭活疫苗。

2. 调护

（1）患儿居室应保持凉爽通风，室温宜保持在 30℃ 以下，病室保持安静，配备抢救药品及氧气、吸痰器等。

（2）密切观察患儿的体温、呼吸、脉搏、血压、面色及瞳孔大小、神识变化等，以便必要时及时处理。

（3）注意患儿五官和皮肤的清洁，可用生理盐水或 1∶5000 呋喃西林液清洁眼、鼻、口腔等。

（4）昏迷患儿需经常翻身，拍背，更换体位，防止呼吸道梗阻及褥疮发生。

（5）急性期宜流质饮食，供给充足水分，必要时进行鼻饲。恢复期应注意逐渐增加营养。

（6）恢复期要早期进行被动性功能锻炼，使患儿肢体运动功能尽早恢复。

【医案选读】

案一　向某，男，3 岁。因高热、嗜睡伴呕吐 3 天，于 1982 年 7 月 15 日入院。

体温 40.5℃，嗜睡状，左上肢小抽搐，瞳孔等大等圆，颈硬，克氏、布氏、巴氏征阳性。腰穿脑脊液压力高，色清亮，镜检：白细胞 $130 \times 10^6/L$，淋巴细胞 39%。周围血象：白细胞 $18.7 \times 10^9/L$，中性 88%，淋巴 12%。舌红，苔黄稍腻，脉象数疾。以辛凉芳香之剂，清泻阳明暑热。生石膏（先煎）100g，银花 10g，知母 10g，大青叶 10g，板蓝根 15g，黄连 5g，黄芩 6g，青蒿 6g，佩兰 6g，钩藤 10g，全蝎 5g，羚羊角（磨水，冲服）2g，安宫牛黄丸 1 粒（分 2 次服）。2 剂，每 6 小时服药 1 次，结合冷敷。

第 2 日，体温开始下降至 39℃，神识转清，仍有时嗜睡，左上肢仍间断抽搐。继续守原方，加蜈蚣 2 条，改服紫雪散 2 支，又服 2 剂。

17 日患儿神识转清，无嗜睡症状，体温下降至 38℃。原方续服 1 剂，紫雪散 2 支。18 日体温降至 38℃ 以下，肢体无抽搐，神识清楚。后以竹叶石膏汤化裁清其余热，痊愈出院。〔舒友元. 加味白虎汤治疗流行性乙型脑炎 78 例临床观察. 湖南中医学院学报. 1993；13（1）：34〕

案二　张某，男，6 岁。1980 年 8 月 9 日入院。

发热头痛 2 天，伴呕吐，项强，神昏谵语，四肢抽搐，舌质红，苔少而黄燥，脉洪数。

测体温 40.2℃。查血：血红蛋白 98g/L。白细胞 21×10⁹/L，中性粒细胞 90％，淋巴细胞 10％。脑脊液：清晰，白细胞 360×10⁶/L，多核细胞为 60％，潘氏试验＋，蛋白 600mg/L。辨证为热入营血，治宜清气凉血，解毒息风。方选白虎汤合清营汤加减：生石膏（先煎）40g，水牛角粉（冲）10g，玄参 12g，生地 12g，连翘 12g，葛根 12g，板蓝根 15g，金银花 15g，钩藤 10g，蜈蚣 2 条。日 2 剂，水煎，分 4 次鼻饲。同时配合西药对症治疗。

8 月 10 日，仍壮热，神昏抽搐不止，体温 40.5℃。邪热仍在气营不解。以上方石膏加大至 60g，日 2 剂，配合安宫牛黄丸鼻饲。

8 月 12 日，热势较前下降，呕吐及抽搐减少，唯昏迷不醒，舌红，苔黄燥而少，脉沉数，发病后未大便，按压腹部可触及干燥粪块。再通其腑，以冀热得下行。处方：生石膏（先煎）60g，知母 6g，水牛角粉（冲）10g，玄参 12g，生地 12g，连翘 12g，麦冬 12g，钩藤 10g，蜈蚣 2 条，板蓝根 15g，大黄（后下）10g，芒硝（溶）10g。日 2 剂，水煎分 4 次鼻饲。

次日大便两行，质略溏，体温 38.1℃，神清，且能进糜粥。后以三甲复脉汤加减调治而愈，无后遗症。〔冯步珍．辨证治疗小儿流行性乙型脑炎 115 例．陕西中医．1990；11 (7)：301〕

第九节　百　日　咳

百日咳是小儿时期感受百日咳时邪（百日咳杆菌）引起的肺系传染病，临床以阵发性痉挛性咳嗽和痉咳末伴有较长的鸡鸣样吸气性吼声为特征。中医学以其咳嗽特征称之为"顿嗽"、"顿呛"，又因其具有传染性，故称为"疫咳"、"天哮呛"。

本病一年四季均可发生，但以冬春季节多见。因小儿肺常不足，易于感受百日咳时邪，5 岁以下小儿最易发病，年龄愈小，病情大多愈重，10 岁以上儿童较少发病。本病病程较长，如不及时治疗，可持续 2～3 个月以上。重证或体弱婴儿因体禀不足，正气亏虚，若痰热壅盛，闭阻于肺，易并发肺炎喘嗽；若痰热内陷心肝，则可致昏迷、抽搐之变证。近年来，由于广泛开展百日咳菌苗的预防接种，百日咳发病率已大为降低，但是，临床上由副百日咳杆菌、腺病毒等病原引起的百日咳综合征仍较常见，两者症状相似，后者相对较轻，辨证论治的方法则基本相同。

【病因病机】

本病病因为感受百日咳时邪所致。百日咳时邪侵入肺系，夹痰交结气道，导致肺失肃降，肺气上逆为其主要病因病机。百日咳病变脏腑以肺为主，初犯肺卫，继则由肺而影响肝、胃、大肠、膀胱，重者可内陷心肝。

小儿肺常不足，易感时邪，年龄愈小，肺愈娇弱，感邪机会愈多。病之初起，百日咳时邪从口鼻而入，侵袭肺卫，肺卫失宣，肺气上逆，故以肺失清肃的卫表症状为主，有寒、热之不同。继而疫邪化火，痰火胶结，气道阻塞，肺失宣肃，气逆上冲，咳嗽加剧，而见痉咳阵作，连连不已，需待胶阻之痰涎吐出方可暂缓。由于时邪与伏痰胶结日久，除造成肺气上逆外，还常累及他脏，如气逆犯胃则呕吐，气逆犯肝则两胁作痛，气逆化火伤络则衄血、目睛出血、痰中带血等。又肺为水之上源，与大肠相表里，肺气宣降失令，则大肠、膀胱失约，故痉咳时可见二便失禁、面目浮肿。病之后期，由于病程日久，邪气渐退，但正气耗损，肺脾亏虚，多见气阴不足证候。

年幼、体弱小儿若罹患此病，由于不耐时邪痰热之侵，在病之痉咳期可发生变证。若痰热壅盛，闭阻于肺，则壮热咳喘，痰涌气急，并发肺炎喘嗽；若邪热内陷心肝，则可致昏迷、抽搐之变证。

【临床诊断】

1. 诊断要点

（1）根据流行病学资料，未接种百日咳菌苗，有百日咳接触史。

（2）本病的临床诊断应注意几个特殊症状、体征。发病初期感冒症状逐渐减轻，而咳嗽反增；阵发性痉咳，咳嗽末有鸡鸣样吸气性回声，日轻夜重；面目浮肿，目睛出血，舌系带溃疡等。

①初咳期：自发病起至出现痉咳止，1～2周。症状类似感冒，可有发热，咳嗽，流涕及喷嚏等。2～3天后热退，鼻塞、流涕渐消失，但咳嗽日渐加重，逐渐发展为阵发性痉挛性咳嗽。

②痉咳期：自痉咳开始至痉咳停止，持续2～6周或更久，以阵发性、痉挛性咳嗽为特征。每次咳嗽十数声或数十声不止，咳嗽末有鸡鸣样吸气性回声。如此反复，并常咳出黏稠痰液或将胃内容物吐出后咳嗽方才暂缓。痉咳时，患儿可见两眼圆睁，面赤腰曲，牵引两胁，颈引舌伸，屈肘握拳，涕泪交流。痉咳久后，颜面眼胞浮肿，目睛出血，或痰中带血，舌下系带因舌体外伸反复摩擦而发生溃疡。痉咳日轻夜重，常因进食、气味刺激、尘埃烟雾刺激、情绪波动及气温骤变等因素而诱发。新生儿及小婴儿则常发生呛咳憋气，唇面青紫，二便失禁，甚则惊厥抽搐，但可不出现典型痉咳症状。

③恢复期：痉咳消失至咳嗽停止为2～3周。阵咳发作次数减少，咳嗽减轻，逐渐痊愈。有些病例在恢复期或病愈后，因烟熏、冷空气等刺激或感冒时，又可引起痉咳。

（3）部分患儿可有合并症，如肺炎、脑病。好发于年龄幼小、病情严重及体弱儿童。

①肺炎：多因合并细菌感染。症见发热持续不退，咳嗽气促，甚则呼吸困难、口唇发绀，肺部可闻及湿性啰音，或呼吸音减低等。

②脑病：因百日咳杆菌内毒素引起中毒性脑病，出现脑水肿。症见头痛呕吐，抽搐昏迷，严重者深度昏迷、反复抽搐、瞳孔不等大、对光反射迟钝或消失、呼吸微弱。但在病程中，也有因痉咳剧烈，造成脑缺血缺氧或脑出血而致抽搐昏迷者。

（4）实验室检查

①血象：初咳期末及痉咳期白细胞总数升高，可达（20～40）×10⁹/L，淋巴细胞升高，可达60%～80%。并发肺炎者，白细胞总数增加，淋巴细胞相对减少。

②细菌培养：用咳碟法或鼻咽拭子法作细菌培养，有百日咳杆菌生长。在疾病第1周阳性率高达90%，以后降低。

③荧光抗体检查：鼻咽拭子涂片作直接荧光抗体染色阳性。该法具有阳性率高、特异性强和诊断快速等优点。

④血清学检查：用酶联免疫吸附试验检查血清中百日咳特异性 IgM、IgG、IgA 抗体，有早期诊断价值。

⑤分子生物学检测：用 PCR 检测鼻咽分泌物百日咳杆菌 DNA，具有快速、敏感、特异性强等优点。

2. 鉴别诊断

（1）支气管炎与肺炎　有时也可有痉挛性咳嗽，但多在起病后几日内出现，咳后无鸡鸣样吸气声；肺炎患儿无淋巴细胞明显增多，肺部有中细湿啰音，胸片有肺部炎性改变。

（2）百日咳综合征　副百日咳杆菌及腺病毒、呼吸道合胞病毒等均可引起类似百日咳的痉挛性咳嗽，称为百日咳综合征。主要依靠病原体分离或血清学检查进行鉴别。

【辨证论治】

1. 辨证要点　百日咳可按初咳期、痉咳期、恢复期分阶段辨证。初咳期邪犯肺卫辨风寒、风热，咳嗽痰稀色清、鼻流清涕者为风寒；咳嗽痰黄稠黏、鼻流浊涕者为风热。痉咳期痰阻肺络辨痰火、痰浊：痉咳痰黄稠难咯、目赤鼻衄、舌红为痰火伏肺；痉咳痰稀色清易咯、舌淡质润苔白为痰浊阻肺。恢复期邪去正伤，辨阴虚、气虚：干咳痰少、音哑低热口干为阴虚；咳而无力、痰稀自汗神疲为气虚。

2. 治疗原则　本病主要病机为痰气交阻，肺气上逆，故其治法重在涤痰清火，泻肺降逆。初咳期以温散祛寒宣肺、疏风清热宣肺为主法；痉咳期以涤痰降气、泻肺清热为主法；恢复期以养阴润肺、益气健脾为主法。本病主证虽呛咳不已，但不可妄用止涩之药，以防留邪为患。痉咳期痰火证居多，不可早用滋阴润肺之品，以防痰火不清，病程迁延难愈。

3. 证治分类

（1）邪犯肺卫（初咳期）

证候　本病初起，一般均有咳嗽，喷嚏，鼻塞流涕，或有发热，2～3 天后咳嗽日渐加剧，日轻夜重，痰稀白、量不多，或痰稠不易咯出，咳声不畅，但尚未出现典型痉咳，舌苔薄白或薄黄，脉浮。

辨证　本证见于起病后 1 周以内，有外感咳嗽的一般症状，数天后外感症状减而咳嗽加重，连声咳嗽，日轻夜重，应考虑为本病。辨其寒热，风寒犯肺者鼻流清涕，咳痰清稀易咯；风热犯肺者鼻流浊涕，咳嗽，痰黄黏稠。本证以风热犯肺或风寒化热者居多。

治法　疏风祛邪，宣肺止咳。

方药　三拗汤加味。常用麻黄辛温宣肺；甘草佐麻黄辛甘发散肺卫之邪；杏仁、瓜蒌皮、浙贝母化痰止咳；桑叶、炙紫菀、枇杷叶宣肺止咳。

偏风寒者，加苏叶、百部、陈皮辛温宣肺化痰；痰多色白者，加半夏、茯苓、枳壳燥湿化痰止咳；偏风热者，加菊花、连翘、黄芩祛风清热宣肺；痰黄而黏稠者，加胆南星、鲜竹沥、黛蛤散清化痰热。

（2）痰火阻肺（痉咳期）

证候　咳嗽连作，持续难止，日轻夜重，咳剧时咳后伴有深吸气样鸡鸣声，吐出痰涎及食物后，痉咳才能暂时缓解，但不久又复发作。轻则昼夜痉咳 5～6 次，重则多达 40～50 次。每次痉咳多出于自发，亦可由外因，如进食、用力活动、闻到刺激性气味、情绪激动时常易引起发作。一般痉咳 3 周后，可伴有目睛红赤，两胁作痛，舌系带溃疡，舌质红，苔薄黄，脉数。

年幼及体弱的婴幼儿此期可发生变证，如咳嗽气急、痰鸣鼻煽、憋气窒息、面唇青紫的痰热闭肺证；或神识昏糊、四肢抽搐、口吐涎沫的邪陷心肝证。

辨证 本证一般从发病第 2 周开始，可持续 2～6 周，以阵发性痉咳为主要症状。本病痉咳期以痰火证为多，以连续痉挛性咳嗽、痰稠色黄难咯、目赤鼻衄舌红为特征；少数为痰浊证，以痉咳阵作、痰稀色清易咯、舌质淡润苔白为特征。

本病时邪郁而化热化火，熏肺炼液为痰，痰火交结，不仅造成肺气宣肃失司，而且碍滞气机、病涉其他脏腑。痉咳不止，泛恶呕吐，是肺气上逆，胃失和降；痉咳连作，目睛出血，是肺热痰阻，肝火上炎；痉咳频频，胁肋胀痛，是肺失肃降，肝气横逆；痉咳久发，舌系溃疡，是痰火阻肺，心火上炎。

若患儿年幼体弱，肺脏娇弱，痰热蕴肺不解，见咳嗽气急、痰鸣鼻煽、憋气紫绀，是痰热闭肺的肺炎喘嗽变证；见神昏、抽搐，则是邪陷心肝的变证。

治法 泻肺清热，涤痰镇咳。

方药 桑白皮汤合葶苈大枣泻肺汤加减。常用桑白皮、黄芩、鱼腥草、浙贝母清泄肺热，化痰止咳；葶苈子、苏子、胆南星降逆化痰；前胡、杏仁、百部肃肺止咳；黄连、栀子泻火泄热。

痉咳频作者，加僵蚕、蜈蚣解痉镇咳；呕吐频频，影响进食者，加代赭石、枇杷叶、紫石英镇逆降气；两目红赤者，加龙胆草清泄肝火；胁痛者，加柴胡、郁金、桃仁疏肝活血；咯血、衄血者加白茅根、侧柏叶、参三七凉血止血；咳痰清稀，加半夏、莱菔子燥湿涤痰；呛咳少痰，舌红少苔者，加沙参、麦门冬润肺止咳。

邪盛正虚，发生变证时，应随证论治。痰热闭肺证，治宜开肺清热、涤痰定喘，选用麻杏石甘汤加味，窒息紫绀时紧急予以吸痰、吸氧。邪陷心肝证，治宜泻火涤痰，息风开窍，选用羚角钩藤汤、牛黄清心丸等方，待神清搐止再继续治疗百日咳。

（3）气阴耗伤（恢复期）

证候 痉咳缓解，咳嗽逐渐减轻，仍有干咳无痰，或痰少而稠，声音嘶哑，伴低热，午后颧红，烦躁，夜寐不宁，盗汗，口干，舌红，苔少或无苔，脉细数。或表现为咳声无力，痰白清稀，神倦乏力，气短懒言，纳差食少，自汗或盗汗，大便不实，舌淡，苔薄白，脉细弱。

辨证 气阴耗伤见于病之后期。肺阴亏虚者，多由痉咳期邪热痰火熏肺，肺之阴津耗伤，肺燥咽喉失濡，故证候以干咳少痰、声音嘶哑、低热盗汗、烦躁少宁、舌红苔少为特征。

肺气不足者，多由脾气素虚，痰浊阻肺，痉咳日久，耗散正气，故证候以咳嗽无力、痰白清稀、神倦乏力、纳差食少、舌淡苔薄白为特征。

治法 养阴润肺，益气健脾。

方药　肺阴亏虚证用沙参麦门冬汤加减。常用沙参、麦门冬、玉竹、石斛润养肺阴；桑叶、天花粉、炙冬花、川贝母润肺止咳；芦根、甘草生津利咽。

咳嗽时作，加桔梗、杏仁宣肺止咳；干咳无痰，加百合、阿胶、生地黄润肺止咳；盗汗甚者，加地骨皮、浮小麦、煅牡蛎清热敛汗；声音嘶哑者，加木蝴蝶、胖大海、凤凰衣清咽开音；大便干结者，加麻仁、全瓜蒌润燥通便。

肺脾气虚证用人参五味子汤加减。常用党参、茯苓、白术、甘草、生姜、红枣健脾养胃；五味子敛肺纳气；百部、白前宣肺止咳。

痰稀量多，加半夏、陈皮燥湿化痰；咳嗽不止，加川贝母、炙冬花化痰止咳；不思饮食者，加砂仁、神曲、鸡内金助运开胃。

【其他治疗】

1. 中药成药

(1) 鹭鸶咳丸　每服1丸，1日2～3次。用于邪犯肺卫证、痰火阻肺证。

(2) 二冬膏　每服5～10g，1日2次。用于肺阴不足证。

2. 单方验方

(1) 胆汁疗法：新鲜鸡胆汁，加白糖适量，调成糊状，蒸熟服。每日每岁1/2只，最多不超过3只，分2次服，连服5～7日。用于痰火阻肺证。

(2) 大蒜疗法：紫皮大蒜，制成50%糖浆。5岁以内每次5～10 ml，5岁以上每次10～20ml，每日3次，连服7日。用于痉咳期。

(3) 蜈蚣、甘草等分，为末。每服1～2g，1日3次，蜜水调服。用于痉咳期。

(4) 百部10g，白前10g，白梨（清水洗净，连皮切碎）1个。同煮，加少量白糖，去渣饮汤，1日2～3次，连服5～6天。用于痉咳期。

3. 推拿疗法　逆运八卦，退六腑，推脾经，揉小横纹。1日1次，10次为1疗程。用于痉咳期。

4. 针灸疗法

(1) 刺四缝　常规消毒后点刺出黏液，左右手交替，治疗7～14日。用于痉咳期及恢复期。

(2) 针刺　主穴取合谷、尺泽、肺俞，配穴取曲池、丰隆、内关。泻法，不留针。1日1次，5次为1疗程。用于痉咳期。

【预防与调护】

1. 预防

(1) 按时接种白百破三联疫苗。

(2) 易感儿在疾病流行期间避免去公共场所。

(3) 发现百日咳患儿要及时隔离4～7周。

(4) 与百日咳病儿有接触史的易感儿应观察3周，并服中药预防，如鱼腥草或鹅不食草，任选1种，15～20g，水煎，每日1剂，连服5天。

2. 调护

(1) 居室空气新鲜，但又要防止受凉，避免接触烟尘、异味、辛辣等刺激物。

（2）注意休息，保证充足睡眠，保持心情愉快，防止精神刺激、情绪波动。

（3）饮食富营养易消化，避免煎炸辛辣酸咸等刺激性食物。宜少食多餐，防止剧咳时呕吐。幼小患儿要注意防止呕吐物呛入气管，避免引起窒息。

【医案选读】

马某，女，6岁。因呛咳顿作20余日来诊。

患儿呛咳顿作，以夜间为甚，咳时面红耳赤，涕泪俱下，每次发作必咳出稠痰和食物始休止，反复不已，有时鼻衄，口干欲饮，眼睑浮肿，入暮低热，小便黄赤，大便秘结，舌上少津，脉象滑数。证属热郁生痰，痰热交蒸上扰。治以清热豁痰，降逆止咳。处方：芦根30g，桃仁10g，生苡仁10g，冬瓜仁10g，苏子10g，葶苈子3g，车前子（包煎）15g，钩藤10g，炙枇杷叶10g，白茅根30g，制军10g。每日1剂，加用鹭鸶咳丸，早晚各服1丸。

连服3日后复诊：服药后呛咳大减，吐痰较爽，鼻衄未作，大便亦通，惟入暮尚有低热，眼睑微肿，舌苔较润，脉仍滑数。为痰热逗留，尚未尽解，再拟原方加减，以固其效。处方：芦根30g，桃仁10g，生苡仁10g，冬瓜仁10g，车前子（包煎）15g，知母10g，川贝母5g，黄芩10g，炙枇杷叶10g。每日1剂，鹭鸶咳丸早晚各服1丸。数日后病渐痊愈。

〔何珉，等．中医儿科学．第1版．贵阳：贵州人民出版社．1990：270〕

第九章
寄生虫病

第一节　蛔　虫　病

蛔虫病是感染蛔虫卵引起的小儿常见肠道寄生虫病，以脐周疼痛、时作时止、饮食异常、大便下虫、或粪便镜检有蛔虫卵为主要特征。蛔虫又称长虫，古字"蚘"、"蚘"亦通"蛔"。成虫寄生小肠，劫夺水谷精微，妨碍正常的消化吸收，严重者影响儿童生长发育。

本病无明显的季节性。农村感染率高于城市，这与粪便污染和卫生习惯不良有密切关系。小儿由于脾胃薄弱，未养成良好的卫生习惯，故感染率高于成人，尤多见于3～10岁的儿童。蛔虫病有不同表现，轻者可无症状，或仅见脐周时有疼痛；重者可能出现并发症，其中以蛔厥证、虫瘕证多见，应积极救治。

我国古代对于肠道虫证记载很早，《素问·咳论》说："胃咳之状，咳而呕，呕甚则长虫出。"《灵枢·厥病》说："肠中有虫瘕及蛟蛕……心肠痛憹作痛肿聚，往来上下行，痛有休止，腹热喜渴涎出者，是蛟蛕也。"《金匮要略·趺蹶手指臂肿转筋阴狐疝蛕虫病脉证治》提出："蛕厥者，乌梅丸主之。"对于蛔虫寄生于肠腑及其产生的并发症已有明确论述。后代则在此基础上，不断丰富了对于蛔虫病的认识及治疗方法。

【病因病机】

蛔虫病的发生，主要是吞入了感染性蛔虫卵所致。小儿缺乏卫生常识，双手易接触不洁之物，又喜吮手指，以手抓取食物，或食用未洗尽的生冷瓜果，或饮用不洁之水，以致食入虫卵，进入胃肠，形成蛔虫病。此外，饮食不节，过食生冷油腻，损伤脾胃，积湿成热或素体脾胃虚弱，可为蛔虫滋生创造有利条件。如《景岳全书·诸虫》所说："或由湿热，或由生冷，或由肥甘，或由滞腻，皆可生虫……然以数者之中，又惟生冷生虫为最。"指出乱吃生冷不洁之物为最常见的病因。《小儿卫生总微论方·诸虫论》说："人脏腑实强，则不能为害；若脏腑虚弱，则随虫所动而生焉。"指出虫的滋生及致病，与人体脏腑功能的强弱有密切关系。

现代研究表明，误食感染性蛔虫卵进入小肠，胚蚴破壳而出后，经血管移行于肝、心、肺，然后，幼虫沿支气管、气管移行至咽部，再经咽喉吞下，在小肠内发育为成虫。成虫寄生肠道，产生一系列病理变化。

1. 虫踞肠腑　蛔虫寄踞肠内，频频扰动，致肠腑不宁，气机不利。小肠盘复于腹内中部，故腹痛多发生在脐周，虫静则疼痛缓解。蛔虫扰动胃腑，胃气上逆，见呕恶、流涎；蛔虫上逆，形成吐蛔。虫踞肠腑，劫取水谷精微，损伤脾胃，脾失健运，胃滞不化，见食欲异常，饮食不为肌肤。重者面黄肌瘦、精神疲乏，甚至肚腹胀大、四肢瘦弱，形成蛔疳。虫聚肠内，脾胃失和，内生湿热，熏蒸于上，可见龂齿、鼻痒、面部白斑、白睛蓝斑等症。

2. 虫窜入膈 蛔虫好动而尤喜钻孔，特别是受到某些刺激，如寒温不适，使蛔虫受扰时，更易在肠腑中窜动。最常见为蛔虫上窜入膈，钻入胆道而发生蛔厥。虫体阻塞胆道，气机不利，疏泄失常，表现为右上腹部剧烈绞痛，伴有呕吐，或为胆汁、或见蛔虫，甚则肢冷汗出，形成"蛔厥"之证。正如《金匮要略·趺蹶手指臂肿转筋阴狐疝蛔虫病脉证治》中说："蛔厥者，当吐蛔，令病者静而复时烦，此为脏寒，蛔上入膈，故烦。须臾复止，得食而呕。又烦者，蛔闻食臭出，其人当自吐蛔。"

3. 虫聚成瘕 蛔虫性喜团聚。若大量蛔虫壅积肠中，互相扭结，聚集成团，可致肠道阻塞，格塞不通，形成虫瘕。肠腑气机阻塞，不通则痛，故腹痛剧烈，腹部扪之有条索状物；胃失通降，腑气上逆，而见呕恶和大便不通。

【临床诊断】

诊断要点

（1）可有吐蛔、排蛔史。

（2）反复脐周疼痛，时作时止，腹部按之有条索状物或团块，轻揉可散，食欲异常，形体消瘦，可见挖鼻、咬指甲、睡眠磨牙、面部白斑。

（3）合并蛔厥、虫瘕，可见阵发性剧烈腹痛，伴恶心呕吐，甚或吐出蛔虫。蛔厥者，腹痛在右上腹或剑突下，疼痛虽剧烈，但腹部多软，可伴有畏寒发热，甚至出现黄疸。虫瘕者，腹部可扪及虫团，按之柔软可动，多见大便不通。

（4）大便病原学检查应用直接涂片法或厚涂片法或饱和盐水浮聚法检出粪便中蛔虫卵，即可确诊，但粪检未查出虫卵也不能排除本病。

【辨证论治】

1. 辨证要点 本病以六腑辨证为纲。肠虫证最为多见，虫踞肠腑，多为实证，以发作性脐周腹痛为主要症状。蛔厥证蛔虫入膈，窜入胆腑，腹痛在剑突下、右上腹，呈阵发性剧烈绞痛，痛时肢冷汗出，多有呕吐，且常见呕吐胆汁和蛔虫，证属寒热错杂，病初多偏寒，继之渐化热。虫瘕者虫团聚结肠腑，腹部剧痛不止，阵发性加重，腹部可扪到条索状或团状包块，伴有剧烈呕吐，大便多不通。

2. 治疗原则 本病治疗以驱蛔杀虫为主，辅以调理脾胃之法。具体应用，当视患儿体质强弱区别对待。体壮者，当先驱虫，后调脾胃；体弱者，驱虫扶正并举；体虚甚者，应先调理脾胃，继而驱虫。如病情较重，腹痛剧烈，或出现蛔厥、虫瘕等并发症者，根据蛔"得酸则安、得辛则伏、得苦则下"的特性，先予酸、辛、苦等药味，以安蛔止痛治标，也可以标本兼施，安蛔、驱虫、通下并用，使胆腑、肠腑通利，腹痛较快缓解。本病腹痛，可配合外治、针灸、推拿等法。如并发症严重，经内科治疗不能缓解者，应考虑手术治疗。

3. 证治分类

（1）肠虫证

证候 脐腹部疼痛，轻重不一，乍作乍止；或不思食，或嗜异食；大便不调，或泄泻，或便秘，或便下蛔虫；面色多黄滞，可见面部白斑，白睛蓝斑，唇内粟状白点，夜寐龂齿。

甚者，腹部可扪及条索状物，时聚时散，形体消瘦，肚腹胀大，青筋显露。舌苔多见花剥或腻，舌尖红赤，脉弦滑。

辨证　本证为蛔虫病最常见证型。患儿多有饮食卫生习惯不良史，以脐腹疼痛、饮食异常、大便下虫或粪检见蛔虫卵为特征。湿热内蕴，面部常见白斑、睡眠不宁、龄齿；若兼有脾胃虚弱，见不同程度形体消瘦、面色无华；若反复染虫，迁延不愈，形体消瘦，肚腹胀大，可发展成"蛔疳"，此时宜参照"疳证"辨证论治。

治法　驱蛔杀虫，调理脾胃。

方药　使君子散加减。常用使君子、芜荑、苦楝皮杀虫驱蛔，调理脾胃；槟榔杀虫下虫；甘草调和诸药。

腹痛明显加川楝子、延胡索、木香行气止痛；腹胀满，大便不畅加大黄、青皮或玄明粉杀虫泻下；呕吐加竹茹、生姜降逆止呕。

驱虫之后，以异功散或参苓白术散加减，调理脾胃。

虫积日久，脾虚胃热，可用攻补兼施之肥儿丸，杀虫消积，调理脾胃，缓以收功。若发热，咳嗽，哮喘，属于蛔虫幼虫移行症者，按咳喘论治，并予驱虫。

（2）蛔厥证

证候　有肠蛔虫症状。突然腹部绞痛，弯腰屈背，辗转不宁，肢冷汗出，恶心呕吐，常吐出胆汁或蛔虫。腹部绞痛呈阵发性，疼痛部位在右上腹或剑突下，疼痛可暂时缓解减轻，但又反复发作。重者腹痛持续而阵发性加剧，可伴畏寒发热，甚至出现黄疸。舌苔多黄腻，脉弦数或滑数。

辨证　本证以腹部绞痛，呕吐，肢冷为特征。多有肠蛔虫证的病史，常因胃肠湿热，或腹中寒甚，或寒热错杂，使虫体受扰，入膈钻胆，气机逆乱所致。以寒热夹杂多见，偏寒重者呕吐清水，面白肢冷，舌苔白腻，脉缓；偏热重者发热，呕吐胆汁，舌苔黄腻，脉滑数。若并发胆道感染、肝脓肿，甚至腹腔蛔虫，经药物治疗无效者，应及时手术治疗。

治法　安蛔定痛，继之驱虫。

方药　乌梅丸加减。常用乌梅味酸安蛔止痛；细辛、椒目辛能伏蛔；黄连、黄柏苦能下蛔，配伍使用，辛开苦降，和中止呕。干姜、附子、桂枝暖中散寒以安蛔；当归、人参扶持正气；延胡索、白芍行气缓急止痛。

疼痛剧烈加木香、枳壳行气止痛；兼便秘腹胀加生大黄、玄明粉、枳实通便驱虫；湿热壅盛，胆汁外溢，发热、黄疸，去干姜、附子、桂枝等温燥之品，酌加茵陈蒿、栀子、郁金、黄芩、大黄、枳壳清热利湿，安蛔退黄。若确诊为胆道死蛔，不必先安蛔，可直接予大承气汤加茵陈蒿利胆通腑排蛔。

（3）虫瘕证

证候　有肠蛔虫症状。突然阵发性脐腹剧烈疼痛，部位不定，频繁呕吐，可呕出蛔虫，大便不下或量少，腹胀，腹部可扪及质软、无痛的可移动团块。病情持续不缓解者，见腹硬、压痛明显，肠鸣，无矢气。舌苔白或黄腻，脉滑数或弦数。

辨证　本证以脐腹剧痛，伴呕吐、便秘，腹部条索或团状柔软包块，可移动为特征。多先有蛔虫病史，因成虫较多扭结成团，阻塞肠腔而形成。若阻塞不全，尚可排少量大便；完全阻塞则大便不下，腹痛及呕吐较重，并可能出现阴伤，甚至阴阳气不相顺接，阳气外脱。早期先考虑药物、推拿等法治疗，若梗阻不得缓解，出现腹硬、压痛、腹部闻及金属样肠鸣或气过水声，应及时手术治疗。

治法　通腑散结，驱蛔下虫。

方药　驱蛔承气汤加减。常用大黄、玄明粉、枳实、厚朴行气通腑散蛔；乌梅味酸制蛔，使蛔静而痛止；椒目味辛以驱蛔，性温以温脏祛寒；使君子、苦楝皮、槟榔驱蛔下虫。

【其他治疗】

1. 中药成药

（1）化虫丸　每服 2～8g，1 日 1～2 次，空腹或睡前服。用于肠蛔虫证。

（2）复方鹤鸪菜散　每服：1 周岁者 0.3g，2～3 岁者 0.45g，4～6 岁者 0.6g，7～8 岁者 0.9g，10～14 岁者 1.2g，1 日 1 次，清晨空腹温开水送服，连服 3 日。用于肠蛔虫证。

（3）使君子丸　每服 6～10g，1 日 1 次。用于肠蛔虫证。

2. 单方验方

（1）使君子仁，文火炒黄嚼服。每岁 1～2 粒，最大剂量不超过 20 粒，晨起空腹服之，连服 2～3 天。服时勿进热汤热食。平素大便难排者，可于服药后 2 小时以生大黄泡水服，导泻下虫。用于驱蛔。

（2）鹤虱丸。南鹤虱 180g，吴茱萸 150g，橘皮 120g，桂心 90g，槟榔 120g。捣筛，蜜和丸，如梧桐子大。每服 20 丸，蜜汤下，1 日 2 次，渐加至 30 丸，以虫出为度。用于蛔虫腹痛。

（3）椒目 6g，豆油 150ml。油烧开后入椒目，椒目以焦为度，去椒喝油，分 1～2 次喝下。用于虫瘕证。

3. 外治疗法　新鲜苦楝皮 200g，全葱 100g，胡椒 20 粒。共捣烂如泥，加醋 150ml，炒热，以纱布包裹，置痛处，反复多次，以痛减为度。用于蛔虫腹痛。

4. 推拿疗法

（1）按压上腹部剑突下 3～4cm 处，手法先轻后重，一压一推一松，连续操作 7～8 次，待腹肌放松时，突然重力推压一次，若患儿腹痛消失或减轻，表明蛔虫已退出胆道，可停止推拿。如使用 1～2 遍无效，不宜再用此法。用于蛔厥证。

（2）用掌心以旋摩法顺时针方向按摩患儿脐部，手法由轻到重。如虫团松动，但解开较慢，可配合捏法帮助松解。一般经过 30～40 分钟按摩后，虫团即可开解，腹痛明显减轻，梗阻缓解。若推拿前 1 小时口服植物油 50～100ml，则效果更好。用于虫瘕证。

5. 针灸疗法

（1）迎香透四白、胆囊穴、内关、足三里、中脘、人中。强刺激，泻法，用于蛔厥证。

（2）天枢、中脘、足三里、内关、合谷。强刺激，泻法。用于虫瘕证。

6. 西医治疗

（1）甲苯咪唑　200mg，顿服。2 岁以下小儿禁用。用于驱虫。

（2）阿苯达唑（丙硫咪唑）　200mg，顿服。2 岁以下小儿禁用。有蛋白尿、化脓性皮炎、癫痫，以及各种急性疾病者，不宜使用本品。用于驱虫。

（3）枸橼酸哌嗪（驱蛔灵） 每日 100～160mg/kg，最大量不超过 3g，连服 2 日。有肝、肾功能不良及癫痫史者禁用。

【预防与调护】

1. 预防

（1）注意个人卫生，饭前便后洗手，不吃生菜及未洗净的瓜果，不饮用生水，以减少虫卵入口的机会。

（2）不随地大便，妥善处理好粪便，切断传染途径，保持水源及食物不受污染，减少感染机会。

2. 护理

（1）饮食宜清淡，少食辛辣、炙煿及肥腻之品，以免助热生湿。

（2）服驱虫药宜空腹，服药后要注意休息和饮食，保持大便通畅，注意服药后反应及排便情况。

（3）蛔厥时，口服食醋 60～100ml，有安蛔止痛作用。

【医案选读】

案一　一儿七岁。善食肉。尝病腹痛，其父问曰：积痛虫痛何如？予曰：积痛发有常处，手不可按，恶食而口干；虫痛无常处，喜手按摩，口馋而吐清水。此儿乃虫痛也。以药取之，下虫大者十余条而痛止。未一月又痛，予曰：不可再取矣。如不去其虫，则痛不除，积不除，则虫又生，苟又取之，恐伤胃气，不可也。乃立一方，用黄连、木香、槟榔去积为主，陈皮、青皮、三棱、莪术、枳实、山楂专去其积，使君子、白芜荑、川楝子、苦楝根皮专去其虫。等分为末，神曲糊丸，麻子大，米饮下，常服之。时下小虫，及下大虫如指大，约长一尺，乃虫母也。自后痛渐减。〔万全．幼科发挥．第 1 版．北京：人民卫生出版社．1957：61〕

案二　潘某，男，5 岁。1989 年 3 月 16 日入院。

患儿腹痛 6 天入院。入院时腹痛呈阵发性加剧，痛不可忍，汗出，口渴喜饮，用蜜煎导法后，解出羊屎样大便十数枚，痛苦面容，腹部平坦，按之柔软，脐上有明显压痛，剑突下偏右侧尤甚，舌质红，苔白中部厚，脉弦滑。"B"超提示：胆总管扩张，胆道蛔虫（死蛔）。予投以小承气汤，但虑小儿脾虚，不耐攻伐，故加健脾缓急之品，药后腹痛稍减。

吾师陈陶后教授查房曰：此乃燥热内结，气机阻滞，腑实不通之腹痛证。药后每日大便只行 1 次，为稀溏夹有羊屎样便，此乃小承气汤力薄尚不足以推荡腑实之邪，且方中又佐以健脾之药，更缓其泻下之力，故形成热结旁流之势。易方大承气汤加枳壳，重用枳实。处方：生大黄（后下）8g，玄明粉（冲服）15g，厚朴 10g，枳实 20g，枳壳 20g，茵陈蒿 30g。

1 剂后，解稀大便 5 次，腹痛大减，翌日再服 1 剂，腹痛消失，大便成形。后更用六君子汤加味调整，并加生大黄 3g，2 剂后，大便完全正常，再去大黄调理而愈。复查 B 超，胆囊、胆道未见蛔虫声像图。〔鲁艳芳．胆道死蛔治验一得．湖北中医杂志．1990；1（1）：35〕

第二节 蛲 虫 病

蛲虫病是由蛲虫寄生人体所致的小儿常见肠道寄生虫病，以夜间肛门及会阴附近奇痒并见到蛲虫为特征。蛲虫色白，形细小如线头，俗称"线虫"。《诸病源候论·九虫病诸候》首次提出蛲虫的命名，以后均沿用此名，西医学亦称之为蛲虫病。

本病无明显的季节性。蛲虫卵对外界的抵抗力强，易于传播，患儿是唯一的传染源。由于产出之虫卵不需体外孵化，可经污手感染，或相互传染，故在幼儿园等集体机构或家庭中，容易造成反复互相传播。儿童感染率高于成人，2～9岁儿童感染率最高，尤以集体机构的儿童高发。蛲虫的寿命不超过2个月，如果无重复感染可自行痊愈。因此，本病强调预防为主，防治结合，杜绝重复感染，否则药物治疗也难奏效。

【病因病机】

病因为吞入感染期蛲虫卵。雌虫夜间在肛周皮肤的湿润区排卵，刺激皮肤而引起瘙痒，小儿用手指抓痒，手指及指甲内沾染虫卵。若再以手摄取食物，或吮吸手指，虫卵即被吞入消化道，在小肠下段及大肠内发育为成虫。此外，虫卵也可借污染的衣服被褥、玩具、尘埃等，直接或间接进入消化道；部分虫卵在肛门外孵化，逸出的幼虫再爬进肛门，侵入大肠，而造成逆行感染。雌虫排卵后大多死亡，但有的也可再返回肛门或侵入邻近的阴道、尿道等器官。

蛲虫寄生肠内造成脾胃受损，运化失司，湿热内生等一系列病理改变。虫体游行咬蚀肛门、尿道口，湿热下注，而致肛门奇痒、尿频、尿急或遗尿，如《圣济总录·蛲虫》云："……蛲虫咬人，下部痒。"若湿热上扰心神，则烦躁、睡眠不宁；蛲虫扰动，气机不利，可见恶心、腹痛；虫积日久，吸取精微，损伤脾胃，患儿纳食减少，气血不足，无以滋养肌肤，则面黄肌瘦、神疲乏力。

【临床诊断】

诊断要点

（1）有喜以手摄取食物，吮手指等不良卫生习惯。

（2）以夜间肛门及会阴部奇痒，睡眠不安为主要临床表现，可并见尿频、遗尿、腹痛等症。大便或肛周可见8～13 mm长白色线状成虫。

（3）因蛲虫不在肠内产卵，故粪检虫卵的阳性率极低。主要用肛门拭纸法检查虫卵，常用方法有：①透明胶纸法：用透明胶纸粘擦肛门周围皮肤，虫卵即被粘于胶面，然后将纸平贴在玻片上，镜检虫卵。②棉签拭子法：用蘸有生理盐水的消毒棉签拭擦肛周，然后将拭擦物洗入饱和生理盐水，用漂浮法查虫卵。检查均宜在清晨便前进行，检出率与检查次数有关。

【辨证论治】

1. 辨证要点 本病采用八纲辨证。病初多属实证，轻者一般无明显全身症状，仅有肛门及会阴部瘙痒，尤以夜间明显，以致患儿睡眠不宁；重者蛲虫较多，湿热内生，并见烦躁、夜惊、磨牙、恶心、食欲不振、腹痛；若蛲虫侵入邻近器官，可引起尿道炎、阴道炎、输卵管炎等。若病程较久，耗伤气血，可引起一些全身症状，以脾胃虚弱为主，但一般证候较轻。

2. 治疗原则　本病治疗以驱虫为主，常内服、外治相结合。蛲虫常居于直肠和肛门，故外治法很重要，外治多采用直肠给药和涂药法。对病久脾胃虚弱者，在驱虫、杀虫时，应注意调理脾胃。本病要重视预防，防治结合，才能达到根治的目的。

3. 证治分类

证候　肛门、会阴部瘙痒，夜间尤甚，睡眠不宁，烦躁不安，或尿频、遗尿，或女孩前阴瘙痒分泌物增多，或食欲不振，形体消瘦，面色苍黄。舌淡，苔白，脉无力。

辨证　本证以肛周奇痒，夜间尤甚，肛周、大便中见到蛲虫为特征。病初无明显全身症状，因瘙痒难忍，患儿搔抓常令肛周皮肤破溃、糜烂；蛲虫爬向前阴或钻入尿道，湿热下注，见阴道分泌物增多，腹痛或尿频、尿急、遗尿；蛲虫寄生日久，损伤脾胃，则精神、食欲不振，面黄肌瘦。

治法　杀虫止痒，结合外治。

方药　驱虫粉。常用使君子粉杀虫，大黄粉泻下虫体，以 8∶1 比例混合。每次剂量 0.3g×（年龄＋1），1 日 3 次，饭前 1 小时吞服，每日总量不超过 12g，疗程为 7 天。此后每周服药 1～2 次，可防止再感染。

湿热下注，肛周溃烂，加黄柏、苍术、百部、苦参、地肤子清热燥湿，杀虫止痒；尿频加黄柏、苍术、滑石清热燥湿，利水通淋；腹痛加木香、白芍行气缓急止痛；食少、面黄肌瘦加党参、茯苓、陈皮、砂仁、神曲健脾理气。

【其他治疗】

1. 中药成药　化虫丸：每服 2～6g，1 日 1～2 次，早晨空腹或睡前用温开水送下。用于杀虫消积。

2. 外治疗法

（1）百部 150g，苦楝皮 60g，乌梅 9g。加水适量，煎煮取汁 20～30ml，保留灌肠，连续 3 天为 1 疗程。用于驱杀蛲虫。

（2）百部 50g，苦参 25g。共研细末，加凡士林调成膏状，每晚睡前用温水洗肛门后涂药膏，连用 7 天。用于杀虫止痒。

（3）蛲虫栓。百部 294g，南鹤虱 294g，苦参 294g，大黄 147g，白矾 9g，樟脑 2g。将前 4 味药水煎煮 3 次，干燥成干浸膏后，加入白矾粉、樟脑、可可豆脂、蜂蜜，制成 1000 粒，每粒 1.34g，含提取物 0.776g。每次 1 粒，夜间纳入肛门 2cm 处，连用 3 天。用于杀虫止痒。

3. 西医治疗

（1）扑蛲灵　每次 5mg/kg，总量不超过 0.25g，睡前 1 次顿服，必要时 2～3 周后重复治疗。用于驱虫。

（2）阿苯达唑（丙硫咪唑）　每次 200～400mg，1 次顿服。为防止再感染，服药后间隔 1～2 周再服 100～200mg。2 岁以下小儿禁用。用于驱虫。

【预防与调护】

1. 预防

（1）加强卫生宣教，普及预防蛲虫感染的知识，改善环境卫生，切断传播途径。

（2）注意个人卫生，养成良好卫生习惯，不吮吸手指，勤剪指甲，饭前、便后洗手。

2. 调护

（1）患儿床单及内衣应勤洗换，并用开水煮沸消毒，以杀死虫卵。

（2）勤洗肛门。防止小儿用手搔抓肛门。

（3）治疗期间应配合清洁环境和衣被、食物、玩具的消毒，0.5%碘液可用于消毒玩具等其他物品。

第三节 绦 虫 病

绦虫病是各种绦虫成虫或幼虫寄生于人体所引起的寄生虫病，临床以腹痛、泄泻、饮食异常、乏力、大便排出绦虫节片为特征。绦虫中的带绦虫和蛔虫、蛲虫在我国古代统称为"三虫"。因绦虫患者大便中不时排出扁平而色白的脱落节片，故也称"寸白虫"、"白虫"。如《诸病源候论·寸白虫候》说："寸白者，九虫内之一虫也。长一寸而色白，形小编"。对绦虫的形状作了具体的描述。绦虫的种类很多，以猪带绦虫和牛带绦虫最常见。

本病分布甚广，多发生在喜食生的或未煮熟的猪、牛肉的地区，甚至形成流行。感染绦虫的人是绦虫病的传染源，人也可以作为猪带绦虫的中间宿主。本病以青壮年多见，10岁以下儿童及60岁以上老人少见，儿童随年龄增长，感染率增高。肠绦虫病预后一般良好，但病程长者可影响儿童生长发育，猪带绦虫引起的囊虫病远较肠绦虫病对人体的危害性大，可引起癫痫、瘫痪，甚至失明等。

【病因病机】

绦虫病的发生，主要是进食了含有囊尾蚴的生的或未煮熟的猪、牛肉所引起。成虫寄生在人的小肠，虫卵随粪便排出体外，虫卵被猪或牛吞食后，在肌肉组织中发育成囊尾蚴，人若食入含有囊尾蚴的猪、牛肉即可受感染。如《金匮要略·禽兽鱼虫禁忌并治》说："食生肉……变成白虫。"若误食猪带绦虫卵，或由于肠腑气机逆乱，小肠内的绦虫妊娠节片反流入胃中，虫卵中的六钩蚴孵出，穿过胃壁进入血液，可在人体不同部位发生囊虫病。

1. 虫踞肠腑 囊尾蚴进入小肠，在胆汁的刺激下，头节翻出吸附于肠壁，长出节片，形成链体，约经3个月发育为成虫。虫体在肠内扰乱气机，损伤脾胃，致腹痛、腹胀、恶心呕吐、饮食异常、大便不调。虫踞肠中，劫夺精微，气血化源不足，使患儿面色萎黄、消瘦乏力。

2. 囊虫移行 猪带绦虫的幼虫在人体内移行，可在许多部位停留，但以皮下肌腠、脑、眼等处多见。虫踞人体不仅使脾胃虚弱，湿浊内生，蕴积成痰，同时也造成局部气血凝滞。幼虫夹痰夹瘀，蕴结于皮肤肌腠之间，形成囊虫结节；若幼虫夹痰浊上犯头目，使脑络受阻，则形成头目部囊虫。

【临床诊断】

1. 诊断要点

（1）有吃生的或未煮熟的猪肉、牛肉的饮食史。

（2）肛门自动逸出或大便排出乳白色扁长如带状绦虫节片，有腹痛、泄泻、恶心、食欲减退或亢进，及头痛、头晕、注意力不集中等症状。猪绦虫病合并囊虫病者皮肤肌腠可扪及结节；重者癫痫发作，头痛，恶心呕吐，瘫痪，或眼花、视力减退，甚至失明。

（3）理化检查

①肠绦虫病：大便检查发现绦虫卵或绦虫节片。寻找节片是简便而可靠的诊断方法，且阳性率高于检查虫卵。检查虫卵可用肛门拭子法或直接涂片法，由于绦虫虫卵不直接排入患儿肠道，故并非每一病例皆可从粪便中查获虫卵。

免疫学诊断：抗原皮内试验、补体结合试验、乳胶凝集试验等可选用，阳性率为73.3%～99.2%。

对可疑病例作肠道钡餐检查，有助于诊断。

②囊虫病：大便检查发现绦虫卵或绦虫节片。

皮下或肌肉结节活体组织检查有囊尾蚴头节。囊尾蚴寄生时间长，可能钙化而在 X 线检查时显影。

怀疑脑囊虫病可作脑 CT、MRI 扫描。

眼囊虫病用眼底镜检查易于发现病灶。

免疫学诊断可作酶联免疫吸附试验（ELISA）、酶联免疫电印迹试验（EITB）、间接荧光抗体试验（IFAT）、间接血凝试验（IHA）等，过去多用这些方法检查抗囊尾蚴抗体，但阳性不能说明是既往感染还是现症感染，不能说明患者是否已经治愈。而检测循环抗原，优于检测抗体，能做到早期诊断，并能考核临床治疗效果，常用方法有各种 ELISA 及其改良方法、酶联免疫电印迹试验（EITB）、斑点免疫金染色法（dot-IGS）、斑点免疫金银染色法（dot-IGSS）等。

2. 鉴别诊断　囊虫病症状具有多样性，皮下或肌腠的结节易被误诊为痰核瘰疬，活体组织检查可以鉴别。脑囊虫病癫痫型应与其他原因所致的癫痫相鉴别。囊虫病患儿多同时有肠绦虫病或曾有绦虫病史，故检查是否有肠绦虫病感染对鉴别诊断有很大帮助。

【辨证论治】

1. 辨证要点　本病以脏腑辨证为纲。肠绦虫病病情相对较轻，几乎所有的患儿都有排绦虫节片史，初起多属实证，病久脾胃虚弱之象渐显，部分患儿可能并发虫瘕或肠痈。囊虫病病情轻重不一，临床症状复杂多样，从无症状到引起猝死不等，轻者仅皮下或肌腠结节沉着多年，重者多为脑囊虫病或眼囊虫病，囊虫病病程进展缓慢，多在 5 年以内，个别长达17～25 年。

2. 治疗原则　肠绦虫病以驱绦下虫和调理脾胃为基本法则。病初体实者，当驱泻虫体；病久体虚者，以驱虫为主，辅以调理脾胃，或先调脾胃，再予驱虫，或驱虫与调理脾胃并举。囊虫病的治疗应驱虫与化痰息风、活血化瘀、软坚散结等法结合，并注意标本兼顾，驱虫后及时调理脾胃，恢复其运化功能。囊虫病的治疗根据其寄生部位，可选择手术摘取。

3. 证治分类

（1）绦虫踞肠

证候 大便中发现白色节片或节片自肛门自动逸出，肛门作痒，部分患儿有腹胀或腹痛、泄泻，食欲异常，大便不调；少数患儿有夜寐不宁，磨牙，皮肤瘙痒；病程长者伴体倦乏力，面黄肌瘦，纳呆，便溏，舌淡，脉细。

辨证 本证以大便排出或肛门逸出绦虫节片，或伴大便检查发现绦虫卵为特征。疾病初起，尚未影响脾胃功能，一般无明显全身症状，部分患儿有肛门瘙痒、烦躁不安。虫踞日久或虫数较多，损伤脾胃功能，则泄泻、不思饮食、体倦乏力、面黄肌瘦。若大量虫体结团形成虫瘕，或并发肠痈，按虫瘕、肠痈论治。

治法 驱绦下虫。

方药 驱绦汤。常用南瓜子、槟榔驱杀绦虫，槟榔尚有泻下虫体的作用。取南瓜子（带壳）50～120g 炒熟去壳，晨起空腹服之，2 小时后取整槟榔 10～40g，打碎，水煎取汁 40～60ml，顿服。若无泄泻，半小时后可服泻药，如玄明粉。

驱虫后继以健脾丸调理脾胃，若脾胃虚弱之象明显，应先调补脾胃，后予驱虫。腹痛较重加延胡索、香附行气止痛；腹胀加厚朴、苍术行气燥湿；夜寐不安加酸枣仁、夜交藤养心安神；心脾亏虚可用归脾汤。

（2）囊虫移行

证候 皮肤肌腠间扪及囊虫结节，可见癫痫发作，或头痛、头晕、恶心呕吐，或精神异常，或视物障碍，甚至失明，少数患儿可出现瘫痪，舌苔多白腻，脉弦滑。

辨证 本证以皮肤肌腠间扪及囊虫结节，癫痫发作，头痛、头晕，视物障碍为特征。痰瘀互结于皮肤肌腠见圆形或椭圆形结节，直径 0.5～1.2cm，以头部、躯干多见，肉眼不易察觉，常须用手扪按，或作 CT 检查。痰浊上扰头目，临床表现复杂多样，大多同时有皮下结节，引动肝风见癫痫发作；上扰清窍，脑络受阻见头痛、头晕、恶心呕吐，或痴呆、嗜睡、幻觉等精神异常，个别患者因幻觉、妄想而自杀。痰浊上注于目见眼花、视物不清，甚至失明。囊虫结节视寄生部位，如可能则手术摘除。

治法 毒杀虫体，结合涤痰息风、豁痰开窍、活血化瘀、软坚散结等法。

方药 囊虫丸。常用雷丸、干漆、黄连毒杀虫体；白僵蚕、醋芫花、橘红、茯苓、生川乌涤痰息风；水蛭、大黄、桃仁、牡丹皮、五灵脂活血化瘀。上药制成蜜丸。1 日分 2～3次服用。

皮肤肌腠结节，可配以海藻玉壶汤化痰散结，活血化瘀；抽搐可配以定痫丸化痰息风，开窍定痫；瘫痪配以涤痰汤合止痉散祛风解痉，涤痰通络。抗囊虫治疗后以六君子汤益气健脾，化湿除痰以善后。对自体感染引起囊虫病者，最好先彻底驱杀绦虫，再治疗囊虫病，以免反复自体感染使病情加重。眼囊虫病应手术治疗，不宜采用杀虫治疗，以免加重视力障碍，甚至失明。

【其他治疗】

1. 中药成药

（1）化虫丸 每服 3～6g，1 日 1～2 次。用于绦虫踞肠证。

（2）囊虫丸　每丸重 4.5g，成人每服 1 丸，1 日 2～3 次，小儿酌减，饭后温开水送服。用于囊虫移行证。

2. 单方验方

（1）驱绦汤　生槟榔 150g，生大黄 75g，枳实 75g，椒目 15g，乌梅 15g。先将槟榔打碎，加水 400ml，煎 20 分钟，再加余药煎 15 分钟，取汁 100～150ml。驱虫前晚口服硫酸镁 10～15g，次日清晨空腹温服药液 100～150ml。1 次服完，小儿酌减。用于绦虫踞肠证。

（2）改良南瓜子槟榔汤　带皮生南瓜子 50～150g，槟榔 30～120g。同时放入砂锅中，加水 300～600ml，煎煮 30～60 分钟，取汁 150～350ml，清晨空腹服用，30～60 分钟后冲服硫酸镁 5～30g，1～6 小时内驱出完整虫体。用于绦虫踞肠证。

（3）驱绦散　南瓜子 150g，使君子 30g，山楂肉 30g，槟榔 100g，芒硝 10g。先将南瓜子、使君子、山楂肉研成细末，清晨空腹顿服，小儿酌减。服药后 2 小时将槟榔、芒硝煎汤服下。一般用药 1 次即可见效，如虫体排出不完整，次日如法再服。用于绦虫踞肠证。

（4）槟榔雷丸散　生槟榔 9g，生雷丸 3g。共研细末，顿服，每小时 1 次，连服 4～5 次。若服最后一次未见泄泻者，另加芒硝 10～15g 煎汤服下。用于绦虫踞肠证。

（5）干芜散　炒干漆 94g，芜荑 63g，朱砂 18g。共为细面，每次 1.5g，每日 3 次，连续服用。有消除囊包，控制癫痫的作用，疗程 0.5～3 年。服药期间禁饮酒。用于囊虫移行证。

（6）消囊净　半夏 3 份，陈皮 3 份，茯苓 4 份，白芥子 4 份，薏苡仁 4 份，雷丸 3 份。研细炼蜜为丸，每丸重 9g。每次 1 丸，1 日 2 次，疗程 3～6 个月。用于囊虫移行证。

3. 西医治疗

（1）氯硝柳胺（灭绦灵）　总剂量：<2 岁者 0.5g/d，2～6 岁者 1g/d，>6 岁者 2g/d，分 2 次空腹服，充分嚼碎，间隔 1 小时，服后 2 小时服泻药导泻。对猪绦虫、牛绦虫都有效。

（2）阿苯哒唑（丙硫咪唑）　15～20mg（kg·d），分两次饭后服用，10 日为一疗程。一般需 2～3 疗程或更长，每疗程间隔 15～20 日。作用温和缓慢，副作用轻，为治疗囊虫病的首选药。未愈者可酌情增加疗程或改服吡喹酮。

（3）吡喹酮　治疗绦虫病剂量为 10～15mg/kg，空腹 1 次顿服。治疗囊虫病剂量多为每日 20～30mg/kg，连服 4～6 日，总剂量 120～180mg/kg，间隔 2～3 月，可继用 1～4 个疗程。

（4）癫痫发作较频繁者　应以抗囊治疗与抗癫痫治疗配合应用。

【预防与调护】

1. 预防

（1）做好肉类检疫，禁食含有囊尾蚴的肉类。

（2）加强科普宣传，使人们了解吃生肉或半生肉的危害。改进烹调方法和不良的饮食卫生习惯，切生熟肉的刀砧要分开，以避免偶然的污染而造成感染。

（3）做好人粪管理，不使猪、牛、羊接触人的大便，切实做到人畜分居，使牲畜免受感染。

2. 调护

（1）服药前晚禁食或稍进软食，晨起空腹服药，使药物与虫体能更好地接触，服药后加服泻药或多饮水，有利于虫体从体内排出。

（2）服用驱虫药后，排便时应坐在放有温水的便盆上，使水温与体温相近，以利排虫完整。

（3）治疗猪带绦虫时，应避免呕吐，防止自身感染，引起囊虫病。

（4）驱虫后检查 24 小时全部粪便，寻找头节。对驱虫后未找到头节者，应随访 3～6 个月，若无绦虫节片或虫卵排出，也视为痊愈，否则需要重复治疗。

【医案选读】

田童，13 岁。平素善饥，多食而消瘦，腹部时痛，恶心，头晕，面生"虫花"，此乃虫证也。予使君子肉炒香 10g，吴茱萸 0.6g，黄连（同炒）2g，花槟榔 5g，川楝子（醋炒）10g，乌梅炭 5g，野于术 3g，白芍 10g，椒目 1.5g，川军炭 5g，广木香 1.5g，全瓜蒌 1.5g，风化硝（同捣）3g，炙甘草 1.5g。每隔 1 日服 1 剂，共服 10 日。

服药后，大便日下 2～3 次，腹痛大减，所下虫体片节极多。改用食品收功，以小黑豆 63g，使君子肉 63g，五谷虫 63g，共研极细末，合匀，每日用药粉 6g，麦面 31g，加水作食品，共服 1 月。〔何世英．历代儿科医案集成·小儿杂病．第 1 版．天津：天津科学技术出版社．1985：413〕

第十章

其他疾病

第一节　夏　季　热

夏季热又称暑热症，是婴幼儿在暑天发生的特有的季节性疾病，临床以长期发热、口渴多饮、多尿、少汗或汗闭为特征。

本病多见于6个月至3岁的婴幼儿，5岁以上者少见。我国南方如华东、中南、西南等气候炎热地区发病者较多。发病集中在6、7、8三个月，与气温升高、气候炎热有密切关系，气温愈高，发病愈多，且随着气温升高而病情加重，秋凉以后，症状能自行消退。本病若无合并症，预后良好。近年来，随着生活和居住条件的改善，本病发病率有所下降，发病程度也有减轻趋势，不典型病例增加。

【病因病机】

夏季热的发病原因，在于小儿体质不能耐受夏季炎暑。因小儿先天禀赋薄弱，肾气不足者，如未成熟儿、早产儿，或因后天调护失宜，脾胃虚弱者，复因病后体虚，如泄泻、麻疹等气阴两虚者。以上诸多因素使患儿体质虚弱，在入夏以后，不能耐受暑气熏蒸而发为本病。

体弱小儿为暑气所伤，肌腠受灼，内侵肺胃。暑性炎热，易耗气伤津。暑热内蕴，灼伤肺胃之津，则内热炽盛，故发热、口渴多饮。肺主宣肃，外合皮毛腠理，司开阖，通调水道，暑气伤于肺卫，腠理开阖失司，肌肤闭而失宣，又肺津为暑热所伤，津气两亏，水源不足，水液无以输布，故见少汗或汗闭。同时，小儿脾胃薄弱，加之暑伤脾气，中阳不振，气虚下陷，气不化水，使水液下趋膀胱而尿多。汗、尿同属阴津，同源而异物，所以，汗闭则尿多，尿过多则津伤，津伤则饮水自救，因而形成少汗或汗闭、口渴多饮、多尿同时出现的征象。

疾病日久或小儿体虚，脾肾阳虚，真元受损，命门火衰，肾失封藏，膀胱固摄失职，小便清长无度；真阴不足，津亏不能上济于心，暑热熏蒸于上，则身热心烦。心胃之火并蒸于上，真阳独虚于下，形成热淫于上，阳虚于下的"上盛下虚"证。

本病虽发生于夏季，但因属小儿体质不耐炎暑而发，并非感受暑邪，因而无暑邪入营入血之传变变化，至秋凉后可自愈。随着患儿年龄增长，体质增强，至次年夏季可不再发病，即使连续数年发病者，也有逐年减轻，逐渐向愈的趋势。

【临床诊断】

1. 诊断要点

（1）发热 多数患儿表现为暑天渐渐起病，随着气温上升而体温随之上升，可在38℃～40℃之间，并随着气温升降而波动，发热期可达 1～3 个月，随着气候转为凉爽，体温自然下降至正常。

（2）少汗或汗闭 虽有高热，但汗出不多，仅在起病时头部稍有汗出，甚或无汗。

（3）多饮多尿 患儿口渴逐渐明显，饮水日增，24 小时可饮水 2000～3000ml，甚至更多。小便清长，次数频繁，每日可达 20～30 次，或随饮随尿。

（4）其他症状 病初一般情况良好。发热持续不退时可伴食欲减退，形体消瘦，面色少华，或伴倦怠乏力，烦躁不安，但很少发生惊厥。

（5）理化检查 除部分患儿周围血象可呈淋巴细胞百分数增高外，其他检查在正常范围。

2. 鉴别诊断 需与疰夏相鉴别。疰夏多发生在长夏季节，以青壮年女性为主，主要表现为身困乏力，食欲减退，可有低热，一般无高热、汗闭、口渴多饮、多尿症状。

【辨证论治】

1. 辨证要点 本病在辨证时要根据患儿的体质状况、临床表现，辨别是以暑气熏蒸伤及肺胃气阴为主，还是已损及下焦肾之阳气。疾病初起，平素体健者多不见病容，但有发热、口渴多饮、多尿，纳食如常，舌红脉数，多为暑伤肺胃；疾病日久，平素体弱多病，或先天禀赋不足者，除暑热证的典型表现外，还见面色苍白、下肢清冷、大便稀薄，多为上盛下虚。

2. 治疗原则 本病治疗，以清暑泄热，益气生津为基本法则。清暑泄热重在清肺胃、泄内热，宜用辛凉清暑之品，不可过用苦寒，以免化燥伤阴；益气生津应当养肺胃、助中气，需选用甘润之品，不可多用滋腻，以防碍滞；也不可纯用峻补气阳，以免助热。上盛下虚者病位在心肾，肾阳不足，真阴亏损，心火上炎，治应温肾阳、清心火，温下清上，并佐以潜阳。在药物治疗的同时可佐以食疗，并须注意避暑降温，必要时可易地避暑，有助康复。

3. 证治分类

（1）暑伤肺胃

证候 入夏后体温渐高，发热持续，气温越高，体温越高，皮肤灼热，少汗或无汗，口渴引饮，小便频数，甚则饮一溲一，精神烦躁，口唇干燥，舌质稍红，苔薄黄，脉数。

辨证 本证多见于疾病初期或中期。暑气内迫肺胃，耗气伤津。暑伤肺气为主者，症见发热、汗闭、多尿为重；暑伤胃津为主者，症见口渴、多饮为重。

治法 清暑益气，养阴生津。

方药 王氏清暑益气汤加减。常用西瓜翠衣、荷梗解暑清热；北沙参（或西洋参）、石斛、麦门冬益气生津；知母、竹叶、黄连清热泻火；粳米、甘草益胃和中。

烦躁明显加莲子心、玄参清心安神；神疲纳少加白术、麦芽健脾和胃；舌苔白腻加藿香、佩兰、扁豆花清暑化湿。胃热亢盛，高热烦渴引饮用白虎加人参汤；烦渴欲呕，舌红苔少为暑气内扰，用竹叶石膏汤。

（2）上盛下虚

证候　发热日久不退，朝盛暮衰，精神萎靡或虚烦不安，面色苍白，下肢清冷，小便清长，频数无度，大便稀溏，口渴多饮，舌质淡，苔薄黄，脉细数无力。

辨证　本证见于病程较长，素体虚弱者。与暑伤肺胃证的主要区别在于患儿肾阳亏虚，因而见下肢清冷、小便清长、频数无度、大便稀溏等症。

治法　温补肾阳，清心护阴。

方药　温下清上汤加减。常用附子下温肾阳；黄连上清心火；龙齿、磁石潜浮越之阳；补骨脂、菟丝子、覆盆子、桑螵蛸、益智仁温肾固涩；石斛、蛤粉清热护阴。

心烦口渴，舌红赤者，加淡竹叶、玄参、莲子心清心火。肾阴肾阳俱亏者用白虎加人参汤合金匮肾气丸加减。

【其他治疗】

1. 中药成药

（1）生脉饮口服液　每服 5ml，1 日 3 次。用于暑伤肺胃证偏气阴耗伤者。

（2）健儿清解液　每服 5～10ml，1 日 2 次。用于暑伤肺胃证偏热重纳差者。

2. 推拿疗法　推三关，退六腑，分阴阳，推脾土，清天河水，揉内庭、解溪、足三里、阴陵泉，摩气海、关元。1 日 1 次，7 日为 1 疗程。用于暑伤肺胃证。

3. 针灸疗法　取足三里、中脘、大椎、风池、合谷等穴，视病情行补泻手法。如下元不足者加用肾俞，针后加艾条灸。每穴 2～3 分钟，每日 1 次，7 次为 1 疗程，一般治疗 1～2 个疗程。

【预防与调护】

1. 预防

（1）改善居住条件，注意通风，保持凉爽。有条件者室内安装空调或易地避暑。

（2）加强体格锻炼，防治各种疾病如泄泻、疳证、肺炎、麻疹等，已病者病后要注意调理，及时恢复健康。

2. 调护

（1）采用空调、冰块等降低病室温度，使之保持在 26℃～29℃为宜。

（2）饮食宜清淡，注意营养物质的补充，少喝白开水，可用西瓜汁、金银花露等代茶，或以蚕茧、红枣、乌梅煎汤代茶饮。

（3）高热时可适当采用物理降温。常温水沐浴，帮助发汗降温。注意皮肤清洁，防止合并症。

【医案选读】

案一　孔某，男，5 岁。1983 年 8 月 11 日就诊。

高热已连续 3 周，起伏不退。当日体温 39.4℃，汗少纳呆，舌质淡红，苔微黄腻，腹满便调，小便短数。证属夏季热，暑热夹湿，阻滞中下二焦。故拟芳化透热，清利暑湿。投三仁汤去杏，加藿、佩、豆豉、猪茯苓宣化淡渗，合连、栀清热利湿，以冀暑解湿化。以此法进退，服药十余剂。体温渐降，苔化薄润，纳增汗多，脉濡细数，小便通利，大便反溏。脉苔合证相参，乃知正虚邪恋，湿化余热未清。再拟李氏清暑益气汤出入。党参 6g，黄芪 10g，白术 10g，神曲 10g，生薏苡仁 15g，炒薏苡仁 15g，猪苓 10g，茯苓 10g，川连 2g，黄芩 6g，煨木香 4g，碧玉散（包）12g。调治数诊，服药 20 剂，热和便调，神振面润，诸症向愈。〔宋知行，等．董廷瑶·幼科撷要．第 1 版．上海：百家出版社．1990：168〕

案二　邹幼　时值盛夏，壮热无汗，半月于兹，口渴引饮，小溲清长，烦躁不安，便泄足冷，舌苔白，脉濡数。暑热证上盛下虚，不易霍然。

黄厚附片（先煎）10g，小川连 2g，香薷 10g，葛根 10g，天花粉 10g，活磁石（先煎）30g，菟丝子 10g，覆盆子 10g，煨益智 10g，补骨脂 10g，桑螵蛸 10g。

另：蚕茧、红枣各 10 枚，淡豆豉 10g。煎汤代茶。〔陆鸿元，等．儿科名家徐小圃学术经验集．第 1 版．上海：上海中医学院出版社．1993：72〕

第二节　紫　癜

紫癜是小儿常见的出血性疾病之一，以血液溢于皮肤、黏膜之下，出现瘀点瘀斑、压之不退色为其临床特征，常伴鼻衄、齿衄，甚则呕血、便血、尿血。本病亦称紫斑，属于中医学血证范畴，中医古籍中所记载的"葡萄疫"、"肌衄"、"紫癜风"等病证，与本病有相似之处。

本病包括西医学的过敏性紫癜和血小板减少性紫癜。过敏性紫癜好发年龄为 3～14 岁，尤以学龄儿童多见，男性多于女性，春秋两季发病较多。血小板减少性紫癜发病年龄多在 2～5 岁，男女发病比例无差异，其死亡率约 1%，主要致死原因为颅内出血。

【病因病机】

小儿素体正气亏虚是发病之内因，外感风热时邪及其他异气是发病之外因。若因外感风热邪毒及异气蕴阻于肌表血分，迫血妄行，外溢皮肤孔窍，以实证为主。若因素体心脾气血不足，肾阴亏损，虚火上炎，血不归经所致，以虚证为主。

由于小儿为稚阴稚阳之体，气血未充，卫外不固，外感时令之邪，六气皆易从火化，蕴郁于皮毛肌肉之间。风热之邪与气血相搏，热伤血络，迫血妄行，溢于脉外，渗于皮下，发为紫癜。邪重者，还可伤其阴络，出现便血、尿血等。若血热损伤肠络，血溢络外，碍滞气机，可致剧烈腹痛；夹湿留注关节，则可见局部肿痛，屈伸不利。

若小儿先天禀赋不足，或疾病迁延日久，耗气伤阴，均可致气虚阴伤，病情由实转虚，或虚实夹杂。气虚则统摄无权，气不摄血，血液不循常道而溢于脉外；阴虚火旺，血随火动，渗于脉外，可致紫癜反复发作。

人体血生于脾，藏于肝，源于肾而主在心，血在脉中周而复始循环流行，依赖于心之推动、脾之统摄、肝之储藏。若心、肝、脾功能受损，血行不循常道而外溢肌肤，重则吐衄便血。综上所述，本病外因为感受风热、异气，内因为气阴亏虚。病位在心、肝、脾、肾。早期多为风热伤络，血热妄行，属实证；病久由实转虚，或素体亏虚为主者，则多见虚证，或虚实并见，证属气虚失摄、阴虚火旺。

【临床诊断】

1. 诊断要点　本病发病多较急，以皮肤、黏膜出现瘀点瘀斑为其主症，可伴鼻衄、齿衄、呕血、便血、尿血等，出血严重者可见面色苍白等血虚气耗症状，甚则发生虚脱。

2. 鉴别诊断　应注意鉴别本病是过敏性紫癜还是血小板减少性紫癜。

（1）过敏性紫癜　发病前可有上呼吸道感染或服食某些致敏食物、药物等诱因。紫癜多见于下肢伸侧及臀部、关节周围。为高出皮肤的鲜红色至深红色丘疹、红斑或荨麻疹，大小不一，多呈对称性，分批出现，压之不退色。可伴有腹痛、呕吐、血便等消化道症状，游走性大关节肿痛及血尿、蛋白尿等。血小板计数，出血、凝血时间，血块收缩时间均正常。应注意定期检查尿常规，可有镜下血尿、蛋白尿。

（2）血小板减少性紫癜　皮肤、黏膜见瘀点、瘀斑。瘀点多为针尖样大小，一般不高出皮面，多不对称，可遍及全身，但以四肢及头面部多见。可伴有鼻衄、齿衄、尿血、便血等，严重者可并发颅内出血。血小板计数显著减少，急性型一般低于 $20 \times 10^9/L$，慢性型一般在（30～80）$\times 10^9/L$ 之间。出血时间延长，血块收缩不良，束臂试验阳性。

【辨证论治】

1. 辨证要点　首先根据起病、病程、紫癜颜色等辨虚实。起病急，病程短，紫癜颜色鲜明者多属实；起病缓，病情反复，病程缠绵，紫癜颜色较淡者多属虚。其次要注意判断病情轻重。以出血量的多少及是否伴有肾脏损害或颅内出血等作为判断轻重的依据。凡出血量少者为轻证；出血严重伴大量便血、血尿、明显蛋白尿，或头痛、昏迷、抽搐等均为重证。

辨病与辨证相结合，过敏性紫癜早期多为风热伤络，血热妄行，常兼见湿热痹阻或热伤胃络，后期多见阴虚火旺或气不摄血。血小板减少性紫癜急性型多为血热妄行，慢性型多为气不摄血或阴虚火旺。

2. 治疗原则　本病的治疗，实证以清热凉血为主；虚证以益气摄血、滋阴降火为主。临证须注意证型之间的相互转化或同时并见，治疗时要分清主次，统筹兼顾。

3. 证治分类

（1）风热伤络

证候　起病较急，全身皮肤紫癜散发，尤以下肢及臀部居多，呈对称分布，色泽鲜红，大小不一，或伴痒感，可有发热、腹痛、关节肿痛、尿血等，舌质红，苔薄黄，脉浮数。

辨证　本证由风热之邪外感，内窜血络所致。以起病较急，紫癜色泽鲜红，伴风热表证为辨证要点。

治法　疏风散邪，清热凉血。

方药　连翘败毒散加减。常用薄荷、防风、牛蒡子疏风散邪；连翘、栀子、黄芩、升麻清热解毒；玄参、当归养血祛风；赤芍、紫草清热凉血。

皮肤瘙痒加浮萍、蝉蜕、地肤子祛风止痒；腹痛加延胡索、甘草缓急和中；关节肿痛加桑枝、苍耳子、牛膝祛风通络；尿血加小蓟、白茅根、藕节炭凉血止血。

（2）血热妄行

证候 起病较急，皮肤出现瘀点瘀斑，色泽鲜红，或伴鼻衄、齿衄、便血、尿血，血色鲜红或紫红，同时见心烦、口渴、便秘，或伴腹痛，或有发热，舌红，脉数有力。

辨证 本证由热毒壅盛，迫血妄行，灼伤络脉，血液外渗所致。以起病急，紫癜及其他部位出血鲜红，伴热毒内盛，血分郁热之象为辨证要点。

治法 清热解毒，凉血止血。

方药 犀角地黄汤加味。常用水牛角清心凉血；生地黄凉血养阴；牡丹皮、赤芍活血散瘀；紫草、玄参凉血止血；黄芩、生甘草清热解毒。

伴有齿衄、鼻衄者加焦栀子、白茅根凉血解毒；尿血加大蓟、小蓟凉血止血；大便出血加地榆炭、槐花收敛止血；腹中作痛重用白芍、甘草缓急止痛。若出血过多，突然出现面色苍白，四肢厥冷，汗出脉微者，为气阳欲脱，急用独参汤或参附汤回阳固脱；若气阴两衰者，则用生脉散以救阴生津，益气复脉。

（3）气不摄血

证候 起病缓慢，病程迁延，紫癜反复出现，瘀斑、瘀点颜色淡紫，常有鼻衄、齿衄，面色苍黄，神疲乏力，食欲不振，头晕心慌，舌淡苔薄，脉细无力。

辨证 本证由病久未愈，气虚不能摄血所致。以病程迁延，紫癜色淡，反复出现，伴气血不足之象为辨证要点。

治法 健脾养心，益气摄血。

方药 归脾汤加减。常用党参、白术、茯苓、甘草健脾益气；合黄芪、当归补气生血；配远志、酸枣仁、龙眼肉养血宁心；佐木香醒脾理气补而不滞；生姜、大枣调和脾胃。

出血不止加云南白药（冲服）、蒲黄炭、仙鹤草、阿胶以和血止血养血；神疲肢软，四肢欠温，畏寒恶风，腰膝酸软，面色苍白者为肾阳亏虚，加鹿茸、淡苁蓉、巴戟天以温补肾阳。

（4）阴虚火旺

证候 紫癜时发时止，鼻衄齿衄，血色鲜红，低热盗汗，心烦少寐，大便干燥，小便黄赤，舌光红，苔少，脉细数。

辨证 本证由阴虚火旺，灼伤血络所致。以紫斑时发时止，血色鲜红，伴阴虚火旺之象为辨证要点。

治法 滋阴降火，凉血止血。

方药 大补阴丸加减，常用熟地黄、龟板滋阴潜阳以制虚火；黄柏、知母清泻相火；猪脊髓、蜂蜜填精润燥。

鼻衄、齿衄者加牡丹皮、白茅根、焦栀子以凉血止血；低热者加银柴胡、地骨皮、青蒿以清虚热；盗汗加煅牡蛎、煅龙骨、浮小麦以敛汗止汗。

【其他治疗】

1. 中药成药

（1）乌鸡白凤丸 每服半丸，1日2～3次。用于血小板减少性紫癜气不摄血证。

（2）宁血糖浆 每服5～10ml，1日3次。用于气不摄血证。

（3）血康口服液 每服5～10ml，1日3次。用于血小板减少性紫癜。

（4）雷公藤多苷片　每日 1～1.5mg/kg，分 3 次服。用于过敏性紫癜伴有肾脏损害者。

2. 针灸疗法

（1）取穴八髎、腰阳关。艾炷隔姜灸。每穴灸 45 分钟，1 日 1 次，半个月为 1 疗程。用于气不摄血证、阴虚火旺证。

（2）主穴：曲池、足三里。配穴：合谷、血海。先刺主穴，效果不好加刺配穴。有腹痛加刺三阴交、太冲、内关。用于过敏性紫癜。

【预防与调护】

1. 预防

（1）积极参加体育活动，增强体质，提高抗病能力。

（2）过敏性紫癜要尽可能找出引发的各种原因。积极防治上呼吸道感染，控制扁桃体炎、龋齿、鼻窦炎，驱除体内各种寄生虫，不吃容易引起过敏的饮食及药物。

（3）对血小板减少性紫癜，要注意预防呼吸道感染、麻疹、水痘、风疹及肝炎等疾病，否则易于诱发或加重病情。

2. 调护

（1）急性期或出血量多时，要卧床休息，限制患儿活动，消除其恐惧紧张心理。

（2）避免外伤跌仆碰撞，以免引起出血。

（3）血小板计数低于 20×10^9/L 时，要密切观察病情变化，防治各种创伤与颅内出血。

（4）饮食宜清淡，富于营养，易于消化。呕血、便血者应进半流质饮食，忌硬食及粗纤维食物。忌辛辣刺激食物。血小板减少性紫癜患儿平素可多吃带衣花生仁、红枣等食物。

【医案选读】

陈某，女，9 岁。1993 年 3 月 4 日诊。

病史：诊前 13 天起病。症见双下肢紫斑，腹痛，关节痛。病后饮食减少，夜眠不安，大便干，小便黄。经当地用消炎、止血等药物治疗，无明显效果。

查体：神清，面红，唇红，舌质红，舌苔白厚。心肺未见异常。腹满，轻微压痛，肝脾未触及。双下肢皮肤瘀点密集，色红紫相间，伸侧尤多，斑疹高于皮肤，压之不退色。脉数有力。

检验：血、尿、大便常规均正常。出凝血时间及大便潜血正常。

诊治：诊断为过敏性紫癜。辨证为毒热犯血，血热外溢。治用清热解毒，凉血化瘀之法。处方：紫草 8g，白鲜皮 10g，水牛角片（先煎）15g，丹皮 10g，生地 10g，白薇 10g，荷叶 10g，茜草 10g，苍耳子 8g，甘草 5g，大枣 10g。水煎服。

服药 8 天，症状明显好转，腹不痛，关节痛减，紫癜减半，无新斑再出。前方继服 8 天，紫斑消退，留有褐色斑痕。处方：丹参 10g，当归 10g，生地 10g，赤芍 10g，黄芩 10g，石斛 10g，白芍 10g，甘草 5g。水煎服。

上方连用 16 天，诸症平复。再以黄芪 10g，当归 10g，生地 10g，丹参 5g，大枣 10g，甘草 5g，白术 5g，苍术 5g，佛手 10g。水煎服，14 天，以扶其正。〔王烈．婴童病案．第 1

版．长春：吉林科学技术出版社．2000：167]

第三节 皮肤黏膜淋巴结综合征

皮肤黏膜淋巴结综合征又称川崎病，是一种以全身血管炎性病变为主要病理的急性发热性出疹性疾病，临床以持续发热、多形红斑、球结膜充血、草莓舌、颈淋巴结肿大、手足硬肿为特征。本病好发于婴幼儿，男女比例为（1.3～1.5）：1。病程多为6～8周，绝大多数患儿经积极治疗可以康复，但尚有1%～2%的死亡率。死亡原因多为心肌炎、动脉瘤破裂及心肌梗死，有些患儿的心血管症状可持续数月至数年。

本病的病因尚未明了，现在多认为是一定易患宿主对多种感染病原触发的一种免疫介导的全身性血管炎。根据其起病急骤、发热及其他临床表现，可将其归属于中医学温病范畴，运用卫气营血辨证施治已取得较好疗效。

【病因病机】

本病为温热邪毒，从口鼻而入，犯于肺卫，蕴于肌腠，内侵入气及营扰血而传变，尤以侵犯营血为甚，病变脏腑则以肺胃为主，可累及心肝肾诸脏。

温热邪毒初犯于肺卫，蕴于肌腠，酿生发热。迅速入里，热盛化火，内入肺胃，阳热亢盛，炽于气分，熏蒸营血，动血耗血，见壮热不退、皮肤斑疹、口腔黏膜及眼结膜充血等症。热毒痰邪凝阻经络，臀核肿大疼痛；热盛伤津，致口干、舌红、草莓舌。热炽营血，血液凝滞，运行不畅，造成血瘀诸症。病之后期，热势去而气虚阴津耗伤，疲乏少力，指趾皮肤脱皮。

【临床诊断】

1. 诊断要点

（1）发热为最早出现的症状，持续5～11天或更久（2周至1个月），体温常达39℃以上，抗生素治疗无效。

（2）双侧球结膜充血，口唇潮红，草莓舌。手足呈硬性水肿，手掌和足底中期出现潮红，10天后在甲床皮肤交界处出现特征性指趾端片状脱皮。

（3）一过性颈淋巴结急性非化脓性肿胀。

（4）发热1～4天后躯干部出现斑丘疹或多形性红斑样皮疹。

（5）重症患儿可合并冠状动脉病变、胆囊积液、关节炎、无菌性脑脊髓膜炎、面神经瘫痪、听力丧失及高热惊厥等并发症，偶见肺梗塞、虹膜睫状体炎等。

（6）实验室检查：周围血象呈白细胞总数及中性粒细胞百分数增高，或有轻度贫血，血小板在第2周开始增多，血液呈高凝状态。血沉明显增快；血清蛋白电泳显示球蛋白升高，尤以α_2球蛋白显著；C反应蛋白增高。心电图可见多种改变，如ST段、T波异常及心律紊乱等；超声心动图在半数病人中可发现各种心血管病变，如心包积液、左室扩大、二尖瓣关闭不全及冠状动脉扩张等。

2. 鉴别诊断

（1）幼年类风湿病　发热时间较长，可持续数周或数月，对称性、多发性关节炎，尤以指趾关节受累比较突出，类风湿因子可为阳性。

（2）渗出性多形性红斑　不规则红斑及多样性皮疹，眼、唇有脓性分泌物及假膜形成，皮疹包括斑疹、丘疹、荨麻疹和疱疹，疱疹破裂后可形成溃疡。

【辨证论治】

1. 辨证要点　本病以卫气营血辨证为纲。初起邪在肺卫，证见发热、微恶风、咽红，一般为时短暂；迅速化热入里，热炽气分，证见高热持续、口渴喜饮、皮疹布发；继入营血，证见斑疹红紫、草莓舌、烦躁嗜睡；后期气阴两伤，证见疲乏多汗、指趾脱皮。本病易于形成瘀血，证见斑疹色紫、手足硬肿、舌质红绛、指纹紫滞等，若是瘀血阻塞脉络，还可见心悸、右胁下痞块等多种征象。

2. 治疗原则　本病治疗，以清热解毒，活血化瘀为主。初起疏风清热解毒，宜辛凉透达；热毒炽盛治以清气凉营解毒，苦寒清透；后期气耗阴伤，则予益气养阴为主，甘寒柔润。本病易于形成瘀血，自初期至后期始终应注意活血化瘀法的应用。温毒之邪多从火化，最易伤阴，在治疗中又要分阶段滋养胃津，顾护心阴。

3. 证治分类

（1）卫气同病

证候　发病急骤，持续高热，微恶风，口渴喜饮，目赤咽红，手掌足底潮红，躯干皮疹显现，颈部臀核肿大，或伴咳嗽，轻度泄泻，舌质红，苔薄，脉浮数。

辨证　本证起病急，以短暂卫分证后，发热持续，迅即传入气分为特征。在辨证中除了发热不退外，目赤咽红、皮疹、手掌足底潮红、颈部臀核均为卫气同病，温热邪毒入里之象。

治法　辛凉透表，清热解毒。

方药　银翘散加减。常用金银花、连翘清热解毒；薄荷辛凉透表；青黛清热解毒；牛蒡子、玄参解毒利咽；鲜芦根养阴生津。

高热烦躁口渴者用生石膏、知母直清气分大热；颈部淋巴结肿大加浙贝母、僵蚕化痰散结；手足掌底潮红加生地黄、黄芩、牡丹皮凉血化瘀；口渴唇干加天花粉、麦冬清热护津；关节肿痛加桑枝、虎杖通经活血。

（2）气营两燔

证候　壮热不退，昼轻夜重，咽红目赤，唇赤干裂，烦躁不宁或有嗜睡，肌肤斑疹，或见关节痛，或颈部臀核肿痛，手足硬肿，随后指趾端脱皮，舌质红绛，状如草莓，舌苔薄黄，脉数有力。

辨证　本病极期多见本证，气营两燔，热炽三焦。偏气分证，见高热、烦躁、口渴、脉洪大；偏营分证，见肌肤斑疹红紫、草莓红舌、烦躁嗜睡；热凝血瘀，见斑疹色紫、手足硬肿、舌质红绛等症。

治法　清气凉营，解毒化瘀。

方药　清瘟败毒饮加减。常用水牛角、牡丹皮、赤芍清泄营分之毒，凉血散瘀；生石膏、知母大清气分之热；黄芩、栀子泻火；玄参、生地黄清热养阴。

大便秘结加用生大黄泻下救阴；热重伤阴酌加麦门冬、鲜石斛、鲜竹叶、鲜生地甘寒清热，护阴生津；腹痛泄泻加黄连、木香、苍术、焦山楂清肠燥湿；颈部臖核增多明显加用夏枯草、蒲公英清热软坚化瘀。

（3）气阴两伤

证候　身热渐退，倦怠乏力，动辄汗出，咽干唇裂，口渴喜饮，指趾端脱皮或潮红脱屑，心悸，纳少，舌质红，舌苔少，脉细弱不整。

辨证　本证为疾病恢复期，身热渐退。偏气虚证，倦怠乏力，动辄汗出，纳少；偏阴虚证，咽干唇裂，口渴喜饮，指趾端脱皮。

治法　益气养阴，清解余热。

方药　沙参麦冬汤加减。常用沙参、麦门冬、玉竹清润滋养；天花粉生津止渴；生地黄、玄参清热凉血；太子参气阴两补；白术、扁豆益气和胃。

纳呆加茯苓、焦山楂、焦神曲健脾开胃；低热不退加地骨皮、银柴胡，用鲜生地清解虚热；大便硬结加瓜蒌仁、火麻仁清肠润燥；心悸、脉律不整加用牡丹皮、丹参、黄芪益气活血化瘀。

【其他治疗】

1. 中药成药

（1）生脉饮　每服5～10ml，1日3次。用于气阴两伤证。

（2）丹参滴丸　每服1～3粒，1日3次。用于本病见血瘀证者。

2. 西医治疗

（1）丙种球蛋白　每日400mg/kg，2～4小时内输入，连续4日。用于发病10日以内，早期静脉滴注。

（2）阿司匹林　每日50～100mg/kg，分3～4次服，连服14天；以后减至每日5mg/kg，顿服，直至血沉、血小板恢复正常后。一般在发病后6～8周停药。

（3）如有心源性休克、心力衰竭及心律失常者，予相应治疗。

【预防与调护】

1. 预防

（1）合理喂养，适当户外活动，增强体质。

（2）积极防治各种感染性疾病。

2. 调护

（1）饮食宜清淡新鲜，补充足够水分。保持口腔清洁。适度卧床休息。

（2）密切观察病情变化，特别是及时发现并发症。

（3）本症患儿须随访半年至1年。有冠状动脉扩张者须长期随访，每半年至少做1次超声心动图检查，直到冠状动脉扩张消失为止。

【医案选读】

宋某，男，3.5岁。1992年9月21日诊。

病史：患儿于诊前8天见发热（38.8℃）、不流涕、未咳。病后3天胸背发疹，伴草莓舌，以"猩红热"论治，用抗生素治疗。迄今8天热不降、疹未退，病后饮食减少、大便干、小便黄。

查体：神乏，面赤，双目红赤，口唇干裂，咽部红肿，舌刺红肿。舌质赤，舌苔少。颈两侧淋巴结肿大。躯干部散在多形性红色斑疹，压之退色。掌跖潮红而肿。心、肺、腹部检查未见异常。脉数有力。

检验：血白细胞数 $20 \times 10^9/L$，中性粒细胞 65%，淋巴细胞 35%。尿常规未见异常。X 线胸透心肺未见异常。心电图示窦性心动过速。

诊治：诊断为皮肤黏膜淋巴结综合征。辨证为温毒毒犯营血。治用清营凉血，解毒退热之法。处方：柴胡 10g，黄芩 10g，生石膏（先煎）20g，寒水石（先煎）10g，生地 10g，黄连 3g，栀子 5g，连翘 10g，玄参 10g，紫草 5g，菊花 10g，重楼 10g。水煎服。停用抗生素。

上方治疗 3 天。体温降至正常，皮疹退没，精神状态明显好转，手足见有片状脱皮。处方：黄芩 10g，生地 10g，重楼 10g，玄参 10g，青蒿 10g，白薇 10g，石斛 10g，天花粉 10g，当归 10g。

服药 4 天，患儿一般状态尚好，但气阴两伤之候未除。处方：黄芪 10g，太子参 5g，当归 10g，石斛 10g，麦门冬 10g，生地 10g，白薇 10g。水煎服。连服 4 天，疗效巩固，临床治愈。〔王烈．婴童病案．第 1 版．长春：吉林科学技术出版社．2000：236〕

第四节　维生素 D 缺乏性佝偻病

维生素 D 缺乏性佝偻病简称佝偻病，是由于儿童体内维生素 D 不足，致使钙磷代谢失常的一种慢性营养性疾病，以正在生长的骨骺端软骨板不能正常钙化，造成骨骼病变为其特征。本病常发于冬春两季，3 岁以内，尤以 6～12 月婴儿发病率较高。北方地区发病率高于南方地区，工业城市高于农村，人工喂养的婴儿发病率高于母乳喂养者。本病轻者如治疗得当，预后良好；重者如失治、误治，易导致骨骼畸形，留有后遗症，影响儿童正常生长发育。

我国早在战国时期的《庄子》中已有类似于佝偻病的记载，隋代《诸病源候论·小儿杂病诸候》明确提出日照对于筋骨发育的重要性，以后历代医籍的夜惊、汗证、鸡胸等病证中均有与本病相关的论述，现代应用中医药治疗本病已积累了较丰富的经验。

【病因病机】

小儿先天禀赋不足，后天护养失宜，脾肾两虚为本病主要发病原因。

1. 胎元失养　由于孕妇起居不常，少见阳光，营养失调，或疾病影响，导致孕妇体弱，胎儿养育失宜，而使胎元先天未充，肾气不足。

2. 乳食失调　婴幼儿生机蓬勃，发育迅速，如母乳喂养而未及时添加辅食，或每日摄入食物的质和量不足，致使脾之后天不足，日久脾肾两虚，促使本病发生。

3. 其他因素　日照不足，或体虚多病等，均可造成体质下降，脾肾不足，同时又可引起心肺肝等脏腑功能失调，出现多汗、夜惊、烦躁等症，并易感外邪，常罹患肺炎、泄泻等。

本病病机主要是脾肾两虚，常累及心肺肝。肾为先天之本，藏精，主骨生髓，齿为骨之余，髓之所养也。发为血之余，肾之苗；肾气通于督脉，脊骨为督脉所主。若先天肾气不足，则骨髓不充，骨骼发育障碍，出现颅骨软化、前囟晚闭、齿迟，甚至骨骼畸形。脾为后天之本，气血生化之源，如因饮食失调、喂养失宜，水谷精微输布无权，全身失于濡养，卫气不足，营卫失调，故可多汗；心气不足，心神不宁，脾虚失抑，肝木亢旺，因而夜惊、烦躁；肺气不足易罹外感，脾虚则肝旺。故脾肾不足实为本病发生之关键。

西医学认为，本病由于患儿光照不足，或维生素 D 摄入不足，或生长发育过快，或由于肝肾损害使维生素 D 的羟化作用发生障碍，导致钙磷代谢失常，引起一系列神经精神症状。如纠正不及时，最终导致骨骼发育障碍或畸形。

【临床诊断】

1. 诊断要点

（1）有维生素 D 缺乏史。

（2）多见于婴幼儿，好发于冬春季。

（3）本病分期

①初期：有多汗、夜惊、烦躁等神经精神症状，或有发稀、枕秃等症。血生化轻度改变或正常。

②激期：除上述表现外，以骨骼改变为主。骨骼改变以轻中度为多。X 线摄片见临时钙化带模糊，干骺端增宽，边缘呈毛刷状。血清钙、磷均降低，碱性磷酸酶增高。

③恢复期：经治疗后症状改善，体征减轻，X 线片临时钙化带重现，血生化恢复正常，但可遗留骨骼畸形。

④后遗症期：重症患儿残留不同程度的骨骼畸形，多见于＞2 岁的儿童。无其他临床症状，理化检查正常。

（4）理化检查：初期血钙正常或稍低，血磷明显下降，钙磷乘积小于 30，血清碱性磷酸酶增高。激期血钙降低，碱性磷酸酶明显增高。腕部 X 线片可见干骺端模糊，临时钙化带消失，呈毛刷状或杯口状改变。

2. 鉴别诊断

（1）脑积水　中医学称"解颅"。发病常在出生后数月，前囟及头颅进行性增大，且前囟饱满紧张，骨缝分离，两眼下视，如"落日状"。X 线片示颅骨穹隆膨大，颅骨变薄，囟门及骨缝宽大等。

（2）先天性甲状腺功能低下　又称克汀病、呆小病。出生 3 个月后呈现生长发育迟缓，明显矮小，出牙迟，前囟大而闭合晚。但患儿智力明显低下，表情呆滞，皮肤粗糙干燥，血钙磷正常，X 线片示骨龄延迟，但钙化正常。查血中甲状腺素 T_4 和促甲状腺激素 TSH 可资鉴别。

【辨证论治】

1. 辨证要点　本病采用脏腑辨证，辨别以脾虚为主或肾虚为主。病在脾，除佝偻病一般表现外，尚有面色欠华、纳呆、便溏、反复呼吸道感染；病在肾，则以骨骼改变为主。继辨轻重，如单有神经精神症状，骨骼病变较轻或无病变者为轻证；若不分寤寐，汗出较多，头发稀少，筋肉萎软，骨骼改变明显者，则为重证。

2. 治疗原则　本病的治疗，当以调补脾肾为要。可根据脾肾亏损轻重，采用不同的治法。初期以脾虚为主，用健脾益气为主法；激期多属肾脾两亏，当予肾脾并补；恢复期、后遗症期以肾虚为主，当补肾填精，佐以健脾。本病在调补脾肾的同时，还要注意到补肺益气固表、平肝清心安神等治法的配合使用。

3. 证治分类

（1）肺脾气虚

证候　初期多以非特异性神经精神症状为主，多汗夜惊，烦躁不安，发稀枕秃，囟门开大，伴有轻度骨骼改变，或形体虚胖，肌肉松软，大便不实，食欲不振，反复感冒，舌质淡，苔薄白，脉软无力。

辨证　临床所见多汗，既有自汗，又有盗汗，辨证时不得谓自汗必为阳虚、盗汗必为阴虚，小儿佝偻病常自汗与盗汗并见，初期多属肺脾气虚。本证以脾虚为本，肌肉松软，大便不实，食欲不振；脾虚及肺，卫外不固，则见多汗、反复感冒；脾虚肝旺，烦躁、夜惊。

治法　健脾益气，补肺固表。

方药　人参五味子汤加减。常用黄芪健脾补肺益气；党参、白术、茯苓、甘草健脾益气；五味子、酸枣仁、煅牡蛎敛表止汗安神；陈皮、神曲调脾助运。

舌苔腻者，白术易苍术以燥湿助运；汗多者加浮小麦、糯稻根敛表止汗；夜惊烦躁者，再酌加煅龙骨、合欢皮、夜交藤养心安神；大便不实者加山药、扁豆以健脾助运。

（2）脾虚肝旺

证候　头部多汗，发稀枕秃，囟门迟闭，出牙延迟，坐立行走无力，夜啼不宁，易惊多惕，甚则抽搐，纳呆食少，舌淡苔薄，脉细弦。

辨证　本证是由脾虚气弱，化源乏力，气血不足，肝失濡养所致。辨证时要抓住脾虚、肝旺两个方面。脾虚证多汗、纳呆、乏力，气血不足故发稀；肝旺证夜啼、易惊、抽搐。脾虚及肾者，则有囟门迟闭、出牙延迟、骨软立行无力等症。

治法　健脾助运，平肝息风。

方药　益脾镇惊散加减。常用人参（或党参）补益脾气；白术、苍术、茯苓健脾助运；煅龙骨、灯心草安神镇惊；煅牡蛎、钩藤平肝息风；甘草调和诸药。

汗出浸衣，加碧桃干、五味子固表止汗；夜间哭吵者加蝉蜕、竹叶清心降火；睡中惊惕者加珍珠母、僵蚕息风镇惊；抽搐者加全蝎、蜈蚣息风止痉。

（3）肾精亏损

证候　有明显的骨骼改变症状，如头颅方大，肋软骨沟，肋串珠，手镯，足镯，鸡胸，漏斗胸等，O型或X型腿，出牙、坐立、行走迟缓，并有面白虚烦，多汗肢软，舌淡苔少，脉细无力。

辨证　病在激期至恢复期、后遗症期，重在肾精亏损。本证以骨骼改变为主，尤以颅骨软化、囟门晚闭、出牙延迟为多见，恢复期、后遗症期则见鸡胸、漏斗胸、O型或X型腿等症。

治法　补肾填精，佐以健脾。

方药　补肾地黄丸加减。常用紫河车、熟地黄补肾填精；山茱萸、枸杞子柔肝补阴；山药、茯苓益气健脾；肉苁蓉、巴戟天、菟丝子温补肾阳；远志宁心安神等。

烦躁夜惊加茯神、酸枣仁养血安神；汗多者加黄芪、煅龙骨、煅牡蛎益气止汗；气虚乏力加黄芪、党参健脾益气；纳少腹胀加苍术、佛手、砂仁运脾理气；面白唇淡加当归、白芍滋阴养血等。

【其他治疗】

1. 中药成药

（1）龙牡壮骨颗粒　每服：<2 岁者，5g（1 袋）；2～7 岁者，7g，>7 岁者，10g，1 日 3 次。可用于各证型。

（2）玉屏风颗粒　每服 1/2～1 袋，1 日 3 次。用于肺脾气虚证以肺虚为主者。

（3）六味地黄丸　每服 3g，1 日 2～3 次。用于肾精亏损证。

2. 西医治疗　轻证，每次用维生素 D_3 20 万 IU，肌内注射，每月 1 次，连用 2 次；中、重证，每次用维生素 D_3 30 万 IU，肌内注射，每月 1 次，连用 2～3 次。

【预防与调护】

1. 预防

（1）加强孕期保健，孕妇要有适当的户外活动。

（2）加强婴儿护养，提倡母乳喂养，及时添加辅食，多晒太阳，增强体质。

（3）早期补充维生素 D，每日口服 400 IU。

2. 调护

（1）患儿不要久坐、久站，不系过紧的裤带，提倡穿背带裤，减轻骨骼畸形。

（2）每日户外活动，直接接受日光照射，同时防止受凉。

【医案选读】

张某，男，3.5 岁。1989 年 3 月 6 日初诊。

患儿 2 年来鸡胸、驼背、双下肢弯曲呈"O"型，不会行走。追问病史，患儿母乳喂养到 5～6 个月时，母乳不足，其母忙于劳动，对孩子照顾不周，令患儿长期坐在床上，到 1 岁时发现双下肢不会站立，扶着站立双下肢发抖，日后出现鸡胸、驼背，在当地诊为"小儿佝偻病"，服过多种钙片、维生素 AD 等不见好转，来本院就诊。查患儿面色苍白无华，头发干枯，形体瘦弱，大便溏，每日 1～2 次，易出汗，双下肢肌肉松软，小腿呈弓形，鸡胸、驼背，哭声低，唇色淡，舌淡苔黄，脉细无力。

辨证：先天禀赋不足，后天喂养失调，脾肾两虚，血气不足，筋骨失养。

治法：补肾填髓，益气养血，佐以温经通络。

方药：紫河车 1 具，煅牡蛎 30g，黄芪 30g，蜈蚣 10 条，青盐 10g。

用法：将上药焙干，研为细面，分成 100 小包。每次温开水服 1 包，1 日 2 次，连服 3 个月。

二诊：患儿服药 3 个月后，体力大增，胃纳好转，自汗、盗汗明显减少，扶着能站立。

上药又配制 1 剂，连服 3 个月后，自己会站立，家长扶着会走路，且精神好，面色好转，在服药期间让家长注意喂养，多食咸味饮食，增加户外晒太阳。

三诊：服上药 6 个月后，患儿面色红润，胃纳好，二便如常，且长胖，体丰有力，活泼，自己能行走，疾病告愈。〔李桂茹，等．刘韵远治疗小儿佝偻病验案．北京中医杂志．1994；(2)：5〕

附　　录

一、小儿推拿疗法

小儿推拿疗法历史悠久，易为患儿接受，用于治疗儿科的一些疾病有良好的疗效。

小儿推拿手法应轻快柔和，有的手法虽与成人推拿相同，但手法动作及操作方法却有所不同，采用的穴位也有与成人不同之处。

（一）常用手法

1. 推法　用拇指面（正、侧两面均可）或示、中指面，在选定的穴位上作直线推动，称直推法（附图 1）；用双手拇指面在同一穴位起向两端分开推，称分推法（附图 2）。

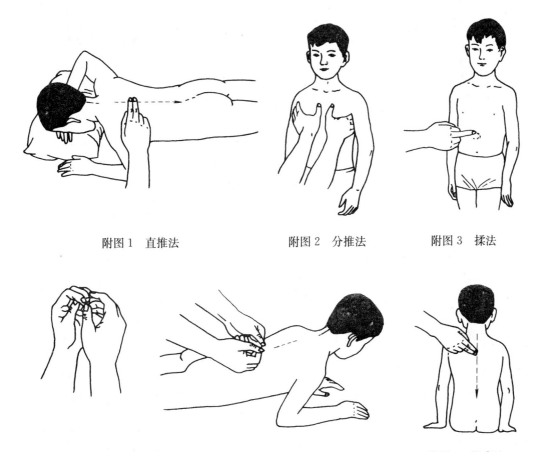

附图 1　直推法	附图 2　分推法	附图 3　揉法
附图 4　捏脊姿势	附图 5　捏脊操作	附图 6　推脊法

2. 揉法　用指端（食、中、拇指均可）或掌根，在选定的穴位上贴住皮肤，带动皮肉筋脉作旋转回环活动，称揉法（附图3）。治疗部位小的用指端揉，部位大的用掌根揉。

3. 捏脊法　用双手的中指、无名指和小指握成半拳状，食指半屈，拇指伸直对准食指前半段（附图4），然后顶住患儿皮肤，拇、食指前移，提拿皮肉（附图5）。自尾椎两旁双手交替向前，推动至大椎两旁，算作捏脊一遍。此法多用于小儿疳积，故又称"捏积"。

4. 推脊法　用示、中指（并拢）面自患儿大椎起循脊柱向下直推至腰椎处，称推脊法（附图6）。此法适用于高热。

（二）常用穴位

小儿推拿的常用穴位见附图7及附表1。

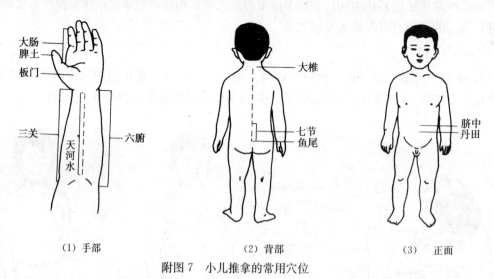

（1）手部	（2）背部	（3）正面

附图7　小儿推拿的常用穴位

附表1　　　　　　　　　　　　　　　小儿推拿常用穴位表

穴名	位置	主治	操作
脾土	拇指罗纹面	泄泻、呕吐	用推法，推200～500次
大肠	自食指端桡侧边缘至虎口成一直线	积滞、泄泻	用推法，推100～300次
板门	大鱼际隆起处	胸闷、呕吐、积滞腹满、食欲不振	用推法或揉法，操作50～200次
三关	前臂桡侧边缘，自腕横纹直上至肘横纹成一直线	外感恶寒无汗、营养不良	用推法，自腕部向上推至肘部，推200～500次
六腑	前臂尺侧边缘，自腕横纹直上至肘横纹成一直线	发热、多汗。虚证忌用	用推法，自肘部向下推至腕部，推100～500次
天河水	前臂掌侧正中，自腕横纹中点至肘横纹中点成一直线	身热烦躁，外感发热	用推法，自腕部向上推至肘弯处，推100～500次
七节	第4腰椎至尾骶骨成一直线	泄泻、痢疾、食积腹胀、肠热便秘	用推法，自上而下或自下而上均可，推200～500次
龟尾	尾椎骨处	泄泻、脱肛、便秘	用揉法，揉300～600次
丹田	脐下2寸	少腹痛、遗尿、脱肛、小便赤少	用摩法或揉法，操作3～5分钟

（三）几种常见病证的治疗举例

1. 外感发热　推天河水 300 次，推六腑 300 次，推脊 500 次，拿风池、肩井各数次。发热无汗加推三关 400 次。

2. 疳证　推脾土 500 次，推大肠 200 次，推三关 400 次，摩腹 5 分钟，捏脊 5 遍。

3. 泄泻　推脾土 500 次，推大肠 200 次，摩腹 5 分钟，揉脐 3 分钟，推七节 300 次，揉龟尾 500 次。吐乳加揉板门 50 次。

4. 脱肛　揉丹田 5 分钟，摩腹 3 分钟，揉龟尾 600 次，推七节 800 次。

二、7 岁以下儿童体重、身高、头围、胸围正常值（附表 2～3）

附表 2　**中国九市城郊 7 岁以下正常男童体格发育的衡量数字**（1995 年，均值）

年龄组	体重（kg）		身高（cm）		胸围（cm）		头围（cm）	
	城区	郊区	城区	郊区	城区	郊区	城区	郊区
初生～3 天	3.30	3.27	50.4	50.3	32.7	32.7	34.3	34.2
1 月～	5.10	5.08	56.9	56.5	37.6	37.5	38.1	38.0
2 月～	6.16	6.20	60.4	60.0	39.8	39.6	39.7	39.7
3 月～	6.98	6.93	63.0	62.5	41.4	41.1	41.0	40.9
4 月～	7.56	7.45	65.1	64.4	42.3	41.9	42.1	41.9
5 月～	8.02	7.91	67.0	66.2	43.0	42.8	43.0	42.9
6 月～	8.62	8.34	69.2	68.3	44.0	43.5	44.1	43.9
8 月～	9.19	8.89	72.0	71.0	44.8	44.3	45.1	44.7
10 月～	9.65	9.29	74.6	73.4	45.5	44.9	45.8	45.5
12 月～	10.16	9.72	77.3	76.1	46.3	45.6	46.5	46.0
15 月～	10.70	10.17	80.3	78.7	47.2	46.5	47.1	46.5
18 月～	11.25	10.72	82.7	81.3	48.0	47.3	47.6	47.1
21 月～	11.83	11.27	85.6	83.8	48.6	48.0	48.1	47.5
2.0 岁～	12.57	12.00	89.1	87.0	49.4	48.9	48.4	48.0
2.5 岁～	13.56	12.98	93.3	90.9	50.3	49.8	49.0	48.5
3.0 岁～	14.42	13.85	96.8	94.3	50.9	50.5	49.4	48.9
3.5 岁～	15.37	14.67	100.2	97.6	51.7	51.3	49.8	49.2
4.0 岁～	16.23	15.51	103.7	101.0	52.4	51.9	50.1	49.5
4.5 岁～	17.24	16.29	107.1	104.2	53.3	52.7	50.4	49.5
5.0 岁～	18.34	17.17	110.5	107.5	54.2	53.4	50.7	50.0
5.5 岁～	19.38	17.99	113.7	110.4	55.0	54.1	50.9	50.3
6～7 岁	20.97	19.33	117.9	114.3	56.3	55.3	51.3	50.5

附表 3　**中国九市城郊 7 岁以下正常女童体格发育的衡量数字**（1995 年，均值）

年龄组	体重（kg）		身高（cm）		胸围（cm）		头围（cm）	
	城区	郊区	城区	郊区	城区	郊区	城区	郊区
初生～3 天	3.20	3.18	49.8	49.7	32.6	32.5	33.9	33.9
1 月～	4.81	4.78	56.1	55.7	36.9	36.7	37.4	37.3
2 月～	5.74	5.73	59.2	59.0	38.9	38.7	38.9	39.0
3 月～	6.42	6.40	61.6	61.3	40.2	40.0	41.0	40.0

续表

年龄组	体重（kg）		身高（cm）		胸围（cm）		头围（cm）	
	城区	郊区	城区	郊区	城区	郊区	城区	郊区
4 月～	7.01	6.97	63.8	63.0	41.3	40.9	41.2	41.0
5 月～	7.53	7.37	65.5	64.8	42.1	41.6	42.1	41.9
6 月～	8.00	7.81	67.6	66.8	42.9	42.5	43.0	42.8
8 月～	8.65	8.37	70.6	69.4	43.9	43.4	44.1	43.7
10 月～	9.09	8.72	73.3	72.1	44.5	44.0	44.3	44.4
12 月～	9.52	9.23	75.9	75.0	45.2	44.7	45.4	45.0
15 月～	10.09	9.60	78.9	77.3	46.1	45.4	46.0	45.5
18 月～	10.65	10.14	81.6	79.9	46.8	46.3	46.5	46.1
21 月～	11.25	10.70	84.5	82.6	47.4	47.1	46.9	46.5
2.0 岁～	12.04	11.49	88.1	85.9	48.2	47.9	47.4	47.0
2.5 岁～	12.97	12.49	92.0	89.7	49.2	48.9	48.0	47.5
3.0 岁～	14.01	13.39	95.9	93.5	49.9	49.5	48.4	48.0
3.5 岁～	14.94	14.18	99.2	96.6	50.7	50.1	48.8	48.3
4.0 岁～	15.81	14.94	102.8	99.9	51.3	50.6	49.1	48.5
4.5 岁～	16.80	15.84	106.2	103.2	52.1	51.5	49.4	48.8
5.0 岁～	17.84	16.70	109.8	106.5	52.9	52.1	49.7	49.1
5.5 岁～	18.80	17.53	112.9	109.5	53.6	52.8	50.0	49.4
6～7 岁	20.36	18.74	117.1	113.5	54.9	53.8	50.3	49.6

三、常见急性传染病的潜伏期、隔离期和检疫期（附表 4）

附表 4　　　　　　常见急性传染病的潜伏期、隔离期和检疫期

病　名	潜伏期（常见）	隔　离　期	接触者检疫期
水　痘	10～21 日（13～17 日）	隔离至全部皮疹干燥、结痂、脱落为止，不得少于发病后 2 周	医学观察 21 日
麻　疹	6～21 日（10～12 日）	隔离至出疹后 5 日，合并肺炎者延长隔离至出疹后 10 日	易感者医学观察 21 日，接受过被动免疫者检疫 28 日
风　疹	12～19 日（10～21 日）	隔离至出疹后 5 日	不检疫
流行性腮腺炎	8～30 日（14～21 日）	隔离至症状和体征消失为止或发病后 10 日	医学观察 21 日
流行性感冒	数小时～4 日（1～2 日）	隔离至症状消失为止或热退后 2 日	大流行期集体机构人员检疫 4 日
猩红热	1～7 日（2～4 日）	隔离至接受治疗后 7 日	医学观察 7 日
白　喉	1～7 日（2～4 日）	隔离至症状消失后咽拭子培养 2 次阴性为止或于症状消失后 14 日	医学观察 7 日
百日咳	2～21 日（7～10 日）	隔离至发病后 40 日或痉咳后 30 日	医学观察 21 日
流行性脑脊髓膜炎	1～7 日（2～3 日）	隔离至症状消失后 3 日或发病后 7 日	医学观察 7 日
流行性乙型脑炎	4～21 日（10～14 日）	隔离至体温正常为止，隔离在有防蚊设备的室内	不检疫

续表

病　名	潜伏期(常见)	隔　离　期	接触者检疫期
脊髓灰质炎	3～35 日(5～14 日)	隔离期不少于发病后 40 日	集体机构儿童检疫 35 日
病毒性肝炎	甲型 15～40 日 (3～4 周) 乙型 2～6 月 (60～160 日)	隔离自发病日起不少于 30 日	密切接触者检疫 40 日
细菌性痢疾	数小时～7 日 (2～4 日)	隔离至症状消失后粪便培养连续 3 次阴性为止	医学观察 7 日
阿米巴痢疾	4 日～1 年 (7～14 日)	隔离至症状消失后粪便检查 3 次阴性为止	不检疫
食物中毒	沙门菌 4 小时～ 3 日(18 小时) 葡萄球菌 0.5～6 小时(2.5～3 小时) 肉毒杆菌 2 小时～ 10 日(12～36 小时) 嗜盐菌(副溶血弧菌) 1～99 小时(6～20 小时)	病人集中隔离治疗	不检疫
伤　寒	5～40 日(7～14 日)	隔离至体温正常后 16 日为止;或症状消失,停药 3 日后大便培养连续 3 次阴性为止	医学观察 25 日
副伤寒	2～15 日(6～8 日)	同伤寒	医学观察 15 日
霍乱、副霍乱	数小时～7 日 (1～3 日)	隔离至症状消失后,大便培养连续 3 次阴性为止,或自发病日起至少 2 周	医学观察 5 日,并大便培养 3 次阴性
流行性斑疹伤寒	5～21 日 (10～14 日)	彻底灭虱,或体温正常后 12 日解除隔离	彻底灭虱,医学观察 15 日
恶性疟	7～15 日(12 日)	不隔离,住室内应防蚊、灭蚊	不检疫
疟疾间日疟、卵形疟	10～20 日 (13～15 日)长潜伏期原虫可达 6 个月以上	不隔离,住室内应防蚊、灭蚊	不检疫
三日疟	14～45 日 (21～30 日)	不隔离,住室内应防蚊、灭蚊	不检疫
流行性出血热	4～60 日 (7～14 日)	隔离至急性症状消失为止	不检疫
布氏杆菌病	3 日～1 年(14 日)	隔离至临床症状消失为止	不检疫
钩端螺旋体病 鼠疫、腺鼠疫	3～28 日(10 日) 1～12 日(3～4 日)	隔离治疗至痊愈为主 隔离治疗至淋巴结肿完全愈合,菌检 3 次阴性为止	不检疫 医学观察 9 日,接受过预防接种或血清者检疫 12 日
肺鼠疫	数小时～3 日 (1～3 日)	隔离至症状消失后痰液培养 3 次阴性	
狂犬病	10 日～1 年以上 (12～99 日)	病程中隔离治疗	不检疫,被可疑狂犬咬伤后注射疫苗

四、计划免疫程序（附表 5）

附表 5　　　　　　　　　　　　　计划免疫程序

免疫制剂名称	接种对象	接种方法及剂量	初种和复种时间	免疫期	备注
卡介苗	初生婴儿及结核菌素试验阴性儿童	皮内注射每次 0.1ml	初种：出生 24～48 小时；复种：3～4 岁、7～8 岁、11～12 岁（结核菌素试验阴性者）	3～4 年	
脊髓灰质炎减毒活疫苗	2 足月龄～7 足岁	先服Ⅰ型糖丸 1 粒，间隔 1 月后再同时服Ⅱ、Ⅲ型各 1 粒	初服：2 足月龄婴儿；加服：1、2、7 足岁时，剂量同初服	3 年以上	切忌用热开水吞服
百日咳菌苗白喉类毒素破伤风类毒素三联	3 足月龄～4 足岁	皮下注射 0.25～0.5ml 共 3 次，每次间隔 1～3 个月	初种：3 足月龄婴儿；复种：第 2 年、4 足岁时，各加强 1 次		如 5 足月龄开始全程，则首次加强在 3 足岁
麻疹减毒活疫苗	8 足月龄以上的易感儿童	皮下注射 0.35ml	初种：8 足月婴儿；复种：小学一年级学生	4～6 年以上	丙种球蛋白注射后至少间隔 1～3 月才能注射麻疹减毒活疫苗
流行性乙型脑炎灭活疫苗	1 足岁以上儿童	皮下注射 2 次，间隔 7～10 天，学龄前儿童全程和加强均为 0.5ml，小学生为 1.0ml	初种：1 足岁开始；加强：次年，小学一、四年级各加强 1 次	1 年	
伤寒、副伤寒甲乙三联死菌苗	疫点周围人群（2 岁以上儿童）	皮下注射全程 3 次，每次间隔 7～10 天，剂量 2～6 岁 0.2ml、0.4ml、0.4ml，7～14 岁 0.3ml、0.6ml、0.6ml，15 岁以上 0.5ml、1.0ml、1.0ml	每年加强 1 次，连续 3 年（加强剂量为 2～6 岁 0.4ml，7～14 岁 0.6ml，15 岁以上 1.0ml）	1 年	可采用皮内注射法，剂量均为 0.1ml，加强时每年 1 次，连续 2 年
霍乱死菌苗	疫区儿童	皮下注射 2 次，间隔 7～10 天，剂量 6 岁以下 0.2ml、0.4ml，7～14 岁 0.3ml、0.6ml，15 岁以上 0.5ml、1.0ml	每年加强 1 次（加强剂量为 6 岁以下 0.4ml，7～14 岁 0.5ml，15 岁以上 1.0ml）	3～6 个月	要求在流行前 1 月完成

续表

免疫制剂名称	接种对象	接种方法及剂量	初种和复种时间	免疫期	备注
流行性斑疹伤寒死疫苗	疫区儿童	皮下注射全程 3 次，每次间隔 5～10 天，剂量 14 岁以下为 0.3～0.4ml、0.6～0.8ml、0.6～0.8ml，15 岁以上 0.5ml、1.0ml、1.0ml	每年加强 1 次，加强剂量为 14 岁以下 0.6～0.8ml，15 岁以上 1.0ml	1 年	
狂犬病死疫苗	被狂犬、疑似狂犬的动物咬伤、抓伤者	肌内注射全程 10 针，即被咬伤后 0、1、2、3、7、10、14、20、30、90 天各 1 次，每次 1 支疫苗			和狂犬病血清 40U/kg 联合应用（将抗血清先作过敏试验，再于伤口滴注，局部浸润注射，剩余的血清可肌内注射）可提高预防效果。伤口及早处理
冻干流行性脑脊髓膜炎多糖体菌苗（A 群）	与患者密切接触的 3～14 岁儿童	皮下注射 0.5ml		1 年左右	作应急接种用的制剂用稀释液稀释
精制白喉抗毒素	与白喉患者密切接触而锡克反应阳性的体弱儿	皮下或肌内注射 1000～2000U		3 周	可和白喉类毒素 0.5ml 分别注射，达联合预防作用。注前先作过敏试验
精制破伤风抗毒素	受伤后有发生破伤风可能者	5 年内未经破伤风类毒素全程免疫者，皮下或肌内注射 1500～3000U，伤口严重者加倍量		3 周	可和破伤风类毒素 0.5ml 同时分别注射，注前先作过敏试验

五、儿科常用临床检验正常值（附表 6～9）

附表 6　　　　　　　　　　小儿各年龄血液细胞参考值（均数）

测定项目	第 1 日	2～7 日	2 周	3 月	6 月	1～2 岁	4～5 岁	8～14 岁
红细胞（$\times10^{12}$/L）	5.7～6.4	5.2～5.7	4.2	3.9	4.2	4.3	4.4	4.5
有核红细胞	0.03～0.10	0.03～0.10	0	0	0	0	0	0
网织红细胞	0.03	…	0.003	0.015	0.005	0.005	0.005	…
红细胞平均直径（μm）	8.0～8.6	…	7.7	7.3	…	7.1	7.2	…
血红蛋白（g/L）	180～195	163～180	150	111	123	118	134	139
红细胞压积	0.53	…	0.43	0.34	0.37	0.37	0.40	0.41
红细胞平均体积（MCVfl）	35	…	34	29	28	29	30	31
红细胞平均血红蛋白浓度（MCHC）	0.32	…	0.34	0.33	0.33	0.32	0.33	0.34
白细胞（$\times10^9$/L）	20	15	12	…	12	11	8	…
中性粒细胞	0.65	0.40	0.35	…	0.31	0.36	0.58	0.55～0.65
嗜酸与嗜碱粒细胞	0.03	0.05	0.04	…	0.03	0.02	0.02	0.02

续表

测定项目	第1日	2～7日	2周	3月	6月	1～2岁	4～5岁	8～14岁
淋巴细胞	0.20	0.40	0.55	…	0.60	0.56	0.34	0.30
单核细胞	0.07	0.12	0.06	…	0.06	0.06	0.06	0.06
未成熟白细胞	0.10	0.03	0	…	0	0	0	0
血小板($\times10^9$/L)	150～250				250	250～300		

附表7　　　尿检查正常参考值

测定项目	法定单位	旧单位
蛋白		
定　性	阴　性	阴　性
定　量	<40mg/24h	<40mg/24h
糖		
定　性	阴　性	阴　性
定　量	<2.8mmol/24h	<0.5g/24h
比　重	1.010～1.030	1.010～1.030
渗透压	婴儿　50～700mmol/L	50～700mOsm/L
	儿童 300～1400mmol/L	300～1400mOsm/L
氢离子浓度	0.01～32umol/L	4.5～8.0pH
	(平均 1.0μmol/L)	(平均6.0)
沉　渣		
白细胞	<5个/HP	<5个/HP
红细胞	<3个/HP	<3个/HP
管　型	无或偶见	无或偶见
Addis 计数		
白细胞	<100万/12h	<100万/12h
红细胞	0～50万/12h	0～50万/12h
管　型	0～5000/12h	0～5000/12h
尿液化学检测		
尿胆原	<6.72μmol/24h	<4mg/24h
钠	95～310mmol/24h	2.2～7.1g/24h
钾	35～90mmol/24h	1.4～3.5g/24h
氯	80～270mmol/24h	2.8～9.6g/24h
钙	2.5～10mmol/24h	100～400mg/24h
磷	16～48mmol/24h	0.5～1.5g/24h
镁	2.5～8.3mmol/24h	60～200mg/24h
肌　酸	0.08～2.06mmol/24h	15～36g/24h
肌　酐	0.11～0.132mmol/(kg・24h)	12～15mg/(kg・24h)
尿　素	166～580mmol/24h	15～36g/24h
淀粉酶	80～300U/h(somogyi法)	<64U(温氏)
17-羟类固醇	婴儿　1.4～2.8μmol/24h	0.5～1.0mg/24h
	儿童 2.8～15.5μmol/24h	1.0～5.6mg/24h
17-酮类固醇	<2岁　<3.5μmol/24h	<1mg/24h
	2～12岁 3.5～21μmol/24h	1～6mg/24h

附表 8　　　　　　　　　　　　　　**小儿脑脊液正常参考值**

测定项目	法定单位	旧单位
压　力	新生儿　290～780Pa	30～80mmH$_2$O
	儿　童　690～1765Pa	70～180mmH$_2$O
细胞数		
红细胞	＜2周　675×10^6/L	675/mm^3
	＞2周　0～2×10^6/L	0～2/mm^3
白细胞（多为淋巴细胞）	婴　儿　0～20×10^6/L	0～20/mm^3
	儿　童　0～10×10^6/L	0～10/mm^3
蛋　白		
定性（Pandy 试验）	阴　性	阴　性
定量	新生儿　200～1200mg/L	20～120mg/dl
	儿　童　＜400mg/L	＜40mg/dl
糖	婴　儿　3.9～4.9mmol/L	70～90mg/dl
	儿　童　2.8～4.4mmol/L	50～80mg/dl
氯化物	婴　儿　111～123mmol/L	111～123mEq/L
	儿　童　118～128mmol/L	118～128mEq/L

附表 9　　　　　　　　　　　　　　**血液生化检验正常参考值**

测定项目	法定单位	法定→旧	旧单位	旧→法定
总蛋白（P）	60～80g/L	×0.1	6～8g/dl	×10
白蛋白（P）	34～54g/L	×0.1	3.4～5.4g/dl	×10
球蛋白（P）	20～30g/L	×0.1	2～3g/dl	×10
蛋白电泳（S）				
白蛋白	0.55～0.61	×100	55％～61％	×0.01
α$_1$ 球蛋白	0.04～0.05	×100	4％～5％	×0.01
α$_2$ 球蛋白	0.06～0.09	×100	6％～9％	×0.01
β 球蛋白	0.09～0.12	×100	9％～12％	×0.01
γ 球蛋白	0.15～0.20	×100	15％～20％	×0.01
纤维蛋白原（P）	2～4g/L	×0.1	0.2～0.4g/dl	×10
α$_1$-抗胰蛋白酶（S）	1.5～2.5	×100	150～250mg/dl	×0.01
C-反应蛋白（S）	68～1800μg/L	×1	68～1800ng/dl	×1
免疫球蛋白 A（S）	140～2700mg/L	×0.1	14～270mg/dl	×10
G（S）	5～16.5g/L	×0.1	500～1650mg/dl	×10
M（C）	500～2600mg/L	×0.1	50～260mg/dl	×10
补体 C3（S）	600～1900mg/L	×0.1	60～190mg/dl	×10
铜蓝蛋白（S）	0.2～0.4g/L	×100	20～40mg/dl	×0.01
转铁蛋白（S）	2～4g/L	×100	200～400mg/dl	×0.01
铁蛋白（S）	7～140μg/L	×1	7～140ng/ml	×1

续表

测定项目	法定单位	法定→旧	旧单位	旧→法定
红细胞原卟啉	<0.89μmol/LRBC	×56.26	<50μg/dl	×0.017
葡萄糖(空腹 B)	3.3~5.5mmol/L	×18	60~100mg/dl	×0.056
胆固醇(P.S)	2.8~5.2mmol/L	×38.7	110~200mg/dl	×0.026
甘油三酯(S)	0.23~1.24mmol/L	×88.54	20~110mg/dl	×0.011
血气分析(A.B)				
氢离子浓度	35~50nmol/L	—	7.3~7.45pH	—
二氧化碳分压	4.7~6kPa	×7.5	35~45mmHg	×0.133
二氧化碳总含量	20~28mmol/L	×1	20~28mEq/L	×1
氧分压	10.6~13.3kPa	×7.5	80~100mmHg	×0.133
			新生儿60~90mmHg	
氧饱和度	0.91~0.97mol/mol	×100	91%~97%	×0.01
	0.6~0.85(V)		60%~85%	
标准重碳酸盐	20~24mmol/L	×1	20~24mEq/L	×1
缓冲碱	45~52mmol/L	×1	45~52mEq/L	×1
碱剩余	−4~+2mmol/L	×1	−4~+2mEq/L	×1
	婴儿−7~−1mmol/L		−7~−1mEq/L	
二氧化碳结合力(P)	18~27mmol/L	×2.24	40~60Vol%	×0.449
阴离子间隙	7~16mmol/L	×1	7~16mEq/L	×1
血清电解质、无机盐和微量元素(S)				
钠	135~145mmol/L	×1	135~145mEq/L	×1
钾	3.5~4.5mmol/L	×1	3.5~4.5mEq/L	×1
氯	96~106mmol/L	×1	96~106mEq/L	×1
磷	1.3~1.8mmol/L	×3.1	4~5.5mg/dl	×0.323
钙	2.2~2.7mmol/L	×4.0	8.8~10.8mg/dl	×0.25
镁	0.7~1.0mmol/L	×2.43	1.8~2.4mg/dl	×0.411
锌	10.7~22.9μmol/L	×6.54	70~150μg/dl	×0.153
铜	12.6~23.6μmol/L	×6.355	80~150μg/dl	×0.157
铅	<1.45μmol/L	×20.7	<30μg/dl	×0.048
铁	9.0~28.6μmol/L	×5.58	50~160ug/dl	×0.179
铁结合力	45~72μmol/L	×5.58	250~400μg/dl	×0.179
尿素氮(B)	1.8~6.4mmol/L	×2.8	5~18mg/dl	×0.357
肌酐(S)	44~133μmol/L	×0.0113	0.5~1.5mg/dl	×88.4
氨(B)	29~58μmol/L	×1.7	50~100μg/dl	×0.588
总胆红素(S)	3.4~17.1μmol/L	×0.059	0.2~1.0mg/dl	×17.1
直接胆红素(P)	0.50~3.4μmol/L	×0.059	0.03~0.2mg/dl	×17.1
凝血酶时间(P)	15~20s	——	15~20s	——
凝血酶原时间	12~14s	——	12~14s	——
凝血酶原消耗时间(S)	>35s	——	>35s	——
抗溶血性链球菌素O	——	——	<500U	——
血清酶				
脂肪酶	18~128U/L	×1	18~128U/L	×1

续表

测定项目	法定单位	法定→旧	旧单位	旧→法定
淀粉酶	35～127U/L	×1	35～127U/L	×1
γ-谷氨酰转肽酶	5～32U/L	×1	5～32U/L	×1
谷丙转氨酶(赖氏)	<30U/L	×1	<30U/L	×1
谷草转氨酶(赖氏)	<40U/L	×1	<40U/L	×1
乳酸脱氢酶	60～250U/L	×1	60～250U/L	×1
碱性磷酸酶(金氏)	106～213U/L	×1	106～213U/L	×1
酸性磷酸酶(金氏)	7～28U/L	×1	7～28U/L	×1
肌酸磷酸酶	5～130U/L	×1	5～130U/L	×1
血清激素				
促肾上腺皮质激素	25～100μg/L	×1	25～100Pg/ml	×1
皮质醇(空腹 8Am)	138～635nmol/L	×0.0362	5～23μg/dl	×27.6
	8Pm 为 8Am 值的 50%			
C-肽(空腹)	0.5～2μg/L	×1	0.5～2ng/ml	×1
胰岛素(空腹)	7～24mU/L	×1	7～24μU/L	×1
三碘甲状腺原氨酸(T_3)	1.2～4.0nmol/L	×65.1	80～260ng/dl	×0.0154
甲状腺素(T_4)	90～194nmol/L	×0.078	7～15μg/dl	×12.9
促甲状腺激素(TSH)	2～10mU/L	×1	2～10μU/ml	×1
抗利尿激素	1～7ng/L	×1	1～7Pg/ml	×1
(血渗透压正常时)				

注:(A)动脉血;(B)全血;(C)血清

六、常用方剂

二　画

二至丸(《证治准绳》)　旱莲草　女贞子

二陈汤(《太平惠民和剂局方》)　半夏　橘红　白茯苓　炙甘草

十味温胆汤(《世医得效方》)　人参　熟地　枣仁　远志　五味子　茯苓　半夏　枳实　陈皮　甘草

丁萸理中汤(《医宗金鉴》)　丁香　吴茱萸　党参　白术　干姜　炙甘草

七味白术散(《小儿药证直诀》)　藿香　木香　葛根　人参　白术　茯苓　甘草

八正散(《太平惠民和剂局方》)　车前子　瞿麦　萹蓄　滑石　栀子　甘草　木通　大黄

八珍汤(《正体类要》)　当归　川芎　熟地　白芍　人参　白术　茯苓　甘草

人参乌梅汤(《温病条辨》)　人参　乌梅　木瓜　山药　莲子肉　炙甘草

人参理中丸(《疠疡机要》)　人参　干姜　甘草　白术

人参五味子汤(《幼幼集成》)　人参　白术　茯苓　五味子　麦门冬　炙甘草

三　画

三拗汤(《太平惠民和剂局方》)　麻黄　杏仁　甘草

三子养亲汤(《韩氏医通》)　苏子　白芥子　莱菔子

下虫丸(《直指小儿方》)　新苦楝根皮　绿色贯众　木香　桃仁　芜荑　鸡心槟榔　鹤虱　轻粉　干虾蟆　使君子

大补阴丸(《丹溪心法》)　黄柏　知母　熟地黄　龟板　猪脊髓

大定风珠(《温病条辨》)　白芍　阿胶　龟板　地黄　麻仁　五味子　牡蛎　麦冬　炙甘草　鳖甲　鸡子黄

大青龙汤(《伤寒论》)　麻黄　桂枝　甘草　杏仁　生姜　大枣　石膏

大承气汤(《伤寒论》)　大黄　厚朴　枳实　芒硝

小儿回春丹(《上海市中药成药制剂规范》)　牛黄　冰片　朱砂　羌活　僵蚕　天麻　防风　麝香　雄黄　胆南星　天竺黄　川贝母　全蝎　白附子　蛇含石　钩藤　甘草

小青龙汤(《伤寒论》)　麻黄　桂枝　芍药　细辛　半夏　干姜　五味子　甘草

小建中汤(《伤寒论》)　桂枝　白芍　甘草　生姜　大枣　饴糖

小蓟饮子(《济生方》)　生地黄　小蓟根　滑石　木通　炒蒲黄　淡竹叶　藕节　栀子　甘草　当归

己椒苈黄丸(《金匮要略》)　防己　椒目　葶苈　大黄

四　画

五皮饮(《中藏经》)　生姜皮　桑白皮　陈橘皮　大腹皮　茯苓皮

五苓散(《伤寒论》)　桂枝　茯苓　泽泻　猪苓　白术

五虎汤(《证治汇补》)　麻黄　杏仁　石膏　甘草　桑白皮　细茶

五味消毒饮(《医宗金鉴》)　野菊花　银花　蒲公英　紫花地丁　紫背天葵子

不换金正气散(《太平惠民和剂局方》)　苍术　厚朴　陈皮　甘草　藿香　半夏

止痉散(验方)　全蝎　蜈蚣　天麻　僵蚕

少腹逐瘀汤(《医林改错》)　小茴香　炒干姜　延胡索　没药　当归　川芎　肉桂　赤芍　蒲黄　五灵脂

牛黄夺命散(《幼幼集成》)　白牵牛　黑牵牛　大黄　槟榔

牛黄清心丸(《痘疹世医心法》)　牛黄　黄芩　黄连　栀子　郁金　朱砂

丹栀逍遥散(《内科摘要》)　柴胡　当归　白芍　白术　茯苓　甘草　薄荷　生姜　丹皮　栀子

匀气散(《医宗金鉴》)　陈皮　桔梗　炮姜　砂仁　木香　炙甘草　红枣

乌药散(《小儿药证直诀》)　乌药　白芍　香附　高良姜

乌梅丸(《伤寒论》)　乌梅　细辛　干姜　川椒　黄连　黄柏　桂枝　附子　人参　当归

六一散(《伤寒标本》)　滑石　生甘草

六君子汤(《世医得效方》)　人参　白术　茯苓　甘草　陈皮　半夏

六味地黄丸(《小儿药证直诀》)　熟地　山茱萸　山药　茯苓　泽泻　丹皮

五　画

玉女煎(《景岳全书》)　石膏　熟地　牛膝　知母　麦冬

玉屏风散(《医方类聚》)　防风　黄芪　白术

甘麦大枣汤(《金匮要略》)　甘草　小麦　大枣

甘露消毒丹(《医效秘传》)　滑石　淡芩　茵陈　藿香　连翘　石菖蒲　白蔻　薄荷　木通　射干　川贝母

石斛夜光丸(《原机启微》) 天门冬 人参 茯苓 麦门冬 熟地黄 生地黄 菟丝子 菊花 草决明 杏仁 干山药 枸杞子 牛膝 五味子 白蒺藜 石斛 肉苁蓉 川芎 炙甘草 枳壳 青葙子 防风 川黄连 水牛角 羚羊角

左归丸(《景岳全书》) 熟地 山药 山茱萸 枸杞子 菟丝子 鹿角胶 龟板胶 牛膝

左金丸(《丹溪心法》) 黄连 吴萸

右归丸(《景岳全书》) 熟地黄 山药 山茱萸 枸杞子 鹿角胶 菟丝子 杜仲 当归 肉桂 制附子

龙骨散(验方) 龙骨 枯矾

龙胆泻肝汤(《太平惠民和剂局方》) 龙胆草 黄芩 栀子 泽泻 木通 车前子 当归 生地黄 柴胡 甘草

归脾汤(《正体类要》) 白术 当归 白茯苓 黄芪 龙眼肉 远志 木通 酸枣仁 木香 甘草 人参

四苓散(《丹溪心法》) 茯苓 猪苓 白术 泽泻

四逆汤(《伤寒论》) 甘草 干姜 附子

四神丸(《内科摘要》) 补骨脂 肉豆蔻 吴茱萸 五味子 生姜 大枣

四君子汤(《太平惠民和剂局方》) 白术 茯苓 人参 甘草

生脉散(《医学启源》) 麦冬 五味子 人参

失笑散(《太平惠民和剂局方》) 五灵脂 蒲黄

白虎汤(《伤寒论》) 石膏 知母 粳米 甘草

白头翁汤(《伤寒论》) 白头翁 秦皮 黄芩 黄柏

白虎加人参汤(《伤寒论》) 人参 石膏 知母 甘草 粳米

瓜蒌薤白半夏汤(《金匮要略》) 瓜蒌实 薤白 半夏 白酒

加味六味地黄丸(《医宗金鉴》) 熟地黄 山药 山萸肉 牡丹皮 茯苓 泽泻 鹿茸 五加皮 麝香

六　画

至宝丹(《苏沈良方》) 犀角(用水牛角代) 朱砂 雄黄 玳瑁 琥珀 麝香 冰片 牛黄 安息香 金箔 银箔

当归四逆汤(《伤寒论》) 当归 桂枝 芍药 细辛 甘草 通草 大枣

朱砂安神丸(《内外伤辨惑论》) 川连 生地 当归 甘草 辰砂

竹叶石膏汤(《伤寒论》) 竹叶 石膏 半夏 麦门冬 人参 甘草 粳米

华盖散(《太平惠民和剂局方》) 麻黄 杏仁 甘草 桑白皮 紫苏子 赤茯苓 陈皮

血府逐瘀汤(《医林改错》) 当归 生地黄 牛膝 红花 桃仁 柴胡 枳壳 赤芍 川芎 桔梗 甘草

行军散(《霍乱论》) 牛黄 麝香 珍珠 冰片 硼砂 雄黄 火硝 金箔

交泰丸(《韩氏医通》) 川连 桂心

安宫牛黄丸(《温病条辨》) 牛黄 郁金 犀角(用水牛角代) 黄连 栀子 朱砂 雄黄 冰片 麝香 珍珠 黄芩

羊肝丸(《证治准绳》) 羊肝 砂仁 豆蔻

异功散(《小儿药证直诀》) 人参 白术 茯苓 陈皮 甘草

导赤散(《小儿药证直诀》) 生地黄 竹叶 木通 甘草

防己黄芪汤(《金匮要略》)　防己　甘草　白术　黄芪　生姜　大枣

防己茯苓汤(《金匮要略》)　防己　黄芪　桂枝　茯苓　甘草

七　画

麦味地黄丸(《寿世保元》)　生地黄　山茱萸　山药　茯苓　牡丹皮　泽泻　五味子　麦门冬

远志丸(《济生方》)　远志　菖蒲　茯神　茯苓　龙齿　人参　朱砂

苏葶丸(《医宗金鉴》)　苦葶苈子　南苏子

苏合香丸(《外台秘要》)　白术　青木香　水牛角　香附子　朱砂　诃黎勒　白檀香　安息香　沉香　麝香　丁香　荜茇　龙脑　苏合香油　熏陆香

苏子降气汤(《丹溪心法》)　苏子　半夏　当归　陈皮　甘草　前胡　厚朴　枳实

杞菊地黄丸(《医级》)　生地黄　山茱萸　茯苓　山药　丹皮　泽泻　枸杞子　菊花

连翘败毒散(《医方集解》)　黑荆芥　炒防风　金银花　连翘　生甘草　前胡　柴胡　川芎　枳壳　桔梗　茯苓　薄荷　生姜　羌活　独活

牡蛎散(《太平惠民和剂局方》)　煅牡蛎　黄芪　麻黄根　浮小麦

沙参麦冬汤(《温病条辨》)　沙参　麦冬　玉竹　桑叶　甘草　天花粉　白扁豆

补中益气汤(《脾胃论》)　黄芪　人参　白术　甘草　当归　陈皮　升麻　柴胡　生姜　大枣

补阳还五汤(《医林改错》)　黄芪　当归　赤芍　川芎　地龙干　桃仁　红花

补肾地黄丸(《医宗金鉴》)　熟地　泽泻　丹皮　山萸肉　牛膝　山药　鹿茸　茯苓

附子泻心汤(《伤寒论》)　附子　大黄　黄芩　黄连

附子理中汤(《三因极一病证方论》)　附子　人参　干姜　甘草　白术

驱虫粉(验方)　使君子　生大黄

驱绦汤(验方)　南瓜子　槟榔

驱蛔承气汤(《急腹症方药新解》)　大黄　芒硝　枳实　厚朴　槟榔　使君子　苦楝子

八　画

青蒿鳖甲汤(《温病条辨》)　青蒿　鳖甲　知母　生地　丹皮

固真汤(《证治准绳》)　人参　白术　茯苓　炙甘草　黄芪　附子　肉桂　山药

知柏地黄丸(《医宗金鉴》)　干地黄　牡丹皮　山萸肉　山药　泽泻　茯苓　知母　黄柏

使君子散(验方)　使君子肉　甘草　吴茱萸　苦楝子

金沸草散(《南阳活人书》)　金沸草　前胡　荆芥　细辛　半夏　茯苓　甘草　生姜　大枣

金匮肾气丸(《金匮要略》)　干地黄　山药　山茱萸　泽泻　茯苓　炮附子　桂枝

肥儿丸(《医宗金鉴》)　麦芽　胡黄连　人参　白术　茯苓　黄连　使君子　神曲　炒山楂　炙甘草　芦荟

炙甘草汤(《伤寒论》)　炙甘草　大枣　阿胶　生姜　人参　生地　桂枝　麦冬　麻仁

定喘汤(《摄生众妙方》)　白果　麻黄　苏子　甘草　款冬花　杏仁　桑皮　黄芩　法半夏

定痫丸(《医学心悟》)　天麻　川贝　胆星　半夏　陈皮　茯苓　茯神　丹参　麦冬　菖蒲　远志　全蝎　僵蚕　琥珀　辰砂　竹沥　姜汁　甘草

实脾饮(《济生方》)　白术　茯苓　大腹皮　木瓜　厚朴　木香　草果仁　附子　干姜　甘草　生姜　大枣

河车八味丸(《幼幼集成》)　紫河车　地黄　丹皮　大枣　茯苓　泽泻　山药　麦冬　五味子　肉桂

熟附片　鹿茸

泻心汤(《金匮要略》)　大黄　黄连　黄芩

泻黄散(《小儿药证直诀》)　藿香叶　山栀子仁　石膏　甘草　防风

泻心导赤散(《医宗金鉴》)　生地　木通　黄连　甘草梢

参附汤(《世医得效方》)　人参　附子

参蛤散(《济生方》)　人参　蛤蚧

参苓白术散(《太平惠民和剂局方》)　人参　茯苓　白术　桔梗　山药　甘草　白扁豆　莲肉　砂仁　薏苡仁

参附龙牡救逆汤(验方)　人参　附子　龙骨　牡蛎　白芍　炙甘草

九　画

荆防败毒散(《摄生众妙方》)　荆芥　防风　羌活　独活　柴胡　川芎　枳壳　茯苓　甘草　桔梗　前胡　人参　生姜　薄荷

茵陈蒿汤(《伤寒论》)　茵陈蒿　栀子　大黄

茵陈理中汤(《张氏医通》)　茵陈蒿　党参　干姜　白术　甘草

茜根散(《景岳全书》)　茜草根　黄芩　阿胶　侧柏叶　生地　甘草

枳实导滞丸(《内外伤辨惑论》)　大黄　枳实　黄芩　黄连　神曲　白术　茯苓　泽泻

栀子豉汤(《伤寒论》)　栀子　豆豉

贯众汤(验方)　贯众　苦楝根皮　土荆芥　紫苏

香砂平胃散(《医宗金鉴》)　香附　苍术　陈皮　厚朴　砂仁　山楂肉　神曲　麦芽　枳壳　白芍　甘草

保元汤(《博爱心鉴》)　人参　黄芪　甘草　肉桂

保和丸(《丹溪心法》)　山楂　神曲　半夏　茯苓　陈皮　连翘　莱菔子

追虫丸(《普济方》)　雷丸　白芜荑　槟榔　使君子　白术　黑牵牛　大黄　当归

独参汤(《十药神书》)　人参

养脏散(《医宗金鉴》)　当归　沉香　木香　肉桂　川芎　丁香

养胃增液汤(验方)　石斛　乌梅　沙参　玉竹　白芍　甘草

宣毒发表汤(《痘疹仁端录》)　升麻　葛根　枳壳　防风　荆芥　薄荷　木通　连翘　牛蒡子　竹叶　甘草　前胡　桔梗　杏仁

济生肾气丸(《严氏济生方》)　附子　白茯苓　泽泻　山萸肉　山药　车前子　丹皮　牛膝　官桂　熟地黄

神犀丹(《医效秘传》)　犀角(用水牛角代)　石菖蒲　黄芩　生地　金银花　连翘　板蓝根　豆豉　玄参　天花粉　紫草　金汁

十　画

都气丸(《医宗己任编》)　熟地黄　山药　山茱萸　茯苓　泽泻　丹皮　五味子

桂枝汤(《伤寒论》)　桂枝　芍药　生姜　甘草　大枣

桂枝加龙骨牡蛎汤(《金匮要略》)　桂枝　芍药　生姜　甘草　大枣　龙骨　牡蛎

桂枝甘草龙骨牡蛎汤(《伤寒论》)　桂枝　甘草　龙骨　牡蛎

桃仁承气汤(《伤寒论》)　桃仁　大黄　甘草　桂枝　芒硝

桃红四物汤(《医宗金鉴》)　当归　川芎　桃仁　红花　芍药　地黄

真武汤(《伤寒论》)　茯苓　芍药　白术　生姜　附子

逐寒荡惊汤(《福幼编》)　胡椒　炮姜　肉桂　丁香　灶心土

柴胡葛根汤(《外科正宗》)　柴胡　天花粉　葛根　黄芩　桔梗　连翘　牛蒡子　石膏　甘草　升麻

透疹凉解汤(《验方》)　桑叶　甘菊　薄荷　连翘　牛蒡子　赤芍　蝉蜕　紫花地丁　黄连　藏红花

健脾丸(《医方集解》)　人参　白术　陈皮　麦芽　山楂　枳实　神曲

射干麻黄汤(《金匮要略》)　射干　麻黄　细辛　五味子　紫菀　款冬花　半夏　大枣　生姜

益脾镇惊散(《医宗金鉴》)　人参　白术　茯苓　朱砂　钩藤　炙甘草　灯心

资生健脾丸(《先醒斋医学广笔记》)　人参　白术　茯苓　扁豆　陈皮　山药　甘草　莲子肉　苡仁　砂仁　桔梗　藿香　橘红　黄连　泽泻　芡实　山楂　麦芽　白豆蔻

凉膈散(《太平惠民和剂局方》)　大黄　芒硝　甘草　栀子　黄芩　薄荷　连翘　竹叶　白蜜

凉营清气汤(《喉痧证治概要》)　水牛角　鲜石斛　栀子　丹皮　鲜生地　薄荷　川连　赤芍　玄参　石膏　甘草　连翘　竹叶　茅根　芦根　金汁

消乳丸(《证治准绳》)　香附　神曲　麦芽　陈皮　砂仁　炙甘草

海藻玉壶汤(《医宗金鉴》)　海藻　海带　昆布　半夏　陈皮　青皮　连翘　象贝　当归　川芎　独活　甘草

涤痰汤(《严氏易简归一方》)　半夏　陈皮　甘草　竹茹　枳实　生姜　胆星　人参　菖蒲

调元散(《活幼心书》)　人参　茯苓　茯神　白术　白芍　熟地　当归　黄芪　川芎　甘草　石菖蒲　山药

通窍活血汤(《医林改错》)　赤芍　川芎　桃仁　红花　红枣　生姜　麝香　大葱

桑菊饮(《温病条辨》)　杏仁　连翘　薄荷　桑叶　菊花　苦桔梗　甘草　苇根

桑白皮汤(《景岳全书》)　桑白皮　半夏　苏子　杏仁　贝母　黄芩　黄连　栀子

十 一 画

理中丸(《伤寒论》)　人参　干姜　白术　甘草

黄连温胆汤(《六因条辨》)　半夏　陈皮　竹茹　枳实　茯苓　炙甘草　大枣　黄连

黄连解毒汤(《肘后方》)　黄连　黄柏　黄芩　栀子

黄芪桂枝五物汤(《金匮要略》)　黄芪　桂枝　芍药　当归　炙甘草　大枣

菟丝子散(《医宗必读》)　菟丝子　鸡内金　肉苁蓉　牡蛎　附子　五味子

银翘散(《温病条辨》)　金银花　连翘　竹叶　荆芥　牛蒡子　薄荷　豆豉　甘草　桔梗　芦根

麻黄汤(《伤寒论》)　麻黄　桂枝　杏仁　甘草

麻杏石甘汤(《伤寒论》)　麻黄　杏仁　石膏　甘草

麻黄连翘赤小豆汤(《伤寒论》)　麻黄　连翘　赤小豆　杏仁　生梓白皮　生姜　大枣　炙甘草

羚角钩藤汤(《重订通俗伤寒论》)　羚羊角片　霜桑叶　川贝母　鲜生地　钩藤　滁菊花　茯神　白芍　甘草

清络饮(《温病条辨》)　鲜荷叶边　西瓜翠衣　鲜金银花　鲜扁豆花　鲜竹叶心　丝瓜皮

清营汤(《温病条辨》)　犀角(用水牛角代)　生地　玄参　竹叶　金银花　连翘　黄连　丹参　麦冬

清肝达郁汤(《重订通俗伤寒论》)　焦山栀　白芍　归须　柴胡　丹皮　炙草　橘白　薄荷　菊花　鲜青橘叶

清金化痰汤(《杂病广要》引《统旨方》)　黄芩　栀子　桑白皮　知母　瓜蒌仁　贝母　麦冬　桔梗　甘

草　橘红　茯苓

清胃解毒汤(《痘疹传心录》)　当归　黄连　生地黄　天花粉　连翘　升麻　牡丹皮　赤芍药

清咽下痰汤(验方)　玄参　桔梗　甘草　牛蒡子　贝母　瓜蒌　射干　荆芥　马兜铃

清热泻脾散(《医宗金鉴》)　栀子　石膏　黄连　生地黄　黄芩　茯苓　灯心

清暑益气汤(《温热经纬》)　西洋参　麦冬　知母　甘草　竹叶　黄连　石斛　荷梗　鲜西瓜翠衣　粳米

清解透表汤(验方)　西河柳　蝉蜕　葛根　升麻　紫草根　桑叶　菊花　甘草　牛蒡子　银花　连翘

清瘟败毒饮(《疫疹一得》)　生石膏　生地黄　犀角(用水牛角代)　黄连　栀子　桔梗　黄芩　知母　赤芍　玄参　连翘　甘草　丹皮　鲜竹叶

十 二 画

琥珀抱龙丸(《活幼心书》)　琥珀　天竺黄　檀香　人参　茯苓　粉草　枳壳　枳实　朱砂　山药　南星　金箔

越婢加术汤(《金匮要略》)　麻黄　石膏　甘草　大枣　白术　生姜

葛根黄芩黄连汤(《伤寒论》)　葛根　黄芩　黄连

葱豉汤(《肘后备急方》)　葱白　豆豉

葶苈大枣泻肺汤(《金匮要略》)　葶苈子　大枣

紫雪(《太平惠民和剂局方》)　滑石　石膏　寒水石　磁石　羚羊角　木香　犀角(用水牛角代)　沉香　丁香　升麻　玄参　甘草　朴硝　硝石　辰砂　麝香　金箔

普济消毒饮(《景岳全书》)　黄芩　黄连　橘红　玄参　生甘草　连翘　牛蒡子　板蓝根　马勃　白僵蚕　升麻　柴胡　桔梗

温胆汤(《世医得效方》)　半夏　竹茹　枳实　陈皮　炙甘草　茯苓　人参

温下清上汤(验方)　附子　黄连　磁石　蛤粉　天花粉　补骨脂　覆盆子　菟丝子　桑螵蛸　白莲须

犀角地黄汤(《备急千金要方》)　犀角(用水牛角代)　生地　丹皮　芍药

犀角消毒饮(《医宗金鉴》)　防风　牛蒡子　荆芥　犀角(用水牛角代)　金银花　甘草

缓肝理脾汤(《医宗金鉴》)　桂枝　人参　茯苓　白术　白芍　陈皮　山药　扁豆　炙甘草　煨姜　大枣

十 三 画

槐花散(《本事方》)　槐花　侧柏叶　荆芥穗　枳壳

解肝煎(《景岳全书》)　紫苏叶　白芍　陈皮　半夏　厚朴　茯苓　砂仁　生姜

解肌透痧汤(《喉痧证治概要》)　荆芥　牛蒡子　蝉蜕　浮萍　僵蚕　射干　豆豉　马勃　葛根　甘草　桔梗　前胡　连翘　竹茹

新加香薷饮(《温病条辨》)　香薷　金银花　鲜扁豆花　厚朴　连翘

十 四 画

碧玉散(《宣明论方》)　滑石　甘草　青黛

磁朱丸(《千金方》)　磁石　朱砂　神曲

缩泉丸(《校注妇人良方》)　益智仁　台乌药　山药

十五画以上

增液汤(《温病条辨》)　生地　玄参　麦冬

镇惊丸(《医宗金鉴》)　茯神　麦冬　朱砂　远志　石菖蒲　枣仁　牛黄　黄连　钩藤　珍珠　胆南星　天竺黄　犀角(用水牛角代)　甘草

藿香正气散(《太平惠民和剂局方》)　藿香　紫苏　白芷　桔梗　白术　厚朴　半夏曲　大腹皮　茯苓　陈皮　甘草

囊虫丸(《全国中成药产品集》)　雷丸　干漆炭　桃仁　水蛭　五灵脂　丹皮　大黄　芫花　白僵蚕　茯苓　橘红　生川乌　黄连

七、常用中成药

二　画

二冬膏天门冬　麦门冬

十全大补丸：党参　白术　茯苓　甘草　当归　川芎　白芍　熟地黄　黄芪　肉桂

人参归脾丸：人参　薏苡仁　远志　甘草　白术　黄芪　当归　木香　茯苓　龙眼肉

三　画

三黄片：黄连　黄芩　大黄

大山楂丸：山楂　六神曲　麦芽

大补阴丸：熟地黄　知母　黄柏　龟甲　猪脊髓

川芎嗪注射液：川芎嗪

小儿化毒散：牛黄　珍珠　雄黄　大黄　黄连　甘草　天花粉　川贝母　赤芍　乳香　没药　冰片

小儿回春丸：防风　羌活　雄黄　牛黄　天竺黄　川贝母　胆南星　麝香　冰片　朱砂　蛇含石　天麻　钩藤　全蝎　僵蚕　白附子　甘草

小儿金丹片：胆南星　橘红　羌活　前胡　天麻　防风　葛根　大青叶　山川柳　玄参(去皮)　甘草　生地　钩藤　木通　枳壳　牛蒡子　桔梗　赤芍　川贝母(去心)　朱砂粉　冰片粉　清半夏　羚羊角粉　犀角粉　薄荷冰　荆芥穗

小儿香橘丹(丸)：苍术　白术　茯苓　甘草　山药　白扁豆　薏苡仁　莲子肉　泽泻　陈皮　砂仁　木香　法半夏　香附　枳实　厚朴　六神曲　麦芽　山楂

小儿消炎栓：金银花　连翘　黄芩

小儿健脾丸：人参　白术　炙甘草　山药　莲子　扁豆　木香　草豆蔻　陈皮　青皮　神曲　麦芽　谷芽　山楂　芡实　苡仁　当归　枳壳

小儿羚羊散：羚羊角　水牛角浓缩粉　人工牛黄　黄连　银花　连翘　西河柳　牛蒡子　葛根　浮萍　紫草　赤芍　天竺黄　川贝　朱砂　冰片　甘草

小儿紫草丸：紫草　西河柳　升麻　羌活　菊花　银花　地丁　青黛　雄黄　制乳香　没药　牛黄　玄参　朱砂　琥珀　石决明　梅片　浙贝　核桃仁　甘草

小儿生血糖浆：大枣　山药　熟地等

小儿清肺颗粒：茯苓　半夏　川贝　百部　黄芩　胆南星　白前　石膏　沉香

小儿宝泰康颗粒：连翘　浙贝母　蒲公英　桑叶　生地黄　竹叶　柴胡　玄参　马兰　桔梗　莱菔子

紫草　甘草

　　小儿宣肺止咳颗粒：麻黄　竹叶　防风　黄芩　桔梗　白芥子　苦杏仁　南葶苈子　马兰　黄芪　山药　山楂　甘草

　　小儿热速清口服液：柴胡　黄芩　板蓝根　葛根　水牛角　连翘　大黄

　　小儿清热解毒口服液：银花　连翘　黄芩　栀子　知母　生地　石膏　玄参　板蓝根　麦冬

　　小青龙口服液：麻黄　桂枝　芍药　甘草　干姜　细辛　半夏　五味子

四　　画

　　开窍通关散：牙皂　雄黄　细辛　蟾蜍　麝香　冰片等

　　元胡止痛片：醋制元胡索　白芷

　　云南白药：参三七等

　　木香槟榔丸：木香　槟榔　枳壳　陈皮　青皮　香附　三棱　莪术　黄连　黄柏　大黄　牵牛子　芒硝

　　五子衍宗丸：枸杞子　菟丝子　覆盆子　五味子　车前子

　　五福化毒散：连翘　犀角（用水牛角代）　黄连　玄参　生地　赤芍　青黛　桔梗　炒牛蒡子　芒硝

　　午时茶颗粒：苍术　柴胡　羌活　防风　白芷　川芎　藿香　前胡　连翘　陈皮　山楂　枳实　炒麦芽　甘草　炒六神曲　桔梗　紫苏叶　厚朴　红茶

　　牛黄清心丸：牛黄　当归　川芎　甘草　山药　黄芩　苦杏仁　大豆黄卷　大枣　白术　茯苓　桔梗　防风　柴胡　阿胶　干姜　白芍　人参　六神曲　肉桂　麦门冬　白蔹　蒲黄　麝香　冰片　水牛角粉　羚羊角　朱砂　雄黄

　　牛黄解毒片：牛黄　雄黄　石膏　大黄　黄芩　桔梗　冰片　甘草

　　牛黄镇惊丸：牛黄　全蝎　僵蚕　珍珠　麝香　朱砂　雄黄　天麻　钩藤　防风　琥珀　胆南星　白附子　半夏　天竺黄　冰片　薄荷　甘草

　　化虫丸：玄明粉　大黄　雷丸　槟榔　苦楝皮　芜荑　牵牛子　使君子　鹤虱

　　化积口服液：茯苓　莪术　雷丸　海螵蛸　三棱　红花　鸡内金　槟榔　鹤虱　使君子

　　丹参滴丸：丹参

　　丹参注射液：丹参

　　丹栀逍遥丸：柴胡　当归　白芍　茯苓　白术　甘草　薄荷　丹皮　栀子

　　乌鸡白凤丸：乌鸡　鹿角胶　鳖甲　牡蛎　桑螵蛸　人参　黄芪　当归　白芍　香附　天冬　甘草　生地黄　熟地黄　川芎　银柴胡　丹参　山药　芡实　鹿角霜

　　六神丸：人工牛黄　蟾酥　珍珠　冰片　麝香　雄黄粉　百草霜

　　六味地黄丸：熟地黄　山茱萸　牡丹皮　山药　茯苓　泽泻

　　孔圣枕中丹：龟板　龙骨　远志　菖蒲等

　　双黄连口服液：黄芩　金银花　连翘

　　双黄连注射液（粉针剂）：黄芩　银花　连翘

五　　画

　　玉枢丹（紫金锭）：麝香　雄黄　山慈菇　千金子霜　红大戟　朱砂　五倍子

　　玉屏风颗粒：黄芪　白术　防风

　　玉屏风口服液：黄芪　白术　防风

龙胆泻肝丸(片)：龙胆草　柴胡　黄芩　栀子　泽泻　木通　车前子　当归　地黄　甘草
龙牡壮骨颗粒：党参　茯苓　白术　龙骨　牡蛎　龟板　黄芪　山药　五味子　麦门冬
归脾丸：党参　白术　黄芪　甘草　茯苓　远志　酸枣仁　龙眼肉　当归　木香　大枣
生脉注射液：红参　麦门冬
生脉饮口服液：人参　麦门冬　五味子
半夏露：生半夏　枇杷叶　远志　紫菀　麻黄　甘草　桔梗
宁血糖浆：花生衣

六　　画

西瓜霜：西瓜　硝石　芒硝　冰片
百令胶囊：发酵虫草菌粉
如意金黄散(金黄散)：姜黄　大黄　黄柏　苍术　厚朴　陈皮　甘草　生胆南星　白芷　天花粉
至宝丹：牛黄　麝香　水牛角粉　玳瑁等
当归龙荟片：当归　龙胆　芦荟　青黛　栀子　黄连　黄芩　黄柏　大黄　木香　麝香
血康口服液：肿节风等
冰硼散：冰片　硼砂　朱砂　玄明粉
安宫牛黄丸(散)：牛黄　水牛角浓缩粉　麝香　珍珠　朱砂　雄黄　黄连　黄芩　栀子　郁金　冰片

七　　画

杞菊地黄丸：枸杞子　菊花　熟地黄　山茱萸　丹皮　山药　茯苓　泽泻
医痫丸：白附子　天南星　半夏　猪牙皂　僵蚕　乌梢蛇　蜈蚣　全蝎　白矾　雄黄　朱砂
抗病毒口服液：板蓝根　石膏　芦根　生地　藿香　连翘等
局方至宝丹：犀角(用水牛角代)　牛黄　玳瑁　麝香　朱砂　雄黄　琥珀　安息香　冰片
附子理中丸：附子　党参　白术　干姜　甘草
纯阳正气丸：藿香　半夏　木香　陈皮　丁香　肉桂　苍术　白术　茯苓　朱砂　硝石　硼砂　雄黄
金礞石　麝香　冰片

八　　画

板蓝根颗粒：板蓝根
肾康宁片：黄芪　锁阳　丹参　茯苓　泽泻　附子　益母草　山药
肾炎消肿片：桂枝　泽泻　陈皮　苍术　大腹皮　南五加皮　茯苓　淡姜皮　西瓜皮　益母草　黄柏
等
肾炎清热片：白茅根　连翘　杏仁　大腹皮　蒲公英　泽泻　茯苓皮　桂枝　车前子　蝉蜕　赤小豆
生石膏等
罗汉果止咳糖浆：罗汉果　百部　杏仁　北沙参　白前　桑白皮　枇杷叶　桔梗　薄荷油
知柏地黄丸：知母　黄柏　熟地黄　山茱萸　牡丹皮　山药　茯苓　泽泻
使君子丸：使君子　制南星　槟榔
肥儿丸：肉豆蔻　木香　六神曲　炒麦芽　胡黄连　槟榔　使君子仁
鱼腥草注射液：鱼腥草
河车大造丸：紫河车　熟地黄　天冬　麦门冬　杜仲　牛膝　黄柏　制龟甲

泻青丸：龙胆草　栀子　大黄　羌活　防风　当归　川芎

参附注射液：人参　附子

参麦注射液：人参　麦冬

九　画

茵陈五苓丸：茵陈蒿　泽泻　茯苓　猪苓　白术　肉桂

茵栀黄注射液：茵陈蒿　山栀子　黄芩苷

枳实导滞丸：枳实　大黄　黄连　黄芩　六神曲　白术　茯苓　泽泻

柏子养心丸：柏子仁　党参　黄芪　川芎　当归　茯苓　远志　酸枣仁　肉桂　五味子　半夏曲　炙甘草

哮喘颗粒：麻黄　石膏粉　白果　前胡　桑白皮　旋覆梗　半夏　大青叶　平地木　甘草　砂糖

香砂养胃丸：白术　厚朴　木香　砂仁　陈皮　茯苓　半夏　香附　枳实　藿香　甘草

复方鹧鸪菜散：鹧鸪菜等

复方丹参注射液：丹参　降香

脉络宁注射液：玄参　牛膝　红花　党参　石斛　金银花　炮山甲等

急支糖浆：炙麻黄　野荞麦根　四季青　前胡等

养阴清肺口服液：生地黄　川贝母　甘草

穿琥宁注射液：穿心莲内酯

济生肾气丸：熟地黄　山茱萸　牡丹皮　山药　茯苓　泽泻　肉桂　附子　牛膝　车前子

十　画

珠黄散：珍珠　牛黄

桂龙喘咳宁：桂枝　龙骨　牡蛎　瓜蒌皮　半夏　黄连等

健儿清解液：金银花　陈皮　连翘　山楂　菊花　杏仁

健脾八珍糕：党参(炒)　茯苓　薏仁(炒)　芡实　陈皮　白术(炒)　白扁豆(炒)　山药(炒)　莲子　粳米(炒)

健脾生血颗粒：黄芪　党参　茯苓　白术　鸡内金　大枣　硫酸亚铁等

十 一 画

蛇胆川贝液：三蛇胆汁　杂蛇胆汁　川贝母　杏仁水　蜂蜜　薄荷脑

银黄片(口服液)：银花　黄芩提取物

羚羊清肺液：羚羊角　川贝　川军　甘草　朱砂　青礞石　黄芩　牛黄　生石膏

清开灵颗粒：胆酸　去氧胆酸　水牛角　珍珠母　黄芩　金银花　栀子　板蓝根

清开灵注射液：水牛角　黄芩苷　珍珠粉　栀子　板蓝根　银花　胆酸

清胃黄连丸：黄连　石膏　桔梗　甘草　知母　玄参　地黄　牡丹皮　天花粉　连翘　栀子　黄柏　黄芩　赤芍

清热化滞颗粒：大黄　大青叶　北寒水石　焦麦芽　焦山楂　焦槟榔　草豆蔻　广藿香　薄荷　化橘红　前胡

清热解毒口服液：银花　连翘　黄芩　栀子　知母　生地黄　石膏　玄参　板蓝根　麦冬

十 二 画

琥珀抱龙丸：琥珀　竹黄　檀香　党参　茯苓　甘草　山药　枳壳　枳实　胆南星　朱砂　牛黄

琥珀镇惊丸：琥珀　麝香　僵蚕　浙贝母　牛黄　珍珠　朱砂　雄黄　胆星　橘红　法夏　天麻　钩藤　全蝎　麦冬　天竺黄等

越鞠丸：香附子　川芎　栀子　苍术　神曲

葛根芩连微丸：葛根　黄芩　黄连　炙甘草

紫金锭(玉枢丹)：山慈菇　红大戟　千金子霜　五倍子　麝香　朱砂　雄黄

紫雪：石膏　寒水石　滑石　磁石　玄参　木香　沉香　升麻　甘草　丁香　芒硝　水牛角浓缩粉　羚羊角　麝香　朱砂

猴枣散：猴枣　羚羊角　贝母　天竺黄　礞石　伽楠香　月石　麝香

强肾片：鹿茸　人参茎叶皂苷　熟地　山药　山茱萸　茯苓　丹皮　泽泻　补骨脂　杜仲　枸杞子　桑椹子　益母草　丹参

十 三 画

雷公藤多苷片：雷公藤苷类

锡类散：冰片　珍珠　人工牛黄　象牙屑　人指甲

腮腺炎片：大青叶　板蓝根　连翘　夏枯草　蒲公英　牛黄

十 四 画

静灵口服液：熟地　怀山药　山茱萸　丹皮　茯苓　泽泻　石菖蒲　远志　龙齿　知母　黄柏等

赛金化毒散：大黄　黄连　人工牛黄　珍珠(飞)　朱砂(飞)　雄黄(飞)　乳香(制)　没药(制)　赤芍　冰片　川贝　天花粉　甘草

缩泉丸：益智仁　乌药　山药

十五画以上

醒脑静：麝香　冰片　黄连　郁金　栀子　黄芩

藿香正气液：苍术　陈皮　厚朴　白芷　茯苓　大腹皮　生半夏　甘草浸膏　藿香油　苏叶油

蒎虫丸：雷丸　干漆　桃仁　水蛭　五灵脂　牡丹皮　大黄　芫花　僵蚕　茯苓　橘红　生川乌　黄连

鹭鸶咳丸(鹭鸶涎丸)：鹭鸶涎　牛蒡子　栀子　生石膏　天花粉

教材与教学配套用书

新世纪全国高等中医药院校规划教材

注：凡标〇号者为"普通高等教育'十五'国家级规划教材"；凡标★号者为"普通高等教育'十一五'国家级规划教材"

（一）中医学类专业

1	中国医学史（常存库主编）〇★	18	中医眼科学（曾庆华主编）〇★
2	医古文（段逸山主编）〇★	19	中医急诊学（姜良铎主编）〇★
3	中医各家学说（严世芸主编）〇★	20	针灸学（石学敏主编）〇★
4	中医基础理论（孙广仁主编）〇★	21	推拿学（严隽陶主编）★
5	中医诊断学（朱文锋主编）〇★	22	正常人体解剖学（严振国　杨茂有主编）★
6	内经选读（王庆其主编）〇★	23	组织学与胚胎学（蔡玉文主编）〇★
7	伤寒学（熊曼琪主编）〇★	24	生理学（施雪筠主编）〇★
8	金匮要略（范永升主编）★		生理学实验指导（施雪筠主编）
9	温病学（林培政主编）〇★	25	病理学（黄玉芳主编）〇★
10	中药学（高学敏主编）		病理学实验指导（黄玉芳主编）
11	方剂学（邓中甲主编）〇★	26	药理学（吕圭源主编）
12	中医内科学（周仲瑛主编）〇★	27	生物化学（王继峰主编）〇★
13	中医外科学（李曰庆主编）★	28	免疫学基础与病原生物学（杨黎青主编）〇★
14	中医妇科学（张玉珍主编）〇★	29	诊断学基础（戴万亨主编）★
15	中医儿科学（汪受传主编）〇★	30	西医外科学（李乃卿主编）★
16	中医骨伤科学（王和鸣主编）〇★	31	内科学（徐蓉娟主编）〇
17	中医耳鼻咽喉科学（王士贞主编）〇★		

（二）针灸推拿学专业（与中医学专业相同的课程未列）

1	经络腧穴学（沈雪勇主编）〇★	4	实验针灸学（李忠仁主编）〇★
2	刺法灸法学（陆寿康主编）★	5	推拿手法学（王国才主编）〇★
3	针灸治疗学（王启才主编）	6	针灸医籍选读（吴富东主编）★

（三）中药学类专业

1	药用植物学（姚振生主编）〇★	7	中药药剂学（张兆旺主编）〇★
	药用植物学实验指导（姚振生主编）	8	中药制剂分析（梁生旺主编）〇
2	中医学基础（张登本主编）	9	中药制药工程原理与设备（刘落宪主编）★
3	中药药理学（侯家玉　方泰惠主编）〇★	10	高等数学（周　喆主编）
4	中药化学（匡海学主编）★	11	中医药统计学（周仁郁主编）
5	中药炮制学（龚千锋主编）〇★	12	物理学（余国建主编）
6	中药鉴定学（康廷国主编）★	13	无机化学（铁步荣　贾桂芝主编）★
	中药鉴定学实验指导（吴德康主编）		无机化学实验（铁步荣　贾桂芝主编）

14 有机化学（洪筱坤主编）★

16 分析化学（黄世德　梁生旺主编）

有机化学实验（彭松　林辉主编）

分析化学实验（黄世德　梁生旺主编）

15 物理化学（刘幸平主编）

17 医用物理学（余国建主编）

（四）中西医结合专业

1 中外医学史（张大庆　和中浚主编）

9 中西医结合传染病学（刘金星主编）

2 中西医结合医学导论（陈士奎主编）★

10 中西医结合肿瘤病学（刘亚娴主编）

3 中西医结合内科学（蔡光先　赵玉庸主编）★

11 中西医结合皮肤性病学（陈德宇主编）

4 中西医结合外科学（李乃卿主编）★

12 中西医结合精神病学（张宏耕主编）★

5 中西医结合儿科学（王雪峰主编）★

13 中西医结合妇科学（尤昭玲主编）★

6 中西医结合耳鼻咽喉科学（田道法主编）★

14 中西医结合骨伤科学（石印玉主编）★

7 中西医结合口腔科学（李元聪主编）

15 中西医结合危重病学（熊旭东主编）★

8 中西医结合眼科学（段俊国主编）★

16 中西医结合肛肠病学（陆金根主编）

（五）护理专业

1 护理学导论（韩丽沙　吴　瑛主编）★

12 外科护理学（张燕生　路　潜主编）

2 护理学基础（吕淑琴　尚少梅主编）

13 妇产科护理学（郑修霞　李京枝主编）

3 中医护理学基础（刘　虹主编）★

14 儿科护理学（汪受传　洪黛玲主编）★

4 健康评估（吕探云　王　琦主编）

15 骨伤科护理学（陆静波主编）

5 护理科研（肖顺贞　申杰主编）

16 五官科护理学（丁淑华　席淑新主编）

6 护理心理学（胡永年　刘晓虹主编）

17 急救护理学（牛德群主编）

7 护理管理学（关永杰　宫玉花主编）

18 养生康复学（马烈光　李英华主编）★

8 护理教育（孙宏玉　简福爱主编）

19 社区护理学（冯正仪　王　珏主编）

9 护理美学（林俊华　刘　宇主编）★

20 营养与食疗学（吴翠珍主编）★

10 内科护理学（徐桂华主编）上册★

21 护理专业英语（黄嘉陵主编）

11 内科护理学（姚景鹏主编）下册★

22 护理伦理学（马家忠　张晨主编）★

（六）七年制

1 中医儿科学（汪受传主编）★

10 中医养生康复学（王旭东主编）

2 临床中药学（张廷模主编）○★

11 中医哲学基础（张其成主编）★

3 中医诊断学（王忆勤主编）○★

12 中医古汉语基础（邵冠勇主编）★

4 内经学（王洪图主编）○★

13 针灸学（梁繁荣主编）○★

5 中医妇科学（马宝璋主编）○★

14 中医骨伤科学（施　杞主编）○★

6 温病学（杨　进主编）★

15 中医医家学说及学术思想史（严世芸主编）○★

7 金匮要略（张家礼主编）○★

16 中医外科学（陈红风主编）★

8 中医基础理论（曹洪欣主编）○★

17 中医内科学（田德禄主编）○★

9 伤寒论（姜建国主编）★

18 方剂学（李　冀主编）○★

新世纪全国高等中医药院校创新教材（含五、七年制）

1 中医文献学（严季澜主编）★

4 中医临床护理学（杨少雄主编）★

2 中医临床基础学（熊曼琪主编）

5 中医临床概论（金国梁主编）

3 中医内科急症学（周仲瑛　金妙文主编）★

6 中医食疗学（倪世美主编）

新世纪全国高等中医药院校规划教材配套教学用书

（一）习题集

（二）易学助考口袋丛书

中医执业医师资格考试用书